水果食疗营养速查
全图鉴

于雅婷 孙 平 编著

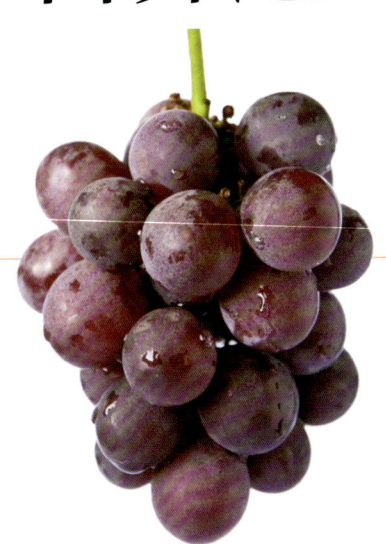

江苏凤凰科学技术出版社·南京

图书在版编目（CIP）数据

水果食疗营养速查全图鉴 / 于雅婷, 孙平编著. —
南京：江苏凤凰科学技术出版社, 2022.2
ISBN 978-7-5713-2566-4

Ⅰ.①水… Ⅱ.①于… ②孙… Ⅲ.①水果—食物疗法—图解 Ⅳ.①R247.1-64

中国版本图书馆CIP数据核字(2021)第244149号

水果食疗营养速查全图鉴

编　　著	于雅婷　孙　平
责 任 编 辑	冼惠仪　洪　勇
责 任 校 对	仲　敏
责 任 监 制	方　晨

出 版 发 行	江苏凤凰科学技术出版社
出版社地址	南京市湖南路1号A楼，邮编：210009
出版社网址	http://www.pspress.cn
印　　刷	北京博海升彩色印刷有限公司

开　　本	718 mm×1 000 mm　1/16
印　　张	13
字　　数	260 000
版　　次	2022年2月第1版
印　　次	2022年2月第1次印刷

标 准 书 号	ISBN 978-7-5713-2566-4
定　　价	45.00元

图书如有印装质量问题，可随时向我社印务部调换。

前言

吃水果别光看心情，还要看营养

  水果是指多汁且有甜味的植物果实，不但含有丰富的营养，而且还有一定的药用价值。人类食用水果的历史可以追溯到原始社会，那时我们的祖先因为生存需要开始采食各种果实。水果以其来源充足、易于采摘、酸甜可口的特点，逐渐成为人类较为稳定的食物，当时水果在人类的食谱中占有很大的比例。由于采摘水果多由妇女完成，母系氏族由此形成。随着人类社会的发展进步，农业取代了狩猎，采摘水果不再是人类获取食物的首要手段。但不管社会如何变迁，水果始终在人类饮食中占有重要的地位，从最初填饱肚子的食物，慢慢变成茶余饭后的开胃品、款待客人的佳品，乃至防治疾病的辅助品。

  水果种类繁多、营养丰富、气味芳香、酸甜多汁，含有人体必需的多种维生素、碳水化合物、蛋白质、脂肪、膳食纤维、矿物质等营养成分，是深受人们欢迎的美味。水果按其属性可分为寒、热、温、凉、平。偏寒的水果有香蕉、雪梨、柿子、西瓜等，体质虚寒的人要慎食。温热类水果有桃、杏、荔枝、石榴等，体质燥热的人食用要适量。性平的水果有梅、李、山楂、苹果等，这类水果适宜各种体质的人。食用水果时最好根据个人体质，顺应四时变化，应天时、地利、人和方能起到养生保健的作用。

  水果不仅是健康可口的美味，还是治病强身的食疗佳品。用水果预防和治疗疾病，经过历代医家的研究和实践，积累了相当丰富的经验。如石榴止泻，梨止咳润肺，山楂开胃消食，香蕉降压通便等。民间流传的水果治病的故事也是数不胜数。相传唐朝会昌年间，武宗皇帝李炎患病，终日口干舌燥、心热气促，服了上百种药物均不见效。太医束手无策之时，从青城山来了一位道士，自称有妙方可治皇帝之病。只见道士从袍袖中取出一梨，放入钵中，捣碎取汁，配蜂蜜熬炼成膏。李炎服后，果然病愈。后此方流入民间，谓之梨膏。

  水果还有另外一些独特的功用，如柠檬含有大量的柠檬酸，苹果含有大量的苹果酸，葡萄含有酒石酸等，这些有机酸能刺激消化液分泌，进餐半小时后适量食用，对消化大有益处。

  《水果食疗营养速查全图鉴》是一本为时下大家最关心的饮食健康问题量身打造的水果营养百科全书。本书收录了近百种日常生活中常见的水果，品种丰富而全面，介绍详细又权威。每种水果都配有营养指数表，让你对每种水果的主要营养素含量一目了然，便于参考；还对每种水果的贮藏方法、选购指南、食用禁忌等一一加以说明，让你了解购买、食用水果的时候要注意的问题；更通过着重介绍水果的食疗功效、食疗方法及相关祛病妙方，让你切身感受到水果的大功效、大作用。除此之外，还贴心地附上了大多数水果的相关菜肴、饮品，用料精准，做法详细，为水果换一种吃法；以及近百种水果DIY面膜，专为女性设计，补养身体的同时还能养颜美容。附录部分还附赠了"坚果"的相关内容以飨读者。本书旨在为广大读者提供丰富的水果相关知识，助大家选择属于自己的健康，远离疾病困扰。常常吃水果，医生远离我，健康生活，从水果开始。

阅读导航

水果知多少
总述水果的特点，对水果进行全面解读。

营养调查
列出水果含有的比较高的几种营养成分，为食疗滋补提供依据。

水果小档案
对水果的英文名、别名、科属进行介绍，水果常识一目了然。

深层剖析
水果各部位深层剖析，并详解其主要营养价值。

健康蔬果汁
利用水果和蔬菜进行DIY蔬果汁制作，便于营养吸收，有利于防治疾病。

英文名：Apple　别名：平安果　科属：蔷薇科苹果属

苹果

一日一苹果，健康伴随我

苹果酸甜可口，营养丰富，是老幼皆宜的水果之一。它不仅有丰富的维生素、矿物质和有机酸，还含有大量膳食纤维。苹果的营养价值和药用价值较高，越来越多的人发现"一日一苹果，健康伴随我"是很有道理的。另外，苹果内的多元酚类物质可以防止肌肤老化，而其极低的热量对减肥也有很好的帮助。许多美国人把苹果作为瘦身必备水果之一，每周节食一天，这一天只吃苹果，号称"苹果日"。

每100g苹果含有

热量	54kcal
蛋白质	0.2g
碳水化合物	13.5g
膳食纤维	1.2g
维生素A	3μg
维生素C	4mg
维生素E	2.12mg
钾	119mg
铁	0.6mg

富含胶质和矿物质钾，能保持血压稳定，降低高血压、中风的发病率

苹果可预防肺癌和铅中毒

富含多种维生素，是心血管的保护神

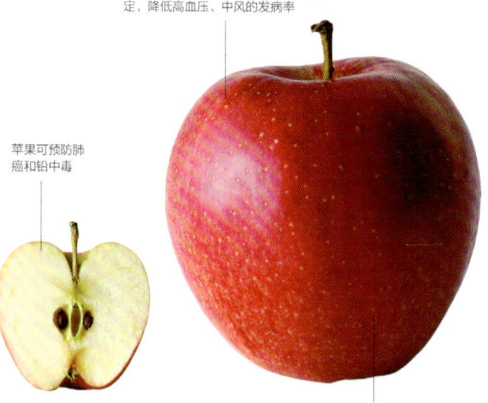

苹果剖析

果皮 富含抗氧化成分及生物活性物质。

果肉 苹果的主要食用部分，质脆多汁。

果核 包裹种子的心室，一般有5个心室。

种子 通常有10枚，水滴状，棕黑色。

DIY蔬果汁

可口苹果汁
新鲜的苹果汁含有大量维生素，对人体健康很有益处。需要注意的是，多数维生素在苹果皮中，因此吃苹果时最好不要削皮，榨汁时最好连皮一起。

苹果	+	梨	+	西瓜	+	柠檬	→ 清热解暑，利于排毒
苹果	+	香蕉	+	蜂蜜	+	梨	→ 消除疲劳，改善便秘，排毒养颜
苹果	+	草莓	+	番茄	+	生菜	→ 助消化，健脾胃，润肺止咳，促进睡眠

功效全解
深度解析水果的各种营养价值及养生功效，便于更有针对性地食用水果。

养生功效大搜索

苹果中含有充足的钾，可与体内过剩的钠盐结合，并一起排出体外，从而有效地降低血压。同时，钾离子还可以保护血管，降低高血压、中风的发病率。

苹果中含有的多酚及黄酮类物质，是天然的抗氧化剂，可以预防肺癌和铅中毒。

苹果特有的香味还可以缓解因压力过大造成的不良情绪，起到提神醒脑的功效。

苹果中富含膳食纤维，能促进胃肠蠕动，帮助人体顺利排出毒素。苹果中还含有大量镁、硫、铁、铜、碘、锰、锌等微量元素，它们可使皮肤保持细腻、润滑、红润而有光泽。

美食

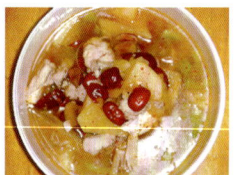

苹果炖草鱼

材料
苹果2个，草鱼100g，猪瘦肉150g，红枣10g，生姜10g，盐8g，味精2g，绍酒2g，胡椒粉适量。

制作方法
1. 苹果去核、皮，切成瓣，用清水浸泡备用。草鱼切块，猪瘦肉切片，红枣泡洗干净，生姜去皮切片。
2. 热锅下油，放入生姜片、鱼块，用小火煎至鱼块两面稍黄，倒入绍酒，加入猪瘦肉片、红枣，注入清水，中火炖。
3. 待炖汤稍白，加入苹果瓣，用盐、味精、胡椒粉调味，再炖20分钟即可。

美容

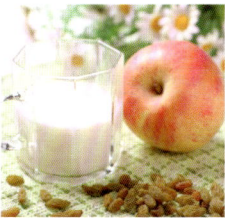

苹果牛奶面膜

制作方法
1. 取半个苹果，洗净削皮，切成小块，捣成泥状。
2. 加入2匙牛奶和1匙麦片，搅拌均匀即成。
3. 洁面后，先用热毛巾敷脸，再将面膜均匀敷在面部，约20分钟后用温水洗净。

保存方法分步详解

仁果类水果

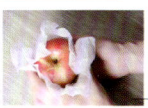
用柔软且薄、大小适宜的白纸将苹果包好。

↓

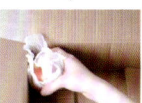
将包好的苹果整齐码放在木箱或纸箱内。为防止磨损，可在箱底和四周垫些纸或草。

↓

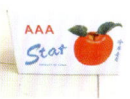
将装好苹果的箱子放置在0℃~1℃的地方。

注意事项：
长方形箱一般用直行和对角线的码放方式，桶、缸、篮子多用同心圆排列的码放方式。码放苹果要梗、萼相对，以免相互刺伤。

保存方法
水果保存方法分步介绍，实用性强，让水果保存得更新鲜。

滋补美食
用水果做成营养美食，把美味和健康一起吃进去。

美容妙方
用水果制作DIY面膜，改善容颜一步到位。

吃苹果时请注意

1. 苹果适合慢性胃炎、消化不良、气滞腹胀者、便秘、神经性结肠炎患者、高血压、高脂血症和肥胖患者、癌症患者，贫血和维生素缺乏者食用。
2. 准妈妈每日吃一个苹果，可以减轻孕期反应。
3. 肾炎和糖尿病患者不宜多吃苹果。
4. 苹果忌与水产品同食，否则会导致便秘。

苹果烂了最好扔掉

苹果烂了一个疤，大部分人会把烂疤挖掉，继续吃好的那一部分。这是不对的。其实"烂"是一个过程，出现烂疤的地方是病源物浓度最高的地方，其他部分同样含有病源物，只是暂时没有表现出来而已。

食用宜忌
食用水果时的注意事项，让大家吃得更健康。

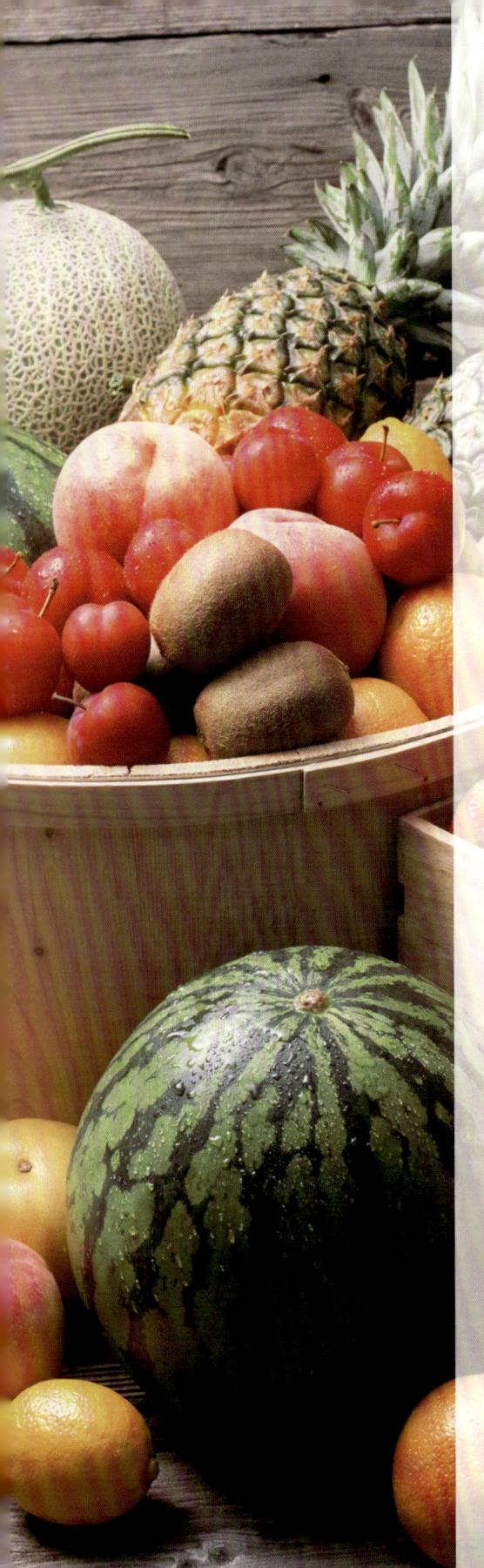

健康之旅从水果开始

水果属于纯天然的食物,富含维生素,其中维生素C的含量尤为突出,同时还富含较多的碳水化合物和矿物质,如钙、铁、锌、钾等,不仅可以满足人体生命活动的正常需要,还有助于促进身体的新陈代谢。水果中所含的多种营养物质,对人体的生理机能起着重要的作用。

维生素A:具有提高免疫力、促进肌肤细胞再生的作用,可以保持皮肤的弹性,减少皱纹,预防和治疗青春痘,还可保护眼睛,预防近视和夜盲症。富含维生素A的水果:橄榄、西瓜、橘子、桃等。

维生素C:可以增强身体抵抗力,预防感冒,消除疲劳,并可降低血液中胆固醇的含量,预防静脉血栓的形成,还可以促进新陈代谢,保持皮肤亮白。富含维生素C的水果:猕猴桃、柠檬、木瓜、草莓、荔枝、柚子等。

维生素E:可以促进血液循环,降低胆固醇,防治血管硬化及血栓。富含维生素E的水果:草莓、李子、葡萄、橙子等。

钾:具有降低血压、促进身体新陈代谢的作用,能够提高血液输送氧气的能力,预防失眠、高血压等症。富含钾的水果:香蕉、栗子、鲜枣、猕猴桃、梅子等。

碳水化合物:大多为葡萄糖和果糖等单糖,易被人体吸收利用,是水果甜味的主要来源。含碳水化合物较多的水果:鲜枣、葡萄、山楂、苹果、梨等。

蛋白质:是形成细胞和血液的主要成分,是人体所需的重要营养成分之一。含蛋白质较多的水果:樱桃、香蕉、鲜枣等。

脂肪:具有增强体力、维持体温的作用,还可润肠通便。水果中所含的脂肪大多由不饱和脂肪酸组成,易被吸收,营养价值较高。含脂肪较多的水果:香蕉、菠萝、樱桃、李子、大枣、山楂等。

水果营养成分速查

热量

热量有三大来源

热量，即食物中含有的能量，主要来源于食物中的三大营养物质，即碳水化合物、脂类和蛋白质。根据科学研究，1g糖和1g蛋白质能在人体内各氧化生成4kcal（千卡）的热量，而1g脂肪可产生9kcal的热量。

热量是人体生命活动的基础

热量是人体生命活动的基础，人体的各种生理过程都需要消耗热量。如果长时间没有足够的热量来维持身体的正常运作，就会引发多种疾病。

不同的人对热量的吸收和利用不同，吸收少而利用得多，一般怎么吃都不会长胖；而如果吸收好而利用得少，则不怎么吃也会长胖。

每日热量推荐摄入量（kcal）

年龄	性别	
	男	女
1~2岁	1200	1150
3~4岁	1450	1400
5~6岁	1350	1300
7~8岁	1800	1700
9~10岁	2000	1900
11~13岁	2100	2000
14~17岁	2400	2200
18~49岁	2900	2400
50~59岁	2600	2000
60~69岁	2200	2000
70岁及以上	1900	1700

富含热量的水果

大枣（干）：317kcal/100g
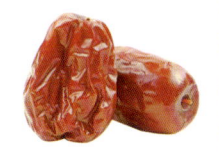

香蕉：89kcal/100g
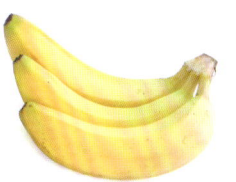

山竹：67kcal/100g
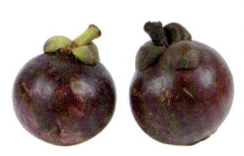

榧子：423kcal/100g
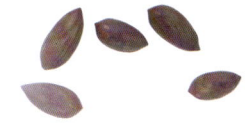

榛子：452kcal/100g
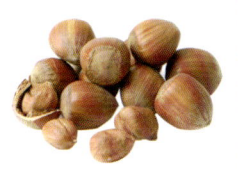

松子：698kcal/100g
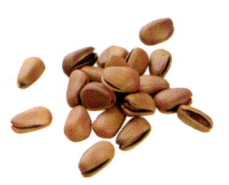

夏威夷果：727kcal/100g
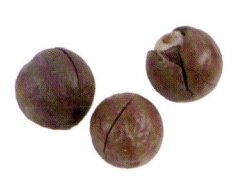

鲍鱼果：670kcal/100g
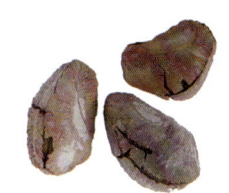

开心果：653kcal/100g
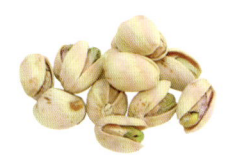

杏仁：514kcal/100g
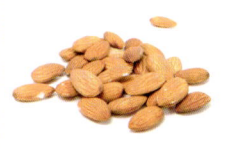

葵花子：597kcal/100g
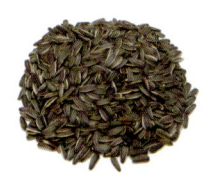

榴梿：133kcal/100g
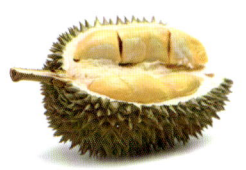

注：水果中热量含量以kcal/100g计

蛋白质

蛋白质由氨基酸组成

蛋白质由多种氨基酸构成，含有丰富的C（碳）、H（氢）、O（氧）、N（氮）等元素，是构成人体必不可少的物质基础。

没有蛋白质就没有生命

蛋白质在人体中起着举足轻重的作用，是人体生长和发育不可缺少的物质基础。食入的蛋白质在人体中被吸收后具有合成机体蛋白质、调节机体代谢、增强免疫力等多种功能，且身体的各种酶类、抗体、补体都是蛋白质，可以说，没有蛋白质就没有生命。

每日蛋白质推荐摄入量（g）		
年龄	性别	
	男	女
1~2岁	35~40	35~40
3~4岁	45~50	45~50
5~6岁	55	55
7~8岁	60~65	60~65
9~10岁	65~70	65
11~13岁	75	75
14~17岁	85	80
18~49岁	80	70
50~59岁	—	—
60岁及以上	75	65

注：女性在孕早期、孕中期和孕晚期要分别增加5g、15g、20g，哺乳期要增加20g。"—"表示未定参考值

含蛋白质较多的水果

鳄梨：2.0g/100g
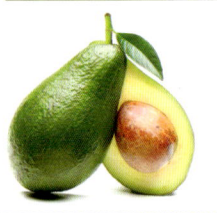

大枣（干）：2.1g/100g
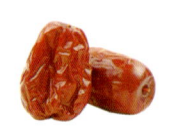

番荔枝：1.55g/100g
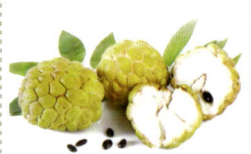

桑葚（干）：21.1g/100g
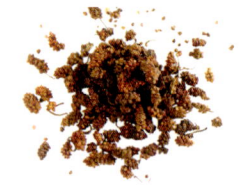

红毛丹：1.5g/100g
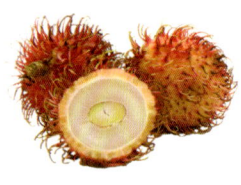

芭蕉：1.2g/100g
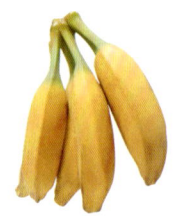

番石榴：1.1g/100g
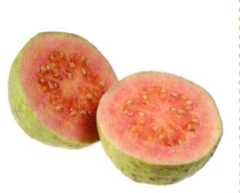

龙眼：1.2g/100g
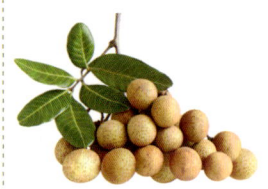

芝麻（白）：18.4g/100g
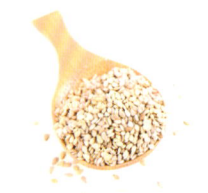

莲雾：0.69g/100g
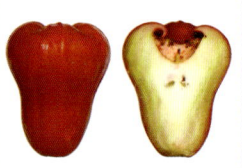

银杏：13.2g/100g
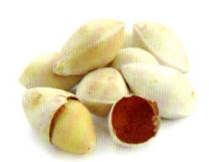

杏仁：22.5g/100g
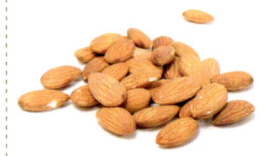

注：水果中蛋白质含量以g/100g计

脂肪

脂肪中的热量是蛋白质的2倍多

在人体中，脂肪的主要作用就是储存能量，1g脂肪大约可产生9kcal的热量，而1g蛋白质仅可产生4kcal热量。脂肪来源很多，人体不仅可以从食物中直接吸收脂肪，还能把过多的糖类和蛋白质转化为脂肪。

脂肪是人体必需的营养素

脂肪不仅能为人体提供能量，还是构成细胞的主要成分。它们与蛋白质结合能构成细胞的各种膜，如细胞膜、核膜等，与细胞的正常生理代谢活动密切相关。此外，脂肪还能保护神经组织和调节生理功能、维持体温。但长期过量摄入脂肪，会引起肥胖及一系列疾病。

每日脂肪最大摄入量 【（占总能量的百分比（%）】

年龄	性别	
	男	女
1~5个月	45~50	45~50
6~11个月	35~40	35~40
1~2岁	30~35	30~35
3~6岁	—	—
7~13岁	25~30	25~30
14~17岁	25~30	25~30
18~49岁	20~30	20~30
50~59岁	20~30	20~30
60岁及以上	20~30	20~30

注："—"表示未定参考值

富含脂肪的水果

鳄梨：15.3g/100g
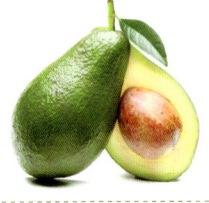

柠檬：1.2g/100g
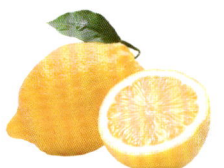

椰子：12.1g/100g
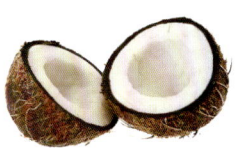

核桃：58.8g/100g
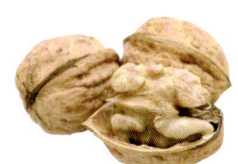

松子：62.6g/100g
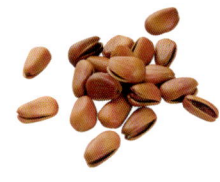

杏仁：45.4g/100g

花生：25.4g/100g

葵花子：49.9g/100g

南瓜子：46.1g/100g
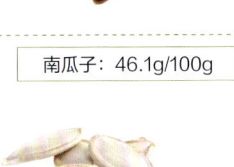

西瓜子：44.8g/100g
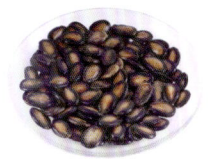

巴旦木：54g/100g
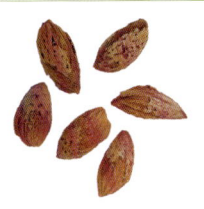

红毛丹：1.5g/100g
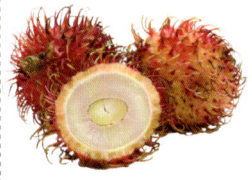

注：水果中脂肪含量以g/100g计

碳水化合物

碳水化合物是能量供应源

碳水化合物又叫糖类化合物，在自然界分布很广，常见的存在形式有三种：葡萄糖、糖原和含糖的复合物。它是人体能量的主要供应源，1g葡萄糖大约能产生4kcal热量。

碳水化合物是构成细胞的主要成分

碳水化合物是人体细胞的主要组成部分，在细胞膜、细胞器膜、细胞浆及细胞间质中的含量为2%~10%。此外，葡萄糖也是维持大脑正常功能的必需营养素，摄入不足会引起人体低血糖，久之损害脑细胞功能，造成功能障碍，并出现头晕、心悸、出冷汗，甚至昏迷等症状。

每日碳水化合物最大摄入量（占总能量的%）		
年龄	性别	
	男	女
1~5个月	—	—
6~11个月	—	—
1~2岁	50~70	50~70
3~6岁	50~70	50~70
7~13岁	50~70	50~70
14~17岁	50~70	50~70
18~49岁	50~70	50~70
50~59岁	50~70	50~70
60岁及以上	50~70	50~70

注："—"表示未定参考值

富含碳水化合物的水果

山楂：25.1g/100g
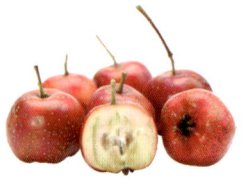

海棠果：19.2g/100g
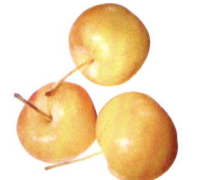

大枣（干）：81.1g/100g
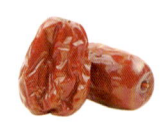

石榴：18.7g/100g
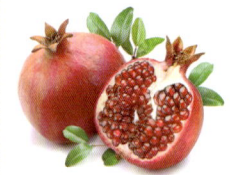

柿子：18.5g/100g
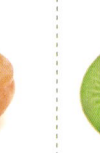

猕猴桃：14.5g/100g
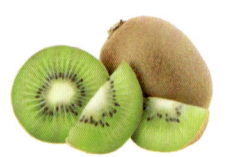

苹果：13.5g/100g
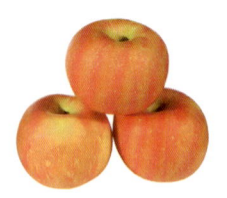

金橘：13.7g/100g
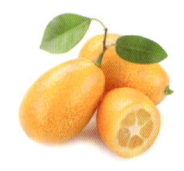

芭蕉：28.9g/100g
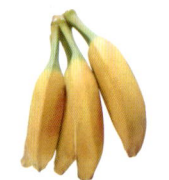

菠萝蜜：25.7g/100g
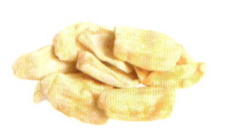

龙眼：64.8g/100g
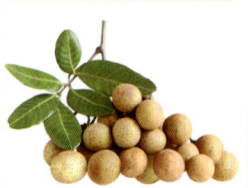

金樱子：13g/100g
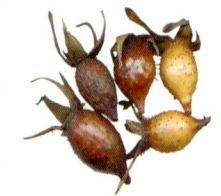

注：水果中碳水化合物含量以g/100g计

膳食纤维

膳食纤维是一种多糖化合物

膳食纤维是一种多糖化合物,在植物营养中主要以不溶性纤维为存在形式。不溶性纤维因既不溶于水,又不能被大肠内微生物酵解而得名,主要包括纤维素、半纤维素和木质素等。

膳食纤维能预防便秘

膳食纤维是人体不可缺少的营养素,不仅能平衡人体血糖,控制胆固醇,对于预防心脏病、高血压等疾病有重要作用,还能刺激肠道蠕动,促进体内废物和毒素排泄,从而预防便秘和肥胖等多种疾病。

每日膳食纤维最大摄入量(g)

年龄	性别	
	男	女
1~5个月	—	—
6~11个月	—	—
1~2岁	—	—
3~6岁	—	—
7~13岁	—	—
14~17岁	—	—
18~49岁	19	17
50~59岁	19	17
60岁及以上	19	17

注:"—"表示未定参考值

富含膳食纤维的水果

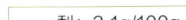
梨:3.1g/100g

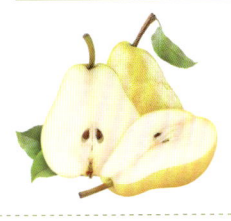

山楂:3.1g/100g

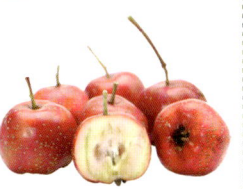

桑葚(干):29.3g/100g

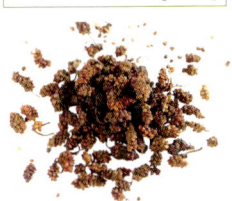

无花果:3g/100g

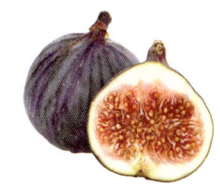

金橘:1.4g/100g

番石榴:5.9g/100g

龙眼:2g/100g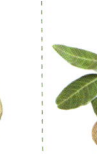

芒果:1.3g/100g

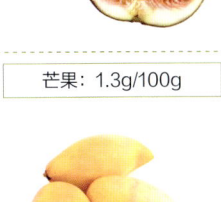

人参果:3.5g/100g

椰子:4.7g/100g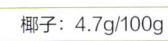

橄榄:4.0g/100g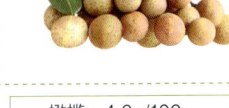

余甘果:3.4g/100g

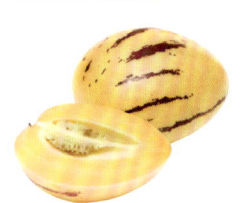
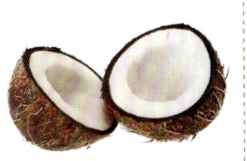
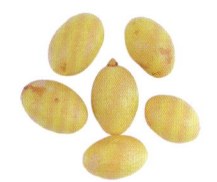
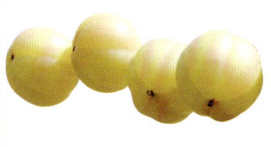

注:水果中膳食纤维含量以g/100g计

维生素A

肌肤青春的源泉

维生素A是最早被发现的维生素,能以多种方式影响人体的所有组织细胞,对于皮肤保养和机体抗衰老有重要作用,被誉为"肌肤青春的源泉"。

维生素A补充要适量

维生素A在人体中的作用很大,不仅能防治眼疾、滋润皮肤,还能促进生长和发育,保护人体的免疫系统。缺乏维生素A,则会导致体弱多病、易感冒、儿童发育不良、皮肤干燥等;长期摄取过量,则会损害肝功能,出现头痛、呕吐等症状,甚至导致胎儿畸形。

每日维生素A推荐摄入量(μg)

年龄	性别	
	男	女
1~4个月	400(最大摄入量)	400(最大摄入量)
5~11个月	400(最大摄入量)	400(最大摄入量)
1~3岁	500	500
4~6岁	600	600
7~10岁	700	700
11~13岁	700	700
14~17岁	800	700
18~49岁	800	700
50岁及以上	800	700

注:女性在孕早期和孕中期、孕晚期每日摄取量分别为800μg和900μg、900μg维生素A,哺乳期应增加至1200μg

富含维生素A的水果

鳄梨:61μg/100g
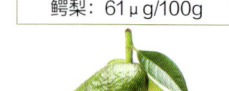

海棠果:118μg/100g
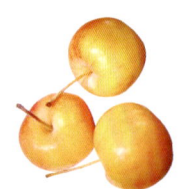

李子:25μg/100g
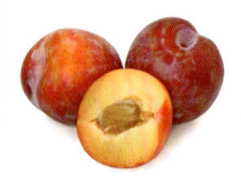

杏:75μg/100g
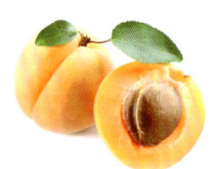

橙子:27μg/100g
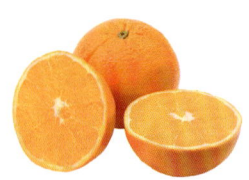

橘子:82μg/100g
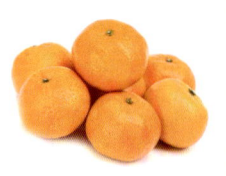

枳:226μg/100g
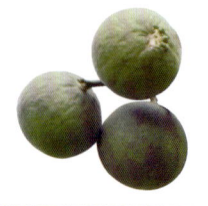

芦柑:87μg/100g
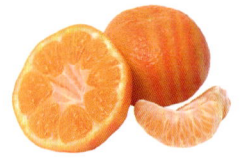

芒果:150μg/100g
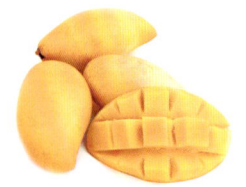

木瓜:145μg/100g
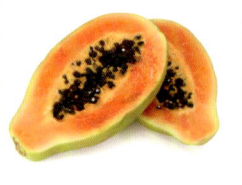

哈密瓜:153μg/100g
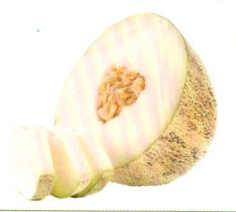

仙人掌:220μg/100g
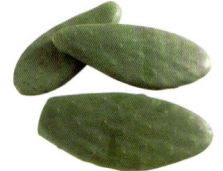

注:水果中维生素A含量以μg/100g计

胡萝卜素

胡萝卜素与维生素A

目前，人类已经发现的胡萝卜素有600多种，其中β-胡萝卜素分布最广，在食物中含量也最多。它能在人体中转化为维生素A，因此，补充胡萝卜素是目前最安全的补充维生素A的方法。

胡萝卜素能保护免疫功能

胡萝卜素是人体必需的一种营养素，能清肝护目、抗氧化，还能保护和增强人体免疫系统功能。长期使用电脑的人、呼吸系统易感染的人及视力下降、皮肤粗糙的人应适当补充。

每日胡萝卜素推荐摄入量（μg）

年龄	性别	
	男	女
1~4个月	—	—
5~11个月	—	—
1~3岁	—	—
4~6岁	—	—
7~9岁	—	—
10~15岁	4600	4600
16~18岁	4200	4200
19~49岁	2000	2000
50岁及以上	2000	2000

注：女性在怀孕期不建议增加胡萝卜素的摄取量，在哺乳期前6个月中可额外增加2500μg，后6个月额外增加2000μg。"—"表示未定参考值

富含胡萝卜素的水果

海棠果：710μg/100g
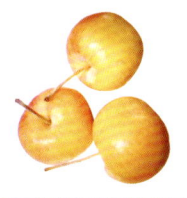

大枣（鲜）：240μg/100g
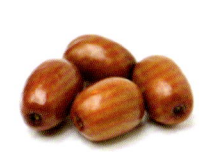

杏：450μg/100g
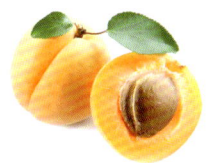

李子：150μg/100g
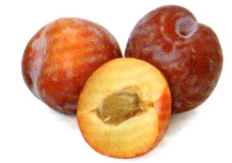

樱桃：210μg/100g
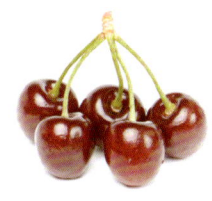

枸杞：740~890μg/100g

橙子：160μg/100g
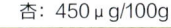

橘子：490μg/100g
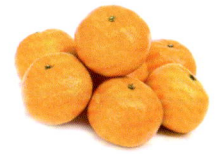

芒果：897μg/100g
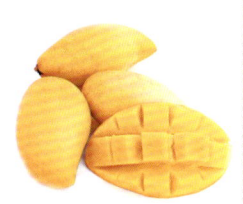

木瓜：870μg/100g
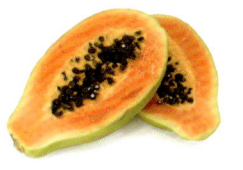

西瓜：450μg/100g
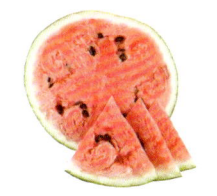

番茄：550μg/100g
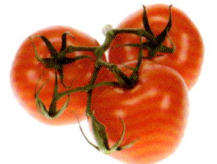

注：水果中胡萝卜素含量以μg/100g计

维生素B$_1$

维生素B$_1$能促进人体能量代谢

维生素B$_1$又叫硫胺素,是人体能量代谢,特别是糖代谢必需的营养素,因此通常与吸收的热量来源有关。也就是说,当人体的主要能量来源于糖类时,维生素B$_1$的需求量就会增大。

补充维生素B$_1$要适量

体内维生素B$_1$不足会导致呼吸困难、心悸等循环呼吸疾病,四肢麻木或局部过敏等神经系统疾病,消化不良、食欲不振等消化系统疾病。但维生素B$_1$不是万灵丹,摄取过量会造成其他营养素相对缺乏,有损身体健康。

每日维生素B$_1$推荐摄入量(mg)

年龄	性别	
	男	女
1~4个月	0.2(最大摄入量)	0.2(最大摄入量)
5~11个月	0.3(最大摄入量)	0.3(最大摄入量)
1~3岁	0.6	0.6
4~6岁	0.7	0.7
7~10岁	0.9	0.9
11~13岁	1.2	1.2
14~17岁	1.5	1.2
18~49岁	1.4	1.3
50岁及以上	1.3	1.3

注:女性在怀孕期适宜摄入量为1.5mg,哺乳期适宜摄入量为1.8mg

富含维生素B$_1$的水果

鳄梨:0.11mg/100g
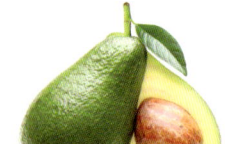
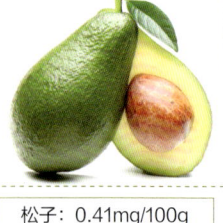

黄皮:0.13mg/100g
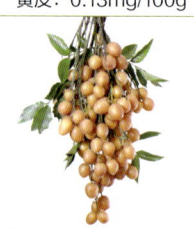

橘子:0.1mg/100g
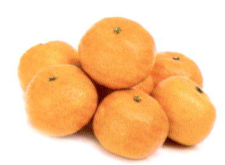

板栗:0.14mg/100g
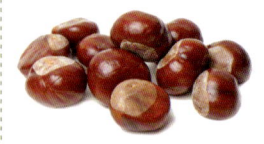

松子:0.41mg/100g
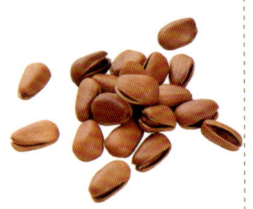

葵花子:0.36mg/100g
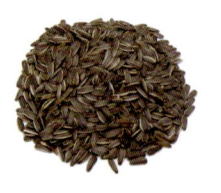

莲子:0.16mg/100g
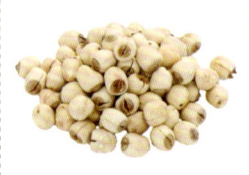

南瓜子:0.08mg/100g
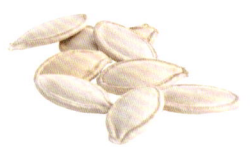

黑芝麻:0.66mg/100g
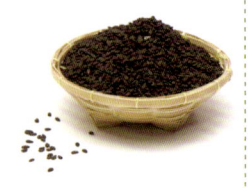

芡实:0.4mg/100g
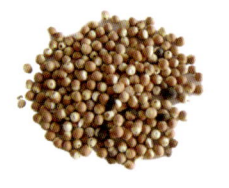

腰果:0.27mg/100g
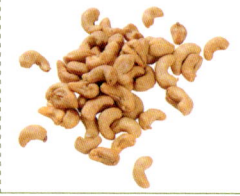

榛子:0.62mg/100g
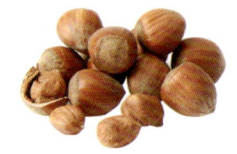

注:水果中维生素B$_1$含量以mg/100g计

维生素B_2

维生素B_2有修复组织的功效

维生素B_2具有修复组织伤口的功效，嘴角有裂纹或有发炎等症状时，往往是人体内缺乏维生素B_2引起的。维生素B_2无法在体内自行储存，因此需要每日进行补充。

维生素B_2缺乏症

摄取不足、酗酒会导致维生素B_2缺乏症，出现口腔炎、眼疲劳、丘疹、阴囊炎等病症，长期缺乏还会导致中度缺铁性贫血、儿童生长迟缓等病症。调查表明，中国人维生素B_2缺乏较为普遍。由于生长发育快，代谢旺盛，儿童更容易缺乏。

每日维生素B_2推荐摄入量（mg）

年龄	性别	
	男	女
1~4个月	0.4（最大摄入量）	0.4（最大摄入量）
5~11个月	0.5（最大摄入量）	0.5（最大摄入量）
1~3岁	0.6	0.6
4~6岁	0.7	0.7
7~10岁	1.0	1.0
11~13岁	1.2	1.2
14~17岁	1.5	1.2
18~49岁	1.4	1.2
50岁及以上	1.4	1.4

注：女性在怀孕期和哺乳期每日摄入量应为1.7mg

富含维生素B_2的水果

梨：0.06mg/100g
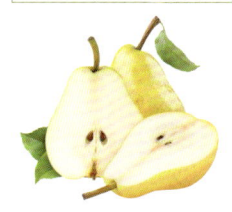

鳄梨：0.12mg/100g
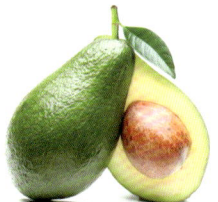

大枣（干）：0.15mg/100g
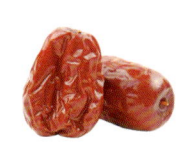

桑葚（干）：0.61mg/100g
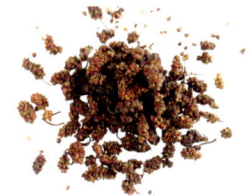

橘子：0.04mg/100g
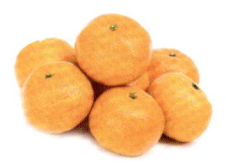

柚子：0.03mg/100g
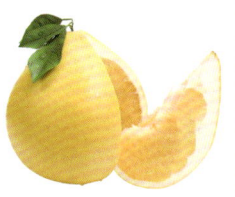

水蜜桃：0.03mg/100g
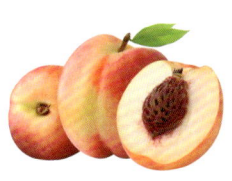

龙眼：0.14mg/100g
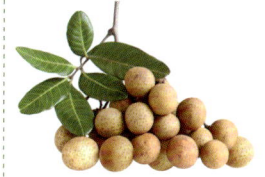

枇杷：0.03mg/100g
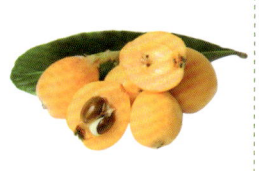

灯笼果：0.61mg/100g
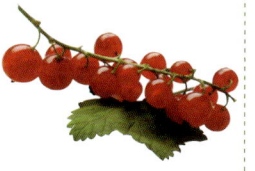

杨梅：0.05mg/100g
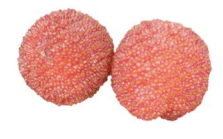

罗汉果：0.38mg/100g
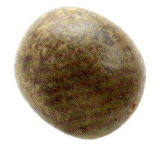

注：水果中维生素B_2含量以mg/100g计

烟酸

烟酸分布广泛

烟酸也叫尼克酸,是一种广泛存在于食物中的维生素。动物肝肾、畜瘦肉、鱼及坚果类中都含有丰富的烟酸;乳类、蛋类中的含量虽然不高,但色氨酸较多,可转化为烟酸。

烟酸与糙皮病

烟酸是一种重要的、人体必需的营养素,若缺乏,会引起糙皮病,表现为皮炎、腹泻、痴呆等。开始时全身无力,随后会出现皮炎及色素沉着,还会出现胃肠功能失调、口舌发炎等症状。因此,预防糙皮病应该多吃富含烟酸的食品。

烟酸也是人体内葡萄糖耐量因子的组成部分,能增加葡萄糖的利用及促进葡萄糖转化,还能降低血胆固醇及扩张血管。

每日烟酸推荐摄入量(mg)

年龄	性别	
	男	女
0~5个月	2	2
6~11个月	3	3
1~3岁	6	6
4~6岁	7	7
7~10岁	9	9
11~13岁	12	12
14~17岁	15	12
18~49岁	14	13
50岁及以上	13	13

注:女性在怀孕期每日应摄入15mg,哺乳期每日应摄入18mg

富含烟酸的水果

梨: 0.3mg/100g
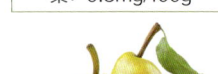

山楂: 0.4mg/100g
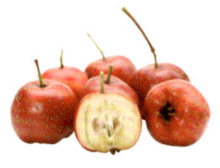

水蜜桃1.0mg/100g
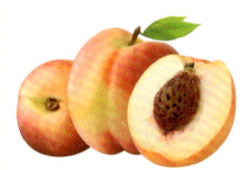

李子: 0.4mg/100g
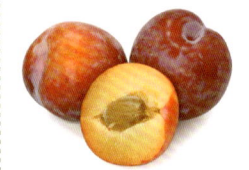

杏: 0.6mg/100g
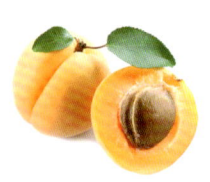

大枣: 0.9mg/100g
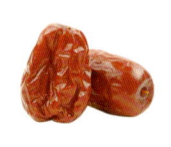

樱桃: 0.6mg/100g
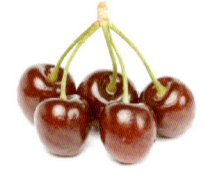

葡萄: 0.2mg/100g
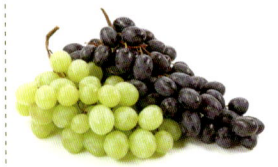

柿子: 0.3mg/100g
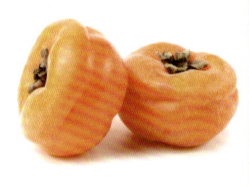

香蕉: 0.7mg/100g
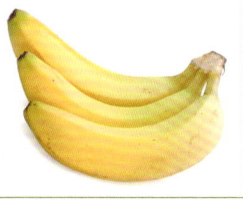

桑葚(干): 4.8mg/100g
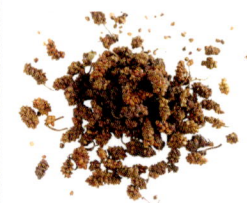

柠檬: 0.6mg/100g
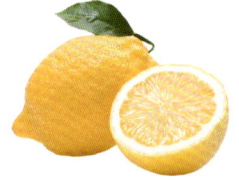

注:水果中烟酸含量以mg/100g计

维生素C

维生素C是抗氧化剂

维生素C是一种抗氧化剂，能保护身体免受自由基的威胁。维生素C在人体内的正常含量约为1500mg，它们中的绝大部分在体内经代谢分解成草酸，或与硫酸结合生成抗坏血酸-2-硫酸随尿排出。

维生素C与坏血病

缺乏维生素C，往往会引起坏血病，主要症状是皮肤出现红色斑点，牙龈呈海绵状，伴有黏膜出血。严重的坏血病会导致开放性溃烂伤口、掉齿，甚至导致死亡。由于人体无法储存维生素C，因此要及时摄取新鲜的食物来补充维生素C，才能满足身体所需。

每日维生素C推荐摄入量（mg）

年龄	性别	
	男	女
1~4个月	40	40
5~11个月	50	50
1~3岁	60	60
4~6岁	70	70
7~10岁	80	80
11~13岁	90	90
14~17岁	100	100
18~49岁	100	100
50岁及以上	100	100

注：女性在孕早期每日摄入量应为100mg，孕中期、孕晚期每日摄入量应为130mg，哺乳期每日摄入量应为130mg

富含维生素C的水果

大枣（干）：243mg/100g

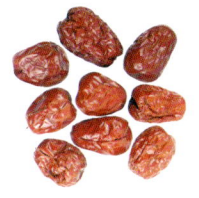

猕猴桃：62mg/100g

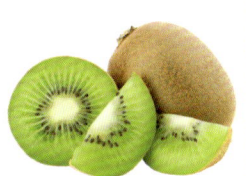

橙子：33mg/100g

木瓜：43mg/100g

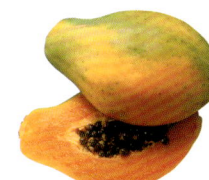

刺梨：2585mg/100g

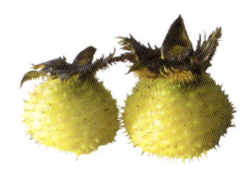

葡萄柚：74.2mg/100g

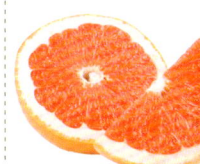

枸杞子：28.6mg/100g

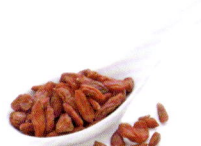

番石榴：68mg/100g

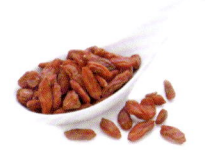

荔枝：41mg/100g

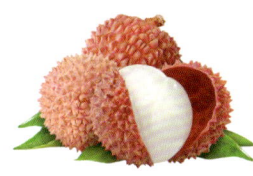

余甘果：62mg/100g

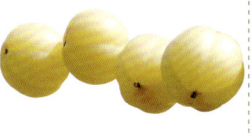

草莓：47mg/100g

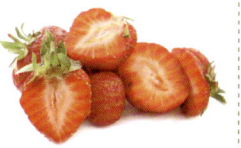

雪莲果：33mg/100g

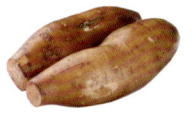

注：水果中维生素C含量以mg/100g计

维生素E

维生素E能养颜美容

在众多营养素里,维生素E的抗衰老和养颜美容作用尤为显著。维生素E既能维持结缔组织弹性,促进血液循环,又能调节激素分泌,令肌肤保持滋润。

维生素E是人体的"护卫使"

维生素E在人体内的作用比任何一种营养素都大,有"护卫使"之称,不仅具有良好的抗氧化性,还能保持红细胞的完整性,促进细胞合成,抗不孕。维生素E长期摄入不足,易导致动脉粥样硬化、血溶性贫血、白内障等疾病的发生。

每日维生素E的最大摄入量(mg)

年龄	性别	
	男	女
1~4个月	3	3
5~11个月	3	3
1~3岁	4	4
4~6岁	5	5
7~10岁	7	7
11~13岁	14	14
14~17岁	14	14
18~49岁	14	14
50岁及以上	14	14

注:女性怀孕期和哺乳期每日最大摄入量为14mg

富含维生素E的水果

山楂:7.32mg/100g
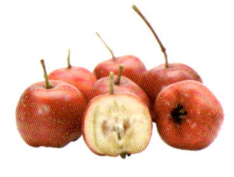

黑莓:3mg/100g
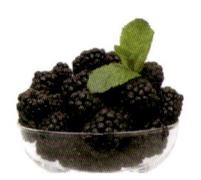

桑葚(干):32.68mg/100g
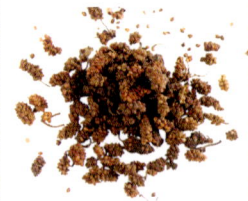

菠萝:18mg/100g
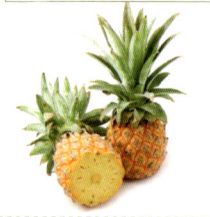

芒果:1.21mg/100g
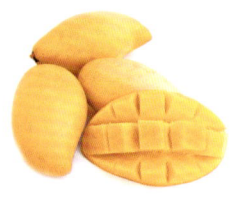

杨梅:0.81mg/100g
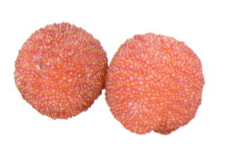

金橘:1.58mg/100g
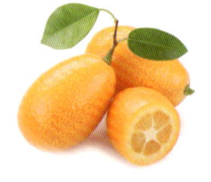

核桃:43.21mg/100g
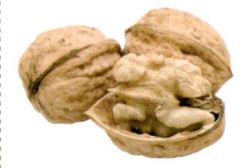

银杏:24.7mg/100g
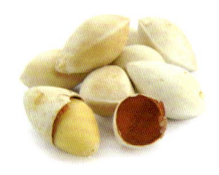

杏仁:18.53mg/100g
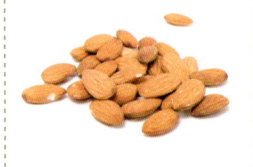

花生:14.1mg/100g
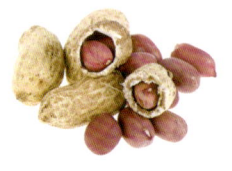

巴旦木:8.26mg/100g
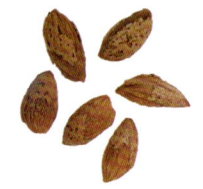

注:水果中维生素E含量以mg/100g计

钙

钙在人体中广泛存在

钙是人体中含量最多的一种矿物质,广泛存在于血液和骨骼中,以血钙和骨钙的形式存在,由体内的甲状腺和甲状旁腺进行调节。

缺钙的危害

饮食习惯直接影响人体中钙的补充,食物中的草酸、膳食纤维也会抑制钙质的吸收。钙与人体多个系统密切相关,缺钙会对神经系统、免疫系统、消化系统、内分泌系统造成损害,导致厌食、失眠、头晕、智力低下、X型腿或O型腿、佝偻病、贫血等病症。

每日钙的最大摄入量(mg)

年龄	性别	
	男	女
1~4个月	300	300
5~11个月	400	400
1~3岁	600	600
4~6岁	800	800
7~10岁	800	800
11~13岁	1000	1000
14~17岁	1000	1000
18~49岁	800	800
50岁及以上	1000	1000

注:女性在孕早期、孕中期和孕晚期每日最大摄入量分别为800mg、1000mg和1200mg,哺乳期每日最大摄入量为1200mg

富含钙的水果

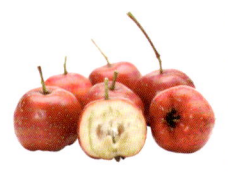
山楂:144mg/100g

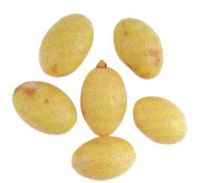
橄榄:49mg/100g

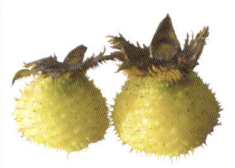
刺梨:68mg/100g

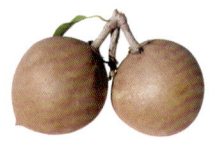
人心果(鲜):910mg/100g

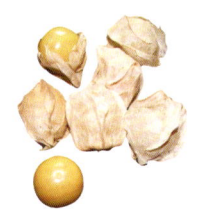
酸浆果:25mg/100g

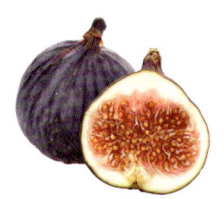
无花果:67mg/100g

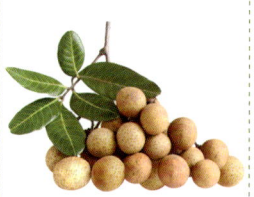
龙眼:206mg/100g

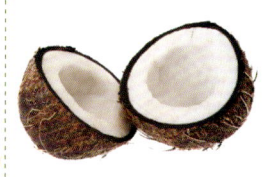
椰子:90mg/100g

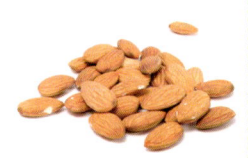
杏仁:97mg/100g

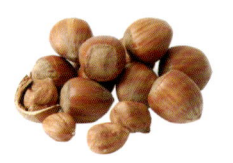
榛子:104mg/100g

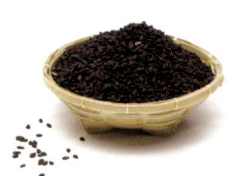
黑芝麻:780mg/100g

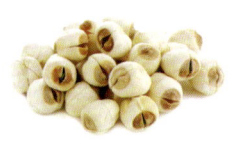
莲子(干):97mg/100g

注:水果中钙含量以mg/100g计

铁

铁是血红蛋白的重要组成部分

铁是人体必需的一种矿物质，在人体中的总含量为4~5g。超过60%的铁存在于血红蛋白中，主要负责输送氧气和排出二氧化碳，还能维持血液的酸碱平衡。

铁是组织代谢不可缺少的物质

缺铁会引起多种组织改变和功能失调，如对淋巴组织的发育和对感染的抵抗力有很大影响，还会引发贫血，出现面色苍白、乏力、头晕、耳鸣等症状。因此，人们应该多吃一些含铁量高的食物，月经期、孕期、哺乳期的女性及处于生长发育期的儿童应多补充。

每日铁的最大摄入量（mg）

年龄	性别	
	男	女
1~4个月	0.3	0.3
5~11个月	10	10
1~3岁	12	12
4~6岁	12	12
7~10岁	12	12
11~13岁	16	18
14~17岁	20	25
18~49岁	15	20
50岁及以上	15	15

注：女性在孕早期、孕中期和孕晚期每日最大摄入量分别为15mg、25mg和35mg，哺乳期每日最大摄入量为25mg

富含铁的水果

梅子：1.8mg/100g
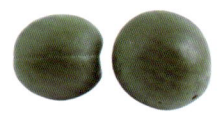

大枣（鲜）：1.2mg/100g
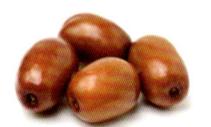

椰枣：1.98mg/100g
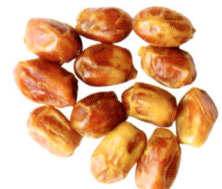

沙枣：3.3mg/100g
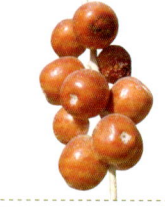

草莓：1.8mg/100g
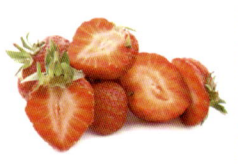

树莓：1mg/100g
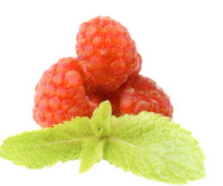

金橘：1mg/100g
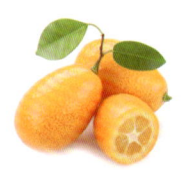

刺梨：2.9mg/100g
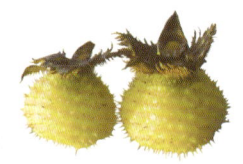

菱角：0.6mg/100g
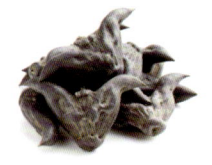

罗汉果：2.6mg/100g
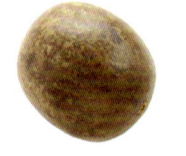

百合：1mg/100g
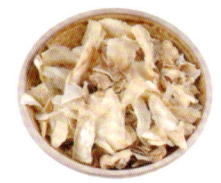

仙人掌：2.7mg/100g
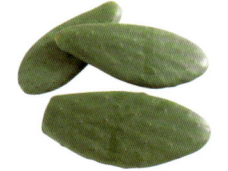

注：水果中铁含量以mg/100g计

锌

锌是酶的组成成分

锌是很多酶的组成成分,参与血红蛋白运输氧气和排出二氧化碳的酶中就含有锌。锌与胰岛素的产生、分泌、贮存有密切关系。此外,含锌的酶能促进营养物质代谢,维持皮肤正常生长。

婴幼儿、儿童和青少年缺锌

婴幼儿、儿童和青少年生长发育速度较快,对锌的需求量很高,一旦饮食搭配不合理,就很容易造成锌摄入量不足。缺锌时通常会出现以下症状:厌食、偏食或异食,易患口腔溃疡,受损伤口不易愈合,身材矮小、瘦弱,经常感冒、发热,智力发育迟缓。

每日锌的推荐摄入量(mg)

年龄	性别	
	男	女
1~4个月	1.5	1.5
5~11个月	8	8
1~3岁	9	9
4~6岁	12	12
7~10岁	13.5	13.5
11~13岁	18	15
14~17岁	19	15.5
18~49岁	15	11.5
50岁及以上	11.5	11.5

注:女性在孕早期和孕中期、孕晚期每日推荐摄入量分别为11.5mg和16.5mg、16.5mg,哺乳期每日推荐摄入量为21.5mg

富含锌的水果

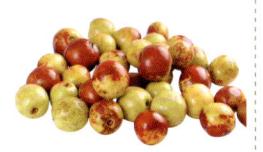
冬枣:2.83mg/100g

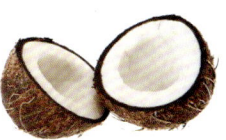
椰子:0.92mg/100g

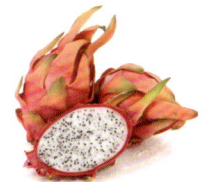
火龙果:2.28mg/100g

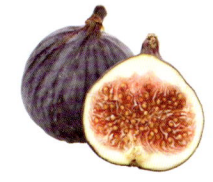
无花果:1.42mg/100g

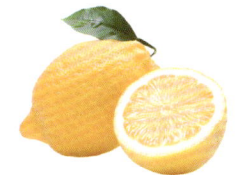
柠檬:0.65mg/100g

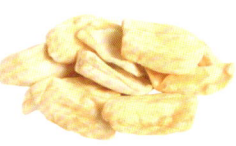
菠萝蜜:4.17mg/100g

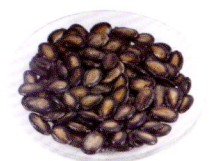
西瓜子:6.76mg/100g

黑芝麻:6.13mg/100g

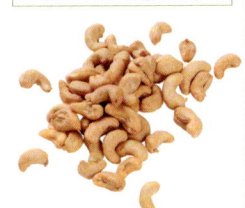
腰果:4.3mg/100g

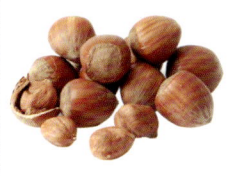
榛子:5.83mg/100g

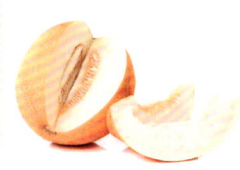
香瓜:0.2mg/100g

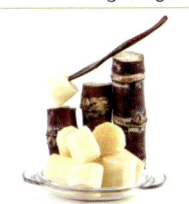
甘蔗:1mg/100g

注:水果中锌含量以mg/100g计

硒

肝脏是含硒量最多的器官

硒是人体必需的一种微量元素，肝脏是含硒量最多的人体器官。在医学上，硒被看作肝病的天敌，多数肝病患者均存在硒缺乏的现象，因此预防肝病要适当补硒。

适当补硒才健康

人体若缺乏硒，免疫力会下降，从而导致多种疾病，如心血管疾病、肝病、白内障、胰脏疾病、糖尿病、生殖系统疾病等。但是，过度补硒也不可取，长期高硒会导致身体不适，出现如四肢麻木、头昏眼花、食欲不振、面色苍白、胃肠功能紊乱等症状。

每日硒的推荐摄入量（μg）

年龄	性别	
	男	女
1~4个月	15（最大摄入量）	15（最大摄入量）
5~11个月	20（最大摄入量）	20（最大摄入量）
1~3岁	20	20
4~6岁	25	25
7~10岁	35	35
11~13岁	45	45
14~17岁	50	50
18~49岁	50	50
50岁及以上	50	50

注：女性在孕早期、孕中期和孕晚期每日推荐摄入量均为50μg，哺乳期每日推荐摄入量为65μg

富含硒的水果

桑葚（干）：6.5μg/100g

菠萝蜜：4.17μg/100g

火龙果：3.36μg/100g

龙眼：12.4μg/100g

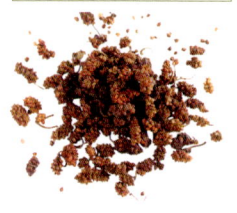
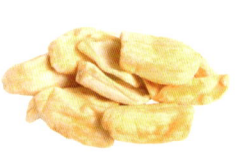
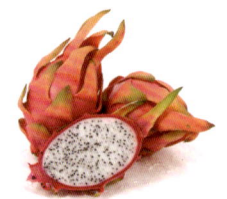
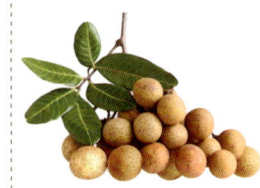

芒果：1.44μg/100g

木瓜：1.8μg/100g

人参果：1.86μg/100g

黑莓：2.71μg/100g

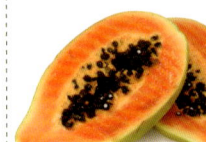
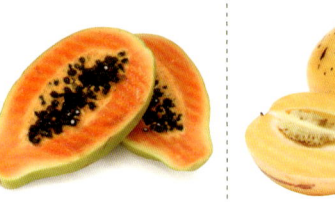
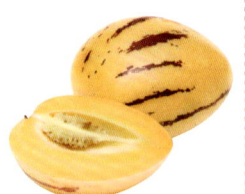
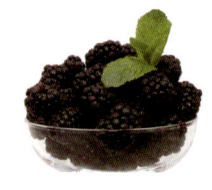

银杏：14.5μg/100g

杏仁：15.65μg/100g

南瓜子：27.03μg/100g

西瓜子：23.44μg/100g

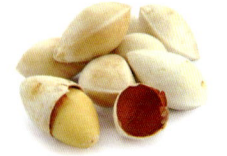
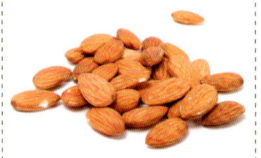
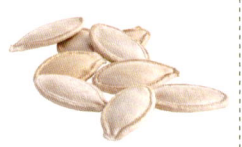
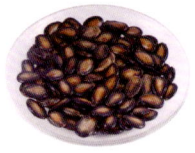

注：水果中硒含量以μg/100g计

钾

人体中钾的含量是钠的2倍

钾在人体中的含量较多，正常成年人体内含钾140~150g，是钠含量的2倍。大部分钾存在于细胞内，可调节细胞内渗透压和体液的酸碱平衡，参与细胞内糖和蛋白质的代谢。

钾能保持神经系统健康

钾不仅能协助输送氧气到脑部，增进思维功能，使人的思维保持清晰，还能维持神经肌肉的应激性和正常功能，保持神经系统健康。此外，钾还能促进尿钠素排泄，有利于降低血压。缺钾，则会导致心动过速、肌肉麻木、易怒、恶心呕吐、低血压、精神错乱、心理冷淡等病症。

每日钾的最大摄入量（mg）

年龄	性别	
	男	女
1~4个月	500	500
5~11个月	700	700
1~3岁	1000	1000
4~6岁	1500	1500
7~10岁	1500	1500
11~13岁	1500	1500
14~17岁	2000	2000
18~49岁	2000	2000
50岁及以上	2000	2000

注：女性在孕早期、孕中期、孕晚期和哺乳期每日最大摄入量均为2500mg

富含钾的水果

蟠桃：166mg/100g
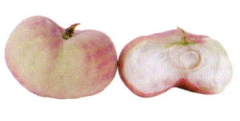

石榴：231mg/100g
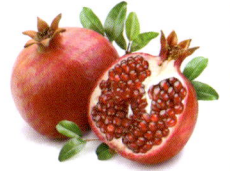

杨桃：128mg/100g
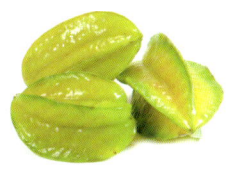

番茄：163mg/100g
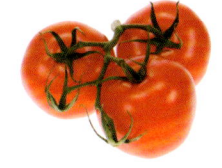

芭蕉：330mg/100g
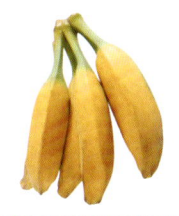

番石榴：235mg/100g
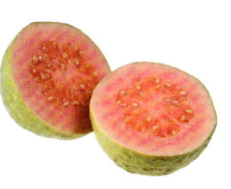

黄皮：226mg/100g
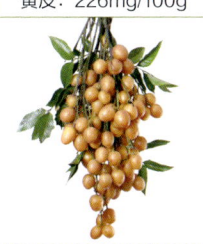

香蕉：256mg/100g
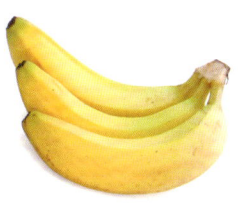

甘蔗：95.5mg/100g
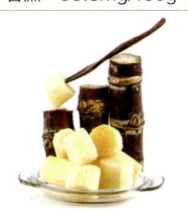

荸荠：306mg/100g
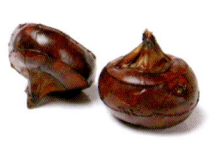

雪莲果：230mg/100g
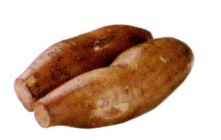

佛手：76mg/100g
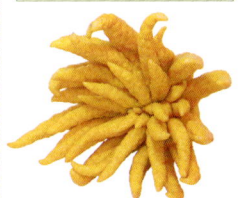

注：水果中钾含量以mg/100g计

磷

磷是构成牙齿、骨骼的原料之一

磷是骨骼和牙齿的构成材料之一。正常成年人骨骼中的含磷总量为600~900g，人体中每100ml血液含磷35~45mg。磷对人体内酸碱平衡的调节、脂肪的代谢有重要作用。

体内缺磷会导致佝偻病

过多摄入不能被吸收的抗酸药物的人、喝牛奶的婴儿等人群易出现体内缺磷，与磷缺乏有关的常见疾病是佝偻病。此外，磷缺失还会导致骨骼、牙齿发育不正常，易引起骨质疏松、骨软化、容易骨折、食欲不振、肌肉软弱等症状。

每日磷的最大摄入量（mg）

年龄	性别	
	男	女
1~4个月	150	150
5~11个月	300	300
1~3岁	450	450
4~6岁	500	500
7~10岁	700	700
11~13岁	1000	1000
14~17岁	1000	1000
18~49岁	700	700
50岁及以上	700	700

注：女性在孕早期、孕中期、孕晚期和哺乳期每日最大摄入量均为700mg

富含磷的水果

梅子：36mg/100g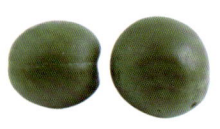

石榴：71mg/100g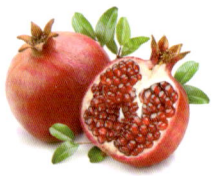

百香果：73mg/100g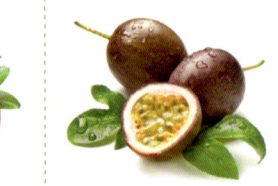

龙眼：206mg/100g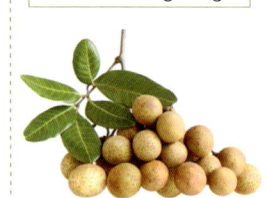

核桃：294mg/100g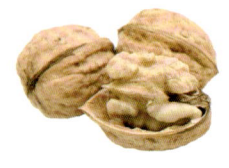

板栗（熟）：91mg/100g

腰果：385mg/100g

花生：250mg/100g

莲子：550mg/100g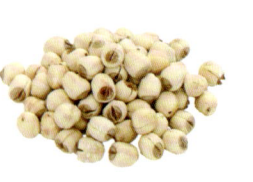

西瓜子：612mg/100g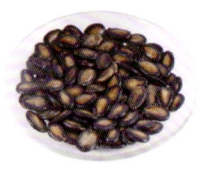

芝麻（白）：513mg/100g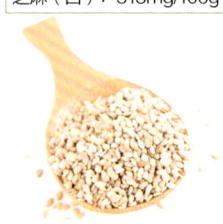

槟榔：33mg/100g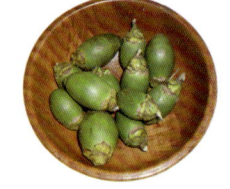

注：水果中磷含量以mg/100g计

叶酸

叶酸是健康的守护神

叶酸是一种水溶性维生素,是人和动物为维持正常的生理功能而必须从食物中获得供给的微量有机物质,是健康的守护神。

孕妇补充叶酸能预防胎儿畸形

叶酸对细胞的分裂生长及核酸、氨基酸、蛋白质的合成起着重要的作用。怀孕前3个月内缺乏叶酸,可引起胎儿神经管发育缺陷,从而导致畸形。因此,女性在备孕、怀孕和哺乳期间都要适当补充叶酸。此外,人体内缺乏叶酸,会导致红细胞异常,出现贫血等症状。

每日叶酸的推荐摄入量(μg)

年龄	性别	
	男	女
1~4个月	65(最大摄入量)	65(最大摄入量)
5~11个月	80(最大摄入量)	80(最大摄入量)
1~3岁	150	150
4~6岁	200	200
7~10岁	200	200
11~13岁	300	300
14~17岁	400	400
18~49岁	400	400
50岁及以上	400	400

注:女性在孕早期、孕中期和孕晚期每日推荐摄入量均为600μg,哺乳期每日推荐摄入量为500μg

富含叶酸的水果

猕猴桃:30μg/100g
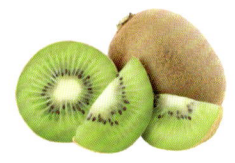

草莓:33μg/100g
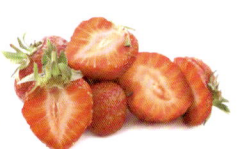

花生:107.5μg/100g
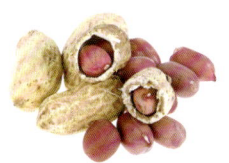

核桃:102.6μg/100g
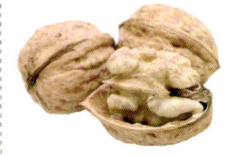

菠萝:24.8μg/100g
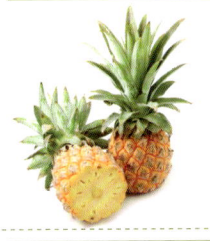

橘子:52.9μg/100g
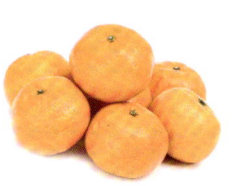

香蕉:29.7μg/100g
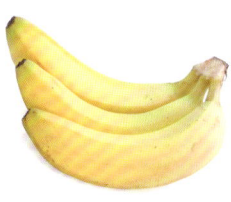

榴梿:116.9μg/100g
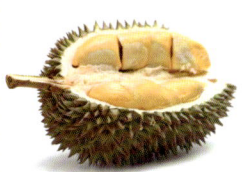

葵花子:280μg/100g
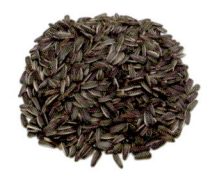

木瓜:44μg/100g
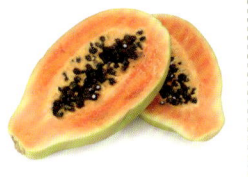

芦荟:85~120μg/100g
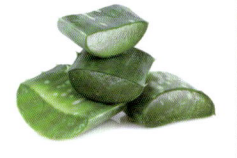

哈密瓜:24μg/100g
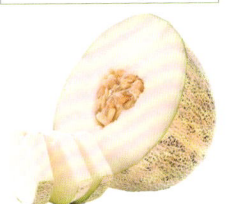

注:水果中叶酸含量以μg/100g计

目录

第一章 仁果类水果

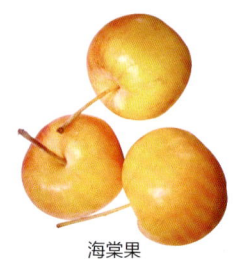
海棠果

32 苹果 一日一苹果，健康伴随我
36 梨 润肺止咳效果好
39 海棠果 玲珑可爱，酸甜可口
40 山楂 最能健胃消食
42 枇杷 清香鲜甜的黄金丸

第二章 核果类水果

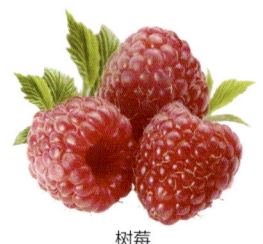
树莓

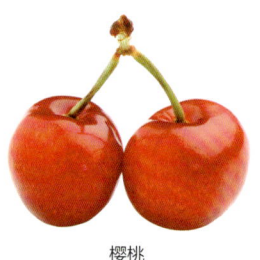
樱桃

46 水蜜桃 营养丰富的桃中珍品
48 蟠桃 驰名中外的"仙果"
49 油桃 光洁无毛的桃驳李
50 李子 圆润光亮，口味酸甜
53 杏 酸甜适口的家常水果
56 梅子 生津止渴的酸果
58 杨梅 生津止渴的亚热带水果
60 橄榄 始涩后甘的谏果
62 樱桃 色泽红艳、酸甜多汁
64 大枣 补血养颜不显老
66 椰枣 阿拉伯人的"沙漠面包"
67 冬枣 皮脆肉嫩、甘甜清香
68 沙枣 全身是宝的"沙漠卫士"
69 余甘果 先苦后甜，越吃越少年

第三章　浆果类水果

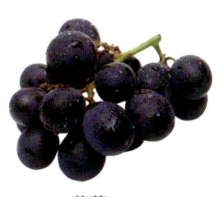
葡萄

72	葡萄	圆润晶莹、状似玛瑙
76	香蕉	抵抗辐射，消除疲劳的能量棒
78	芭蕉	香蕉的"同胞妹妹"
79	黑莓	营养丰富的黑色浆果
79	八月札	疏肝理气，活血止痛
80	石榴	多子多福的吉祥果
82	猕猴桃	果皮覆毛、果肉亮绿
84	草莓	色泽红艳、酸甜可口
86	树莓	小巧精致、果味甜美
87	黄皮	药食俱佳的热带水果
88	桑葚	养心益智的皇家御用补品
90	木瓜	丰胸抗肿瘤的"百益果王"
93	人心果	形似心脏，清心润肺
94	柿子	保护心脏的水果王
96	荔枝	出自岭南的贡品佳食
98	枸杞	药食两用的进补佳品
101	酸浆	历史悠久的风味水果
101	灯笼果	酸甜适口的开胃果品
102	无花果	食之味美，药用更佳
104	杨桃	久负盛名的岭南佳果
106	火龙果	色泽鲜艳、肉质饱满的热带水果
108	蓝莓	富含花青素的蓝色浆果
110	番茄	神奇的菜中之果

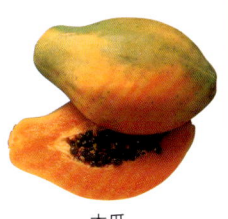
木瓜

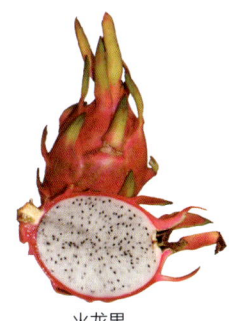
火龙果

第四章　柑橘类水果

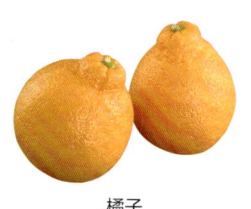

橘子

- 116　橘子　天然的抗氧化剂
- 119　金橘　小巧金黄、果皮果肉皆可食用
- 120　橙子　颜色橙黄、酸甜多汁
- 124　枳　橘生淮北为枳
- 125　芦柑　皮松易剥、甘甜多汁
- 126　柚子　皮厚肉多、酸甜适口
- 128　葡萄柚　心血管疾病的食疗佳果
- 130　柠檬　果汁饱满，食用方法多样
- 133　佛手　果中之仙品，世上之奇卉

第五章　热带及亚热带水果

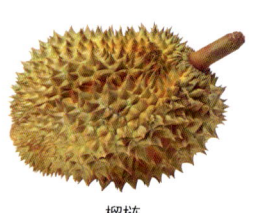

榴梿

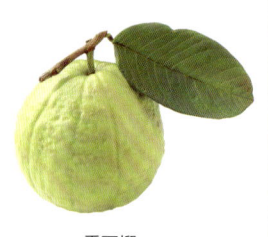

番石榴

- 136　菠萝　果形美观、汁多味甜
- 138　芒果　肉质细腻、香甜多汁
- 140　榴梿　闻起来臭吃起来香
- 142　山竹　雪白嫩软、清甜甘香
- 144　椰子　汁液清甜、解渴祛暑的"生命树"
- 146　莲雾　可治疗多种疾病的佳果
- 147　菠萝蜜　补中益气齿留香
- 148　番石榴　皮青肉白、细腻可口
- 149　人参果　抗衰老、降压降糖的长寿果
- 150　甘蔗　甘甜多汁、可用来榨糖
- 152　槟榔　药用价值极高的热带水果
- 154　番荔枝　养颜美容，强健骨骼
- 155　刺梨　滋补健身的营养珍果
- 156　百香果　营养丰富的"果汁之王"
- 158　鳄梨　低脂营养的减肥佳品
- 159　红毛丹　形似海胆，颜色火红
- 160　龙眼　皮薄多汁、果肉剔透

第六章　瓜类水果

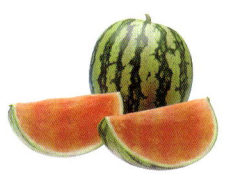
西瓜

- 164　哈密瓜　沙漠里的"瓜中之王"
- 166　香瓜　甜于诸瓜的香瓜
- 169　白兰瓜　清暑解热，解渴利尿，开胃健脾
- 170　西瓜　夏日不可或缺的消暑佳果

附　录　坚果

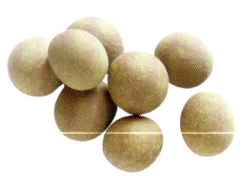
龙眼

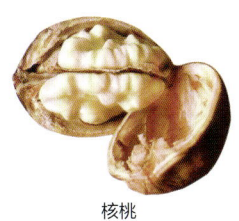
核桃

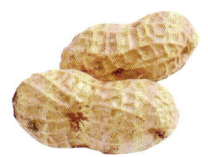
花生

- 174　核桃　营养价值高的益智坚果
- 177　榧子　状似杏仁、壳薄肉脆
- 178　板栗　可作粮食的"干果之王"
- 180　榛子　营养全面的"坚果之王"
- 182　松子　坚果中的鲜品
- 184　腰果　果实可榨油，树叶、树根能入药
- 186　开心果　营养美味的心脏保镖
- 188　杏仁　宣肺止咳抗肿瘤
- 191　夏威夷果　有独特奶香的"干果皇后"
- 191　鲍鱼果　高热量的健脑干果
- 192　葵花子　保护心血管健康的小零食
- 194　莲子　补肾固精的食疗佳品
- 197　巴旦木　开窍安神的健身滋补品
- 198　芡实　保活力、防早衰的良物
- 200　银杏　敛肺定咳喘的皇家贡品
- 202　花生　名副其实的长生果
- 204　南瓜子　补脾益气，有驱虫之功效
- 205　西瓜子　清肺润肠的休闲食品
- 206　芝麻　八谷之中，唯此为良

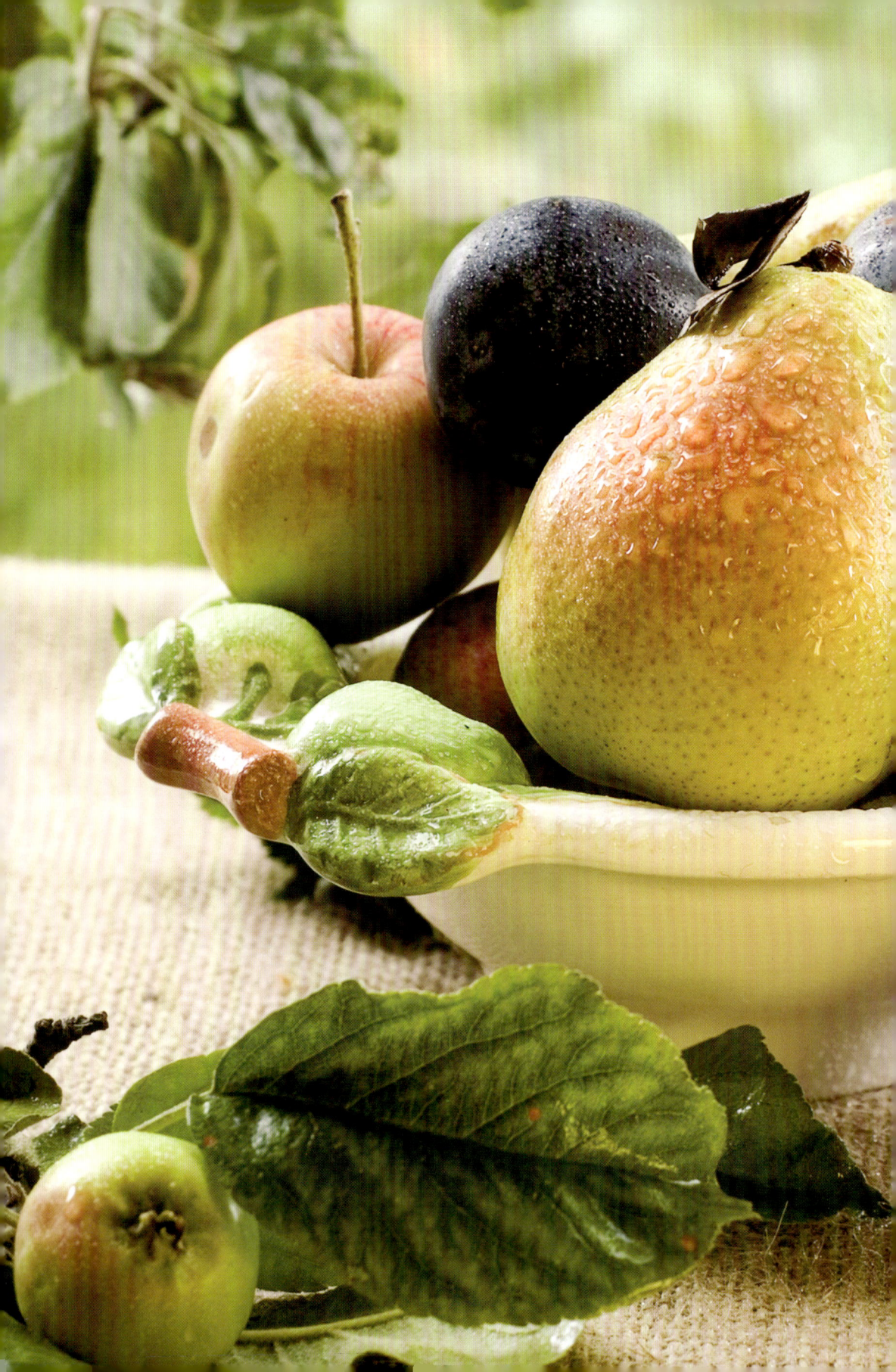

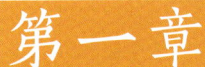

仁果类水果

按照植物学的概念，仁果类果树的果实是假果，果实中心有薄壁构成的若干种子室，室内含有种仁。仁果的主要食用部分是由肉质的花托发育而成的果皮和果肉。

仁果类水果包括苹果、梨、海棠、枇杷、山楂等。其中，苹果和梨是北方的主要果品，品类极多，是普通百姓最为常见的水果，甜脆多汁，味道可口，且营养丰富。

仁果类水果一般含有较多的碳水化合物，且热量都不高，因此有一定的减肥功效。以苹果为例，目前公认的较有效的减肥方法就是吃苹果减肥餐。

| 英文名：Apple | 别名：平安果 | 科属：蔷薇科苹果属 |

苹果

一日一苹果，健康伴随我

苹果酸甜可口，营养丰富，是老幼皆宜的水果之一。它不仅有丰富的维生素、矿物质和有机酸，还含有大量膳食纤维。苹果的营养价值和药用价值较高，越来越多的人发现"一日一苹果，健康伴随我"是很有道理的。另外，苹果内的多元酚类物质可以防止肌肤老化，而其极低的热量对减肥也有很好的帮助。许多美国人把苹果作为瘦身必备水果之一，每周节食一天，这一天只吃苹果，号称"苹果日"。

每100g苹果含有

热量	54kcal
蛋白质	0.2g
碳水化合物	13.5g
膳食纤维	1.2g
维生素A	3μg
维生素C	4mg
维生素E	2.12mg
钾	119mg
铁	0.6mg

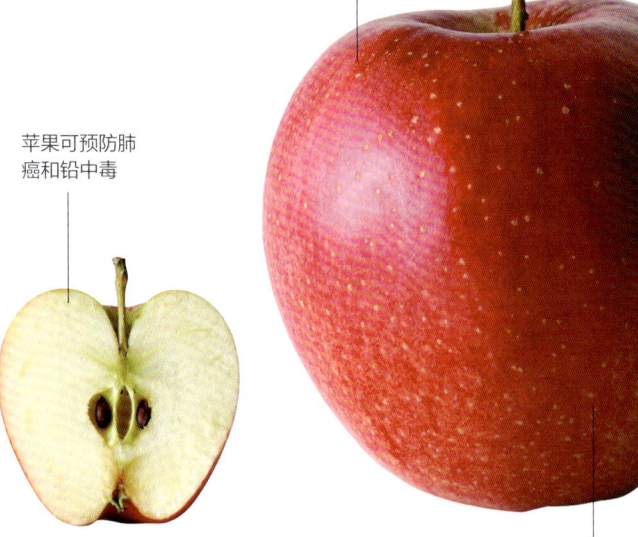

富含胶质和矿物质钾，能保持血压稳定，降低高血压、中风的发病率

苹果可预防肺癌和铅中毒

富含多种维生素，是心血管的保护神

苹果剖析

果皮 富含抗氧化成分及生物活性物质。

果肉 苹果的主要食用部分，质脆多汁。

果核 包裹种子的心室，一般有5个心室。

种子 通常有10枚，水滴状，棕黑色。

DIY蔬果汁

可口苹果汁

新鲜的苹果汁含有大量维生素，对人体健康很有益处。需要注意的是，多数维生素在苹果皮中，因此吃苹果时最好不要削皮，榨汁时最好连皮一起。

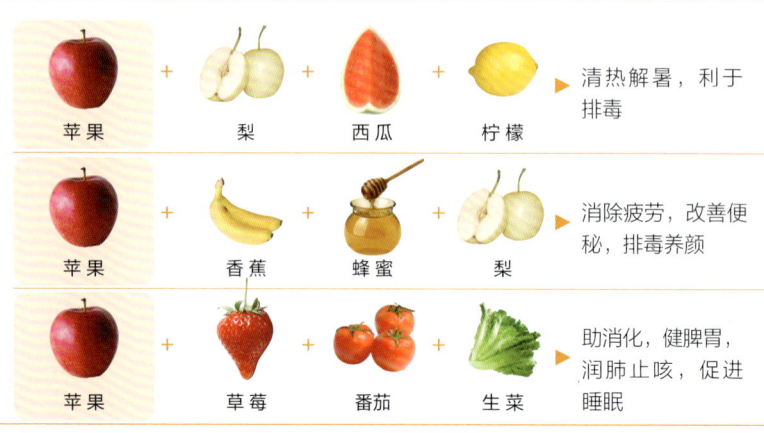

苹果 + 梨 + 西瓜 + 柠檬	▶ 清热解暑，利于排毒
苹果 + 香蕉 + 蜂蜜 + 梨	▶ 消除疲劳，改善便秘，排毒养颜
苹果 + 草莓 + 番茄 + 生菜	▶ 助消化，健脾胃，润肺止咳，促进睡眠

养生功效大搜索

苹果中含有充足的钾，可与体内过剩的钠盐结合，并一起排出体外，从而有效地降低血压。同时，钾离子还可以保护血管，降低高血压、中风的发病率。

苹果中含有的多酚及黄酮类物质，是天然的抗氧化剂，可以预防肺癌和铅中毒。苹果特有的香味还可以缓解因压力过大造成的不良情绪，起到提神醒脑的功效。

苹果中富含膳食纤维，能促进胃肠蠕动，帮助人体顺利排出毒素。苹果中还含有大量镁、硫、铁、铜、碘、锰、锌等微量元素，它们可使皮肤保持细腻、润滑、红润而有光泽。

保存方法分步详解

仁果类水果

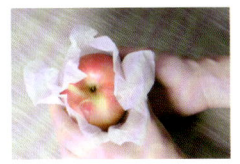

用柔软且薄、大小适宜的白纸将苹果包好。

↓

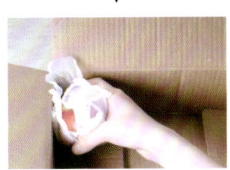

将包好的苹果整齐码放在木箱或纸箱内。为防止磨损，可在箱底和四周垫些纸或草。

↓

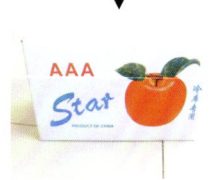

将装好苹果的箱子放置在0℃~1℃的地方。

注意事项：

长方形箱一般用直行和对角线的码放方式，桶、缸、篮子多用同心圆排列的码放方式。码放苹果要梗、萼相对，以免相互刺伤。

美食

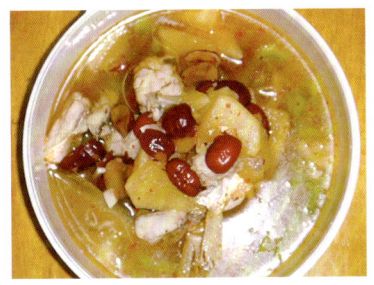

苹果炖草鱼

材料

苹果2个，草鱼100g，猪瘦肉150g，红枣10g，生姜10g，盐8g，味精2g，绍酒2g，胡椒粉适量。

制作方法

❶ 苹果去核、皮，切成瓣，用清水浸泡备用。草鱼切块，猪瘦肉切片，红枣泡洗干净，生姜去皮切片。

❷ 热锅下油，放入生姜片、鱼块，用小火煎至鱼块两面稍黄，倒入绍酒，加入猪瘦肉片、红枣，注入清水，中火炖。

❸ 待炖汤稍白，加入苹果瓣，用盐、味精、胡椒粉调味，再炖20分钟即可。

美容

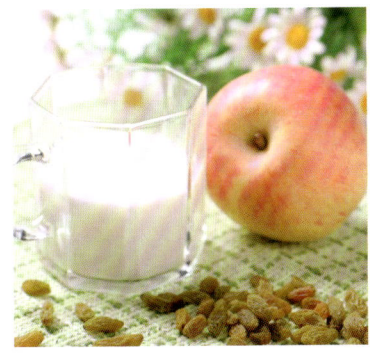

苹果牛奶面膜

制作方法

❶ 取半个苹果，洗净削皮，切成小块，捣成泥状。

❷ 加入2匙牛奶和1匙麦片，搅拌均匀即成。

❸ 洁面后，先用热毛巾敷脸，再将面膜均匀敷在面部，约20分钟后用温水洗净。

吃苹果时请注意

❶ 苹果适合慢性胃炎、消化不良、气滞腹胀者、便秘、神经性结肠炎患者，高血压、高脂血症和肥胖患者，癌症患者，贫血和维生素缺乏者食用。

❷ 准妈妈每日吃一个苹果，可以减轻孕期反应。

❸ 肾炎和糖尿病患者不宜多吃苹果。

❹ 苹果忌与水产品同食，否则会导致便秘。

苹果烂了最好扔掉

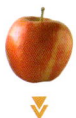
↓
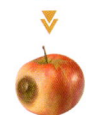

苹果烂了一个疤，大部分人会把烂疤挖掉，继续吃好的那一部分。这是不对的。其实"烂"是一个过程，出现烂疤的地方是病源物浓度最高的地方，其他部分同样含有病源物，只是暂时没有表现出来而已。

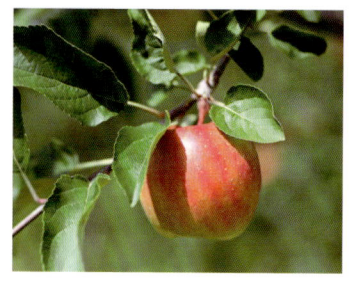

特别介绍

汉语中"苹果"一名,源于佛经中的"频婆果"。两果原非一物,其名称的混同属于中印文化交流中的"误读"现象。魏晋时期的《齐民要术》已有关于柰和林檎的详细阐述。柰就是现在的绵苹果,元朝后期由西域传入内地,时人借用佛经中的"频婆果"一名来称呼它。林檎即沙果。

可见,苹果在我国已有两千多年的历史,明朝后期正式出现了"苹果"这一名称。甘肃河西走廊是绵苹果的中心产地。现在绵苹果在陕西、甘肃、青海和新疆等地仍有广泛分布。

制品

苹果酒

苹果酒是世界第二大果酒,产量仅次于葡萄酒,近年来颇受欢迎。它融合了啤酒与果汁的优点,口感清醇,酒精含量低,果味浓。适量饮用苹果酒可舒筋活血,软化血管,降血脂,开胃消食,增进身体健康。

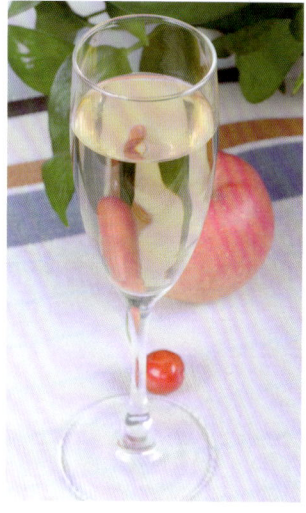

苹果醋

苹果醋清爽可口,营养价值很高,可增强免疫力,调节内分泌,促进新陈代谢。

苹果醋品鉴分步详解

1. 外观:好的苹果醋应是金黄透亮,摇晃起泡且泡不易破。
2. 口感:好的苹果醋滑润、细腻。
3. 口味:好的苹果醋口味酸甜适宜,无苦涩杂味,回味绵长。
4. 包装:好的苹果醋包装干净明亮,生产日期标注明确。
5. 悬浮物:好的苹果醋有一定的悬浮物,但是悬浮物颗粒不会太大。

果醋分类

苹果醋饮

功效

可以美白肌肤,调节皮肤油脂分泌,使其趋于平衡,软化皮肤角质层,消除黑眼圈。

材料

白醋600ml,苹果300g,甜菜根100g。

制作方法

1. 将苹果洗净后擦干,去核切片;放入大玻璃瓶中,加入甜菜根、白醋,淹过食材高度,封罐。
2. 发酵50日即可。

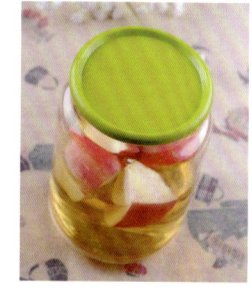

柠檬苹果醋饮

功效

用柠檬和苹果醋搭配而成的柠檬苹果醋除了有美容润肤的功效,也有减肥的作用。

材料

柠檬500g,冰糖500g,苹果醋600ml。

制作方法

1. 柠檬洗净滤干,切薄片后放入玻璃罐中。
2. 加冰糖及苹果醋,用保鲜膜封口,拧紧盖子后放半年即可饮用。
3. 饮用时,可加入白开水及适量蜂蜜调匀。

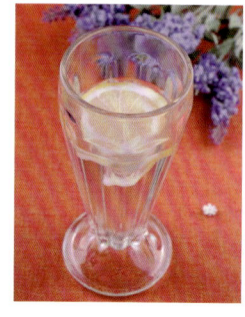

家族成员

黄苹果

原产美国，20世纪二三十年代传入我国。它的果实个大味美，成熟时色泽金黄，偶有红晕，口感甜酸清香。黄苹果有保护视力的作用，适合经常使用电脑的上班族食用。

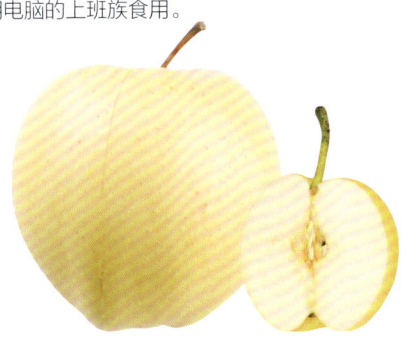

富士苹果

红色苹果中的大家族，果肉黄白色，致密细脆，多汁，酸甜适度，食之芳香爽口，品质极佳，极耐贮藏，广受人们喜爱。一般10月中下旬成熟。

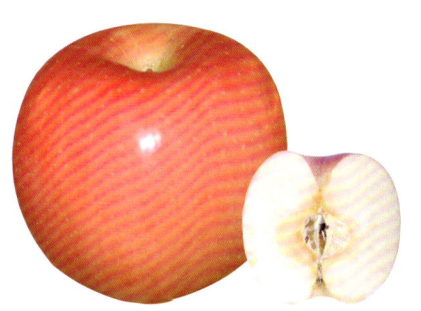

国光苹果

又名小国光、万寿。原产美国，约在1905年传入我国，果实中等大小，果肉白或淡黄色，肉质脆，较细，多汁，味道偏酸，贮存后可变得酸甜适度。

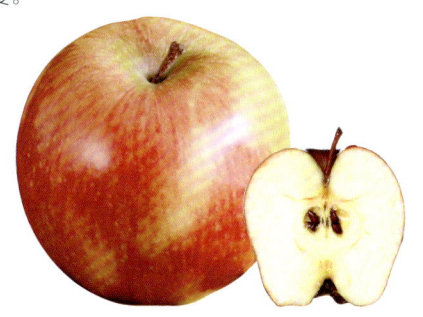

青苹果

口感较酸，果酸含量也比其他种类的苹果要高。除了具有一般苹果补心益气、健脾益胃的功效外，它的止泻效果尤其明显，慢性腹泻、神经性结肠炎患者可以经常食用。

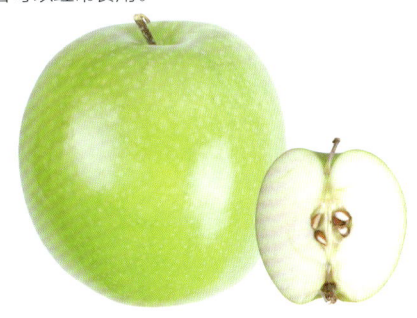

红元帅苹果

红色苹果中的重要一员，原产美国，1914年从日本传入我国，品种众多，果实较大，色泽饱满，肉质细嫩，松脆多汁。

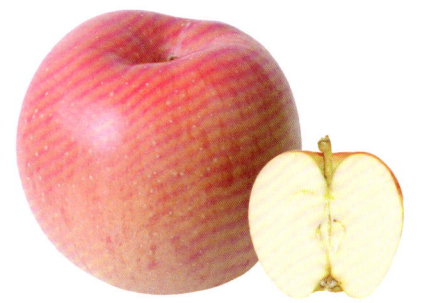

沙果

又名奈子，原产我国西北，历史悠久，品种众多。果实扁圆形，黄色或红色，果小，七八月成熟，富含有机酸、维生素，有生津止渴、消食除烦的功效。

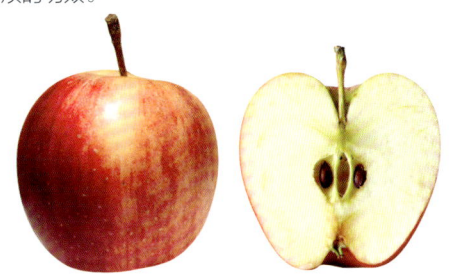

仁果类水果

| 英文名：Pear | 别名：快果、玉乳、果宗、蜜父 | 科属：蔷薇科梨属 |

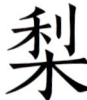

润肺止咳效果好

梨有"百果之宗"的称号，因其鲜嫩多汁，又被称为"天然矿泉水"。梨肉脆而多汁，酸甜可口，风味芳香，富含糖、蛋白质、脂肪及多种维生素，对人体健康有一定的作用。梨还有很高的药用价值，可助消化、润肺清心、消痰止咳、退热、解毒疮、利尿、润肠。煮熟的梨有助于肾脏排泄尿酸，并能预防痛风、风湿病、关节炎。

每100g梨含有

热量	226kcal
蛋白质	0.4g
碳水化合物	11g
膳食纤维	3.9g
维生素A	1μg
维生素C	5mg
维生素E	0.49mg
钾	106μg
磷	11μg

种子：6～10枚，黑褐色或近黑色

主要营养成分
蛋白质，碳水化合物，膳食纤维，钙、铁、钾等矿物质，多种维生素。

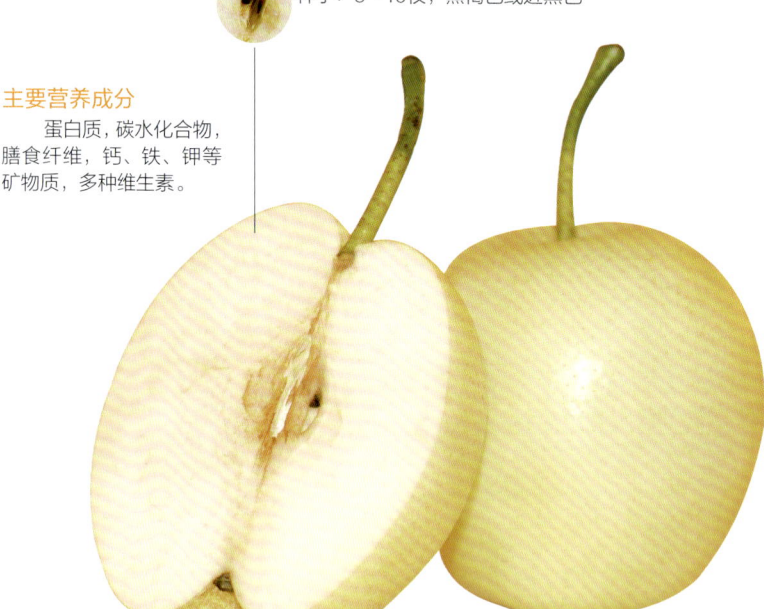

梨剖析

果皮
分黄色或褐色两大类，有些品种阳面呈红色。

果肉
果肉白色，质脆多汁，其中含有石细胞。

果核
果核外内果皮呈软骨状，有3～5个心室。

家族成员

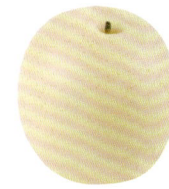

雪花梨
河北土特名产之一，果肉洁白如玉，似雪如霜，又因梨花洁白无瑕，酷似雪花，故称其为雪花梨。果肉细脆而嫩，汁多味甜。

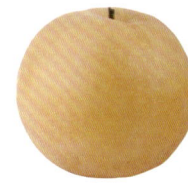

新高梨
果实圆形或圆锥形，果形端正；果皮黄褐色，皮薄，果点大，密度中等；果肉白色，肉质细嫩酥脆，多汁，味甜，微酸。

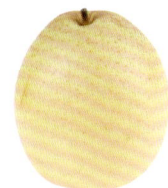

皇冠梨
果实椭圆形，果皮黄色，果面光洁，果点小，无锈斑；果心小，果肉洁白，质细腻，残渣少，松脆多汁，酸甜适口。

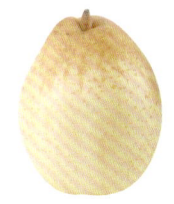

鸭梨
产于河北省，呈黄绿色，果实中大，皮薄核小，汁多无渣，酸甜适中，清香绵长，脆而不腻，素有"天生甘露"之称。

养生功效大搜索

梨含有能促进蛋白质消化的酶，饭后吃梨可促进胃酸分泌，增进食欲，助消化。人们也经常在食用肉类菜肴后把梨当作甜点。

梨可以有效缓解中毒和宿醉，其性凉，能清热镇静，常食可降低血压，改善头晕目眩的症状。梨还含有天冬氨酸，这种物质能改善身体疲劳，增强体力。

梨含有糖苷、鞣酸等成分，能祛痰止咳，对咽喉有养护作用，很适合肺结核患者食用。梨炖冰糖可滋阴润肺、消热，常服可治咳喘。肺热久咳者也可用生梨加蜂蜜熬制成梨膏糖服用。

此外，梨中的果胶含量很高，有助于通利大便。经常吃梨还能防治动脉粥样硬化，抑制致癌物质亚硝胺的形成，从而起到防癌抗癌的作用。

美食

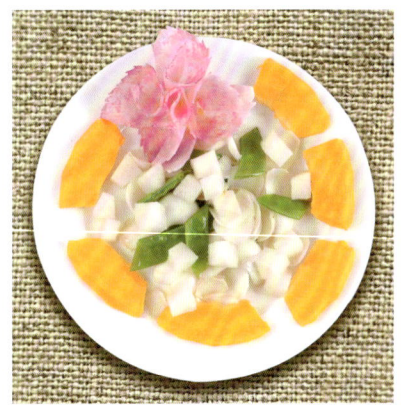

雪花梨豌豆炒百合

材料
鲜百合30g，雪花梨1个，豌豆荚、南瓜、柠檬、植物油、盐、味精各适量。

制作方法
1. 雪花梨削皮切块，豌豆洗净，鲜百合剥开洗净，南瓜切薄片，依次过水后捞出。柠檬挤汁备用。
2. 锅放油烧热，放入所有材料炒1～2分钟，勾芡后起锅即可。

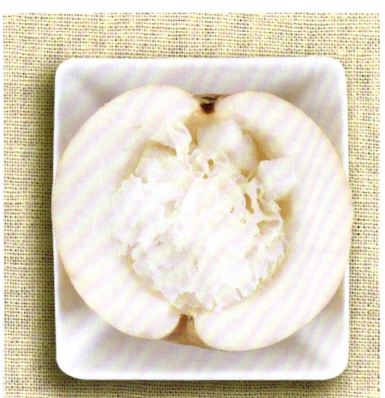

川贝酿雪花梨

材料
川贝母6g，干银耳10g，雪花梨1个。

制作方法
1. 干银耳泡软，去蒂，切块。
2. 雪花梨从蒂柄上端平切，挖除中间的籽、核。
3. 将川贝母、银耳放入梨心，并加满清水，隔水炖或上笼蒸半小时即可。

保存方法

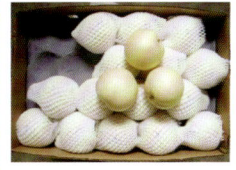

常温保存
梨失水较快，贮藏时相对湿度最好保持在90%以上。装箱贮藏时要加聚乙烯薄膜衬里，不封口或在衬里上开孔，以防止二氧化碳浓度过高而引起病害。

冷库保存
梨冷藏时要注意采用缓慢、循序渐进的降温措施，不可一降到底，否则会引起褐心病。

选购方法

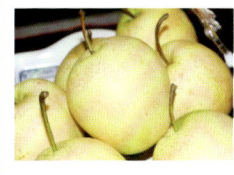

1. 看皮色。皮细薄，没有虫蛀、破皮、疤痕和变色的，质量比较好。
2. 看形状。应选择形状饱满，大小适中，没有畸形和损伤的梨。
3. 看肉质。肉质细嫩脆，果核较小的，口感比较好。

吃梨时请注意

1. 梨尤其适合咳嗽痰稠或无痰、咽喉发痒干痛者，慢性支气管炎、肺结核、高血压、心脏病、肝炎、肝硬化、饮酒后或宿醉未醒者食用。
2. 慢性肠炎、胃寒、糖尿病患者忌食生梨。

仁果类水果

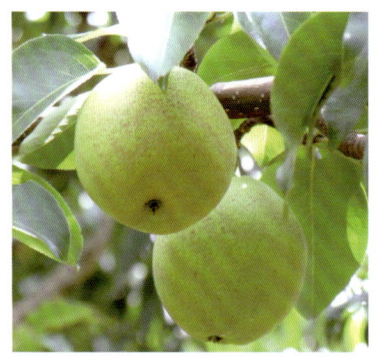

特别介绍

梨原产我国,最早的记载见于《诗经·晨见篇》"山有苞棣",可见我国梨树栽培至少有两千五百年的历史。《史记》《广志》《秦记》《西京杂记》《洛阳花木记》及《花镜》等古籍中记载了梨的许多品种,如蜜梨、红梨、白梨、鹅梨、哀家梨等,其名沿用至今。

李时珍说:"梨树高二至三丈,叶尖光腻有细齿,二月开白花像雪,花为六瓣。梨有青、黄、红、紫四种颜色。雪梨、鹅梨、香水梨皆为上品,可以治病。"

特别介绍

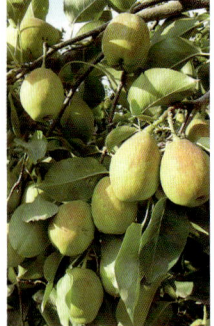

库尔勒香梨

库尔勒香梨原产新疆南疆地区,是一个古老的地方品种。因其浓郁而独特的香味而得名,每到成熟采收季节,满园飘香,香气四溢,引得蜂飞蝶舞、游人忘归。

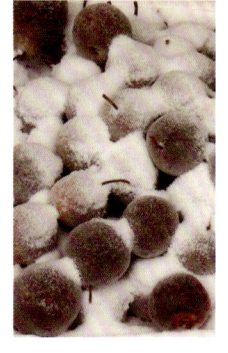

冻秋梨

我国东北的冬季有一种黑色的梨深受欢迎,俗称冻秋梨。一般是由花盖梨、秋白梨、白梨、尖巴梨冰冻而成。食用时,要将冻梨放在凉水中浸泡,待化透后捞出。化透的冻梨,甜软多汁,清凉爽口。

美容

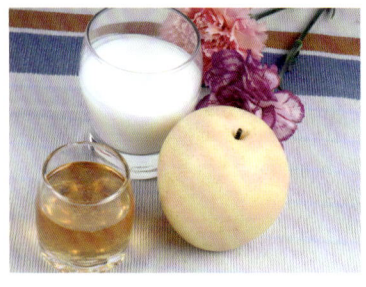

梨子蜂蜜面膜

材料

梨子1个,酸奶2茶匙,蜂蜜1茶匙。

制法

❶ 梨子切块,放入搅拌机中打成泥状。将果泥放入碗中,加入酸奶和蜂蜜,搅拌均匀,冷藏30分钟后即可。

❷ 将面膜敷在面部,约10分钟后用冷水洗去,然后用干净的毛巾轻轻拍干,再进行日常护理。

DIY蔬果汁

润喉梨子汁

梨中含有丰富的果糖、葡萄糖和蔗糖,因此甜味恰到好处,酸味较少,且果汁丰富,很适合榨汁饮用,尤其适合因患感冒或扁桃体炎而咽喉疼痛的人。

梨还可以和多种蔬菜、水果搭配榨汁,口味独特,营养丰富。

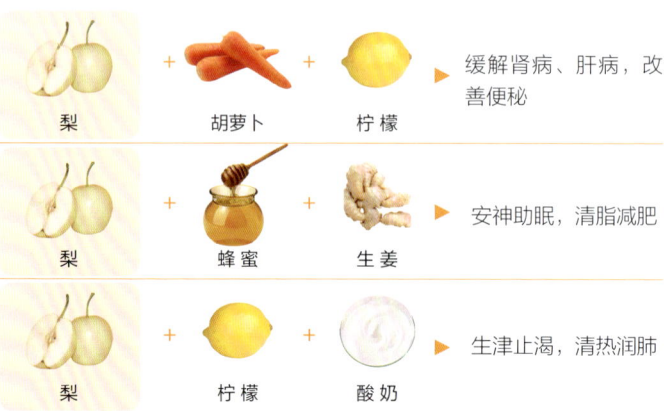

梨 + 胡萝卜 + 柠檬 ▶ 缓解肾病、肝病,改善便秘

梨 + 蜂蜜 + 生姜 ▶ 安神助眠,清脂减肥

梨 + 柠檬 + 酸奶 ▶ 生津止渴,清热润肺

别名：楸子　科属：蔷薇科苹果属　英文名：Crabapple Fruit

海棠果

仁果类水果

玲珑可爱，酸甜可口

海棠是优美的观赏植物，被誉为"花中神仙"。海棠果正是海棠的果实，玲珑可爱，酸甜可口，富含多种糖类、维生素和有机酸，可帮助人体补充细胞内液、消化饮食，供给人体营养成分，提高人体免疫力。果实除生食外，大多供加工，是做果酱、果醋、果酒、果丹皮的上好原料。海棠果还可入药，能祛风湿、平肝舒筋，主治风湿疼痛、脚气水肿、吐泻引起的下肢转筋等病症。

每100g海棠果含有

热量	73kcal
碳水化合物	19.2g
膳食纤维	1.8g
胡萝卜素	710μg
维生素A	118μg
维生素C	20mg
钙	15mg
钾	263μg
磷	16mg
镁	13mg

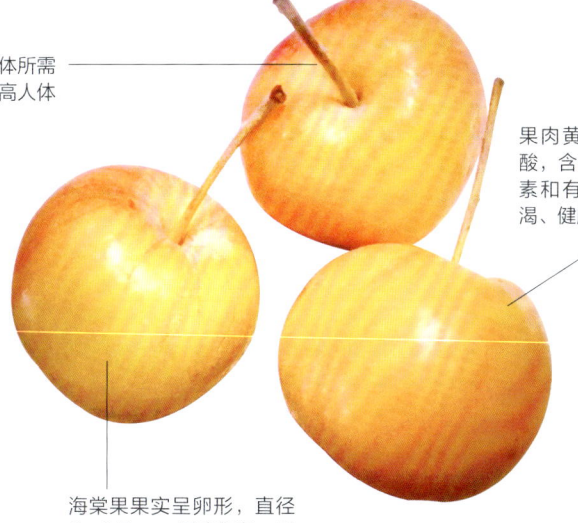

海棠果可补充人体所需的营养成分，提高人体免疫力

果肉黄白色，细腻，微酸，含有多种糖类、维生素和有机酸，有生津止渴、健脾开胃的功效

海棠果果实呈卵形，直径2~2.5cm，果皮红色，无灰白斑点

保存方法

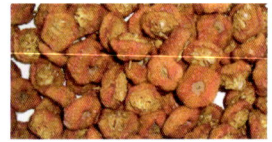

将海棠果切开成片，晾成含水分约30%的海棠干，储藏期可长达3年。

养生功效大搜索

海棠果中的维生素、有机酸等含量较为丰富，能帮助胃肠对食物进行消化，因此可用于辅助治疗消化不良、食积腹胀之症。海棠果味甘、微酸，甘能缓中，酸能收涩，具有收敛止泄、和中止痢的功效，能够辅助治疗泄泻下痢、大便溏薄等病症。

家族成员

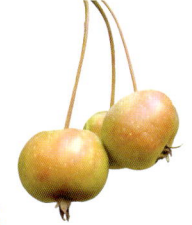

八棱海棠

八棱海棠花白色，果皮色泽鲜红夺目，果肉黄白色，果香馥郁，鲜食酸甜香脆。河北怀来盛产，其他北方地区多有种植，云南也有。

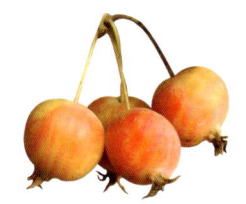

西府海棠

又叫小海棠果，花色粉白相间，是著名的观赏花卉。果实黄中带红，酸甜可口，我国北方地区种植较多。

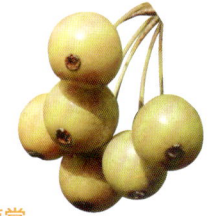

垂丝海棠

又名垂枝海棠。果实比其他海棠小，色红黄，主要供观赏，味酸甜，也可食用。主要分布在西南地区，尤其是四川。

| 英文名：Hawthorn | 别名：山里红、红果、胭脂果 | 科属：蔷薇科山楂属 |

山楂

最能健胃消食

山楂，属蔷薇科落叶小乔木，果实酸甜可口，生津止渴，除鲜食外，还可制成山楂片、果丹皮、山楂糕、红果酱、果脯、山楂酒等。山楂还可入药，有消食化积、活血散瘀的功效，自古以来就被视为养生食疗的佳品。我国药典《本草再新》记载："山楂治脾虚湿热，消食磨积，利大小便。"

每100g山楂含有

热量	102kcal
脂肪	0.6g
碳水化合物	25.1g
膳食纤维	3.1g
维生素A	17μg
维生素C	53mg
维生素E	7.32mg
钙	52mg
钾	299mg

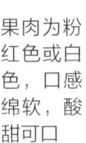
果肉为粉红色或白色，口感绵软，酸甜可口

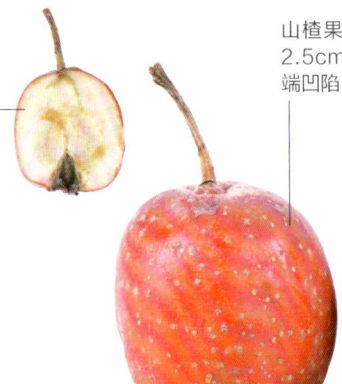
山楂果实呈球形，直径可达2.5cm，红色，有斑点。顶端凹陷，有花萼残迹

保存方法

买回山楂后，先洗干净，然后放入保鲜袋中，将里面的空气都挤出，密封，放入冰箱。

制品

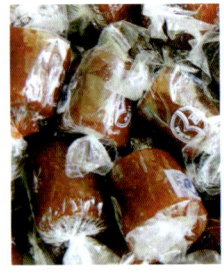

山楂卷

一种受欢迎的小吃，以山楂为原料制成，有开胃的功效。市面可见的山楂卷质量参差不齐，购买时要注意挑选。

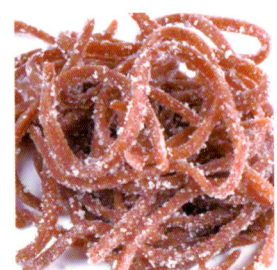

金糕条

金糕条由山楂果肉，配以白糖、琼脂加工而成。其味酸甜可口，是人们普遍喜爱的休闲小吃之一，具有消积、化滞、散瘀的食疗作用。

DIY蔬果汁

健胃消食山楂汁

山楂汁一般是由山楂打烂成泥后加入调料调和而成，多用于拌制蔬菜果类，有软化血管、促进消化等功效，是动脉硬化、消化不良者极为理想的食品。

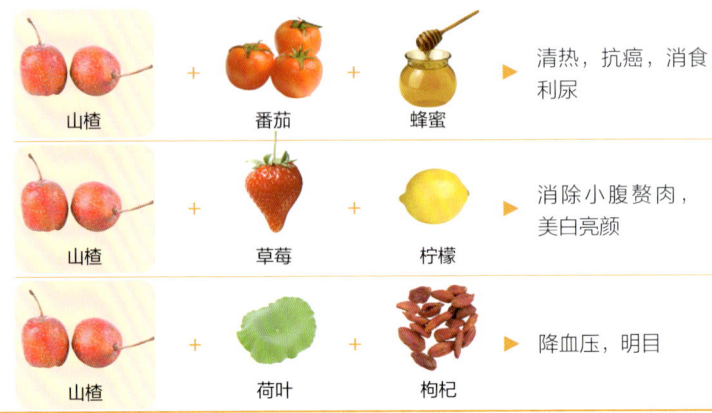

山楂 + 番茄 + 蜂蜜	清热，抗癌，消食，利尿
山楂 + 草莓 + 柠檬	消除小腹赘肉，美白亮颜
山楂 + 荷叶 + 枸杞	降血压，明目

养生功效大搜索

中医认为，山楂是消食化滞、收敛止痢、活血化瘀之药。山楂中含有山萜类及黄酮类药物成分，具有显著的扩张血管及降压作用，可增强心肌功能、防治心律不齐、调节血脂及胆固醇含量。

山楂中还含有牡荆素等化合物，常食有利于防癌。

在药理试验中，焦山楂煎剂对各种痢疾杆菌及绿脓杆菌、大肠杆菌、金黄色球菌、炭疽杆菌等均有明显的抑制作用，可用于细菌性痢疾的治疗，还可治疗绦虫病。

美食

山楂牛肉菠萝盅

材料

山楂5g，甘草2g，菠萝1个，牛肉80g，竹笋10g，彩椒15g，植物油、生姜、番茄酱各适量。

制作方法

❶ 菠萝洗净，切成两半，挖出果肉，做成容器备用。山楂、甘草熬煮后，滤取汤汁。牛肉切小块，炸熟。

❷ 菠萝果肉榨汁，加番茄酱、汤汁一起熬煮至浓稠，最后淋在炸熟的牛肉上。

❸ 另起油锅，将生姜末、竹笋、彩椒与牛肉拌炒，装入菠萝盅即可。

特别介绍

冰糖葫芦

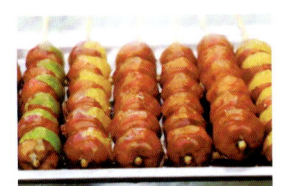

冰糖葫芦是北方常见的小吃，是将山楂用竹签串成串后蘸上麦芽糖稀，糖稀遇风迅速变硬而成。它富含维生素C、果胶和多种有机磷，色泽红艳，无食品添加剂，口感较好，属天然营养食品。

冰糖葫芦的由来

南宋绍熙年间，宋光宗最宠爱的黄贵妃生了怪病，面黄肌瘦，整日不思饮食，御医束手无策。眼见心爱的贵妃一日日病重，皇帝无奈，只好张榜招医。

后来一位江湖郎中揭榜进宫，他为贵妃诊脉后说："只要将棠球子（即山楂）与红糖煎熬，每次饭前吃5～10枚，半月后即可痊愈。"贵妃按此方服食，果然病愈。后来，这药方传到民间，就成了冰糖葫芦。

吃山楂时请注意

脾胃虚弱者不宜多食。健康人食用山楂也要有所节制，食用后最好及时漱口刷牙。山楂片、果丹皮中含有大量糖分，糖尿病患者不宜食用。山楂有破血散瘀的作用，孕妇不宜食用，但产后服用可促进子宫复原。空腹不宜食用山楂，否则会促进胃酸分泌过多，引发胃痛。

仁果类水果

选购方法

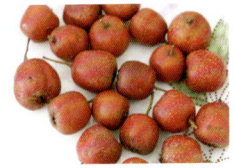

挑选山楂时，不同品种的山楂以肉厚籽少，酸甜适度为好；同一品种的以果实个大均匀，色泽深红鲜艳，无虫蛀，无僵果者为佳。

山楂药用知识

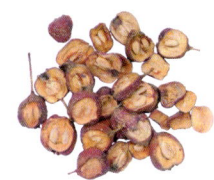

从中医角度讲，山楂味酸、甘，性微温，有开胃消食、化滞消积、活血散瘀、化痰行气之功效，主要用于肉食积滞、癥瘕积聚、腹胀痞满、瘀阻腹痛、痰饮、泄泻、肠风下血等。

祛病妙方

● 治消化不良

取焦山楂10g，碾末，加适量红糖，用开水冲服，每日3次。或取生山楂10g、炒麦芽10g，以水煎服，每日2次。

| 英文名： | Loquat | 别名：黄金丸、小金锤 | 科属：蔷薇科枇杷属 |

枇杷

清香鲜甜的黄金丸

枇杷因果实形似琵琶而得名，是我国南方特有的水果。因为它成熟后颜色橙黄，所以有人称其为黄金丸或小金锤。枇杷柔软多汁，酸甜适度，味道鲜美，被誉为"果中之皇"，与樱桃、梅子并称为"三友"。枇杷味道鲜美，营养丰富，还有较高的保健价值。枇杷中所含的有机酸，能刺激消化腺分泌，对增进食欲、帮助消化吸收、解暑止渴有很好的作用。

每100g枇杷含有

热量	41kcal
蛋白质	0.8g
脂肪	0.2g
碳水化合物	9.3g
维生素C	8mg
维生素E	0.24mg
膳食纤维	0.8g
镁	10mg
钾	122mg

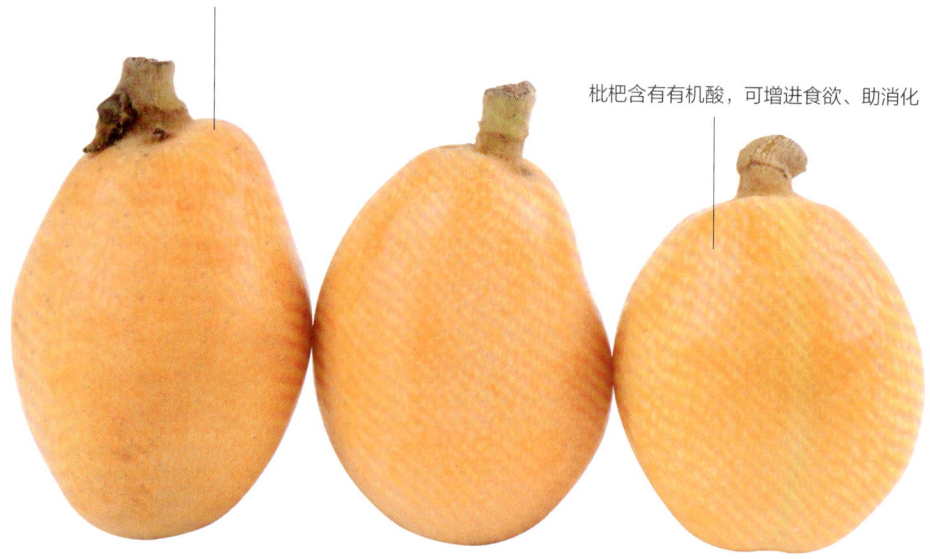

枇杷含有苦杏仁苷，有润肺、止咳、祛痰的功效

枇杷含有有机酸，可增进食欲、助消化

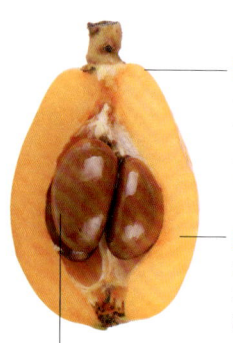

果皮 枇杷表面光滑，外皮一般为淡黄色，也有颜色较深，接近橙红色的

果肉 枇杷果肉软而多汁，有白色及橙色两种，称为白沙和红沙。其中，白沙较甜，红沙较酸

种子 枇杷内有5个子房，有3~5颗棕色的种子

枇杷药用知识

中医认为，枇杷有祛痰止咳、生津润肺、清热健胃的功效。《本草纲目》中也有记载："枇杷能润五脏、滋心肺。"现代医学研究证明，枇杷含有丰富的维生素、苦杏仁苷和白藜芦醇等防癌、抗癌物质。

祛病妙方

● **治肺燥咳嗽**

用法：每次吃鲜枇杷果5枚，每日2次。

● **治肺癌，见热性咳嗽、咳脓痰与咯血**

用料：枇杷叶15g（鲜品60g），粳米100g，冰糖适量。

做法：将枇杷叶用布包住煎浓汁，去渣饮用，或刷尽新鲜枇杷叶背面的茸毛，将其切细后煎汁去渣；放入粳米煮粥，加入适量冰糖，佐膳服用。

养生功效大搜索

枇杷含有丰富的维生素，对保护视力、促进儿童生长发育都有着十分重要的作用。枇杷不仅果肉可入药，其核、叶、根也都有药用价值。鲜枇杷洗净生吃，能治疗口干烦渴等不适。鲜枇杷50g（洗净去皮），加冰糖5g，熬半小时后服用，可治咽喉红肿疼痛。枇杷核9～15克（捣烂）加生姜3片，水煎，去渣服，每日早晚各1次，可治咳嗽。

美食

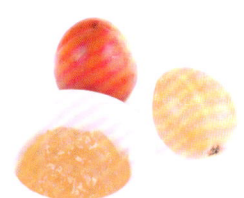

甜桃枇杷酱

材料

鲜枇杷300g，甜桃2个，三七2g，麦芽糖300g，柠檬汁15g。

制作方法

❶ 鲜枇杷洗净，剥皮，去果核；甜桃洗净，去果核后切小块。

❷ 将两种果肉放入果汁机中打成果泥备用。

❸ 锅中放水煮沸，加入三七煮至水剩一半，捞出三七，再加入麦芽糖拌煮至溶化，加入果泥、柠檬汁用小火续煮。

❹ 熬煮时要不断用木勺搅拌，以避免烧焦，且在煮的过程中要将浮沫捞除，用小火慢慢煮至汁液变浓稠状即可熄火，装瓶，放凉后冷藏保存。

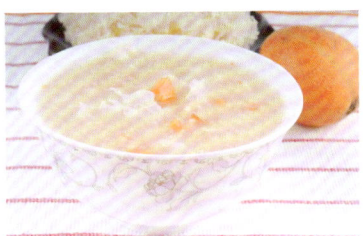

枇杷银耳粥

材料

粳米100g，鲜枇杷40g，干银耳30g，冰糖10g。

制作方法

❶ 粳米淘洗干净，用冷水浸泡发好，捞起，沥干水分。

❷ 鲜枇杷冲洗干净，剥去外皮，切成两半，剔去果核。

❸ 干银耳用温水浸泡涨发，择洗干净，大者撕碎。

❹ 取锅加入冷水、银耳、粳米，大火煮沸，改用小火熬煮，至粥将成时，加入枇杷、冰糖，再煮5分钟即成。

吃枇杷时请注意

❶ 肺痿咳嗽、胸闷多痰、劳伤吐血者及坏血病患者尤其适合食用。

❷ 脾虚泄泻者、糖尿病患者忌食。

❸ 枇杷与小麦同食，易生痰。

巧去核分步详解

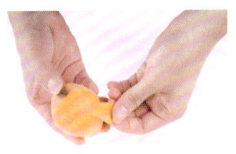

第一步，将枇杷皮剥去。

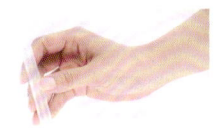

第二步，找个硬笔管，即笔芯外面的直筒，要一边开口一边密封的，直径1cm左右。

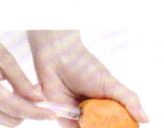

第三步，用笔管的开口段从枇杷的果柄处往上顶，用力不要过大，这样里面的籽和内层果皮就全捅出来了，而且可以保证枇杷不破裂，依旧完整。

保存方法

枇杷最好常温保存，不要放在冰箱里，否则容易冻伤果实。

仁果类水果

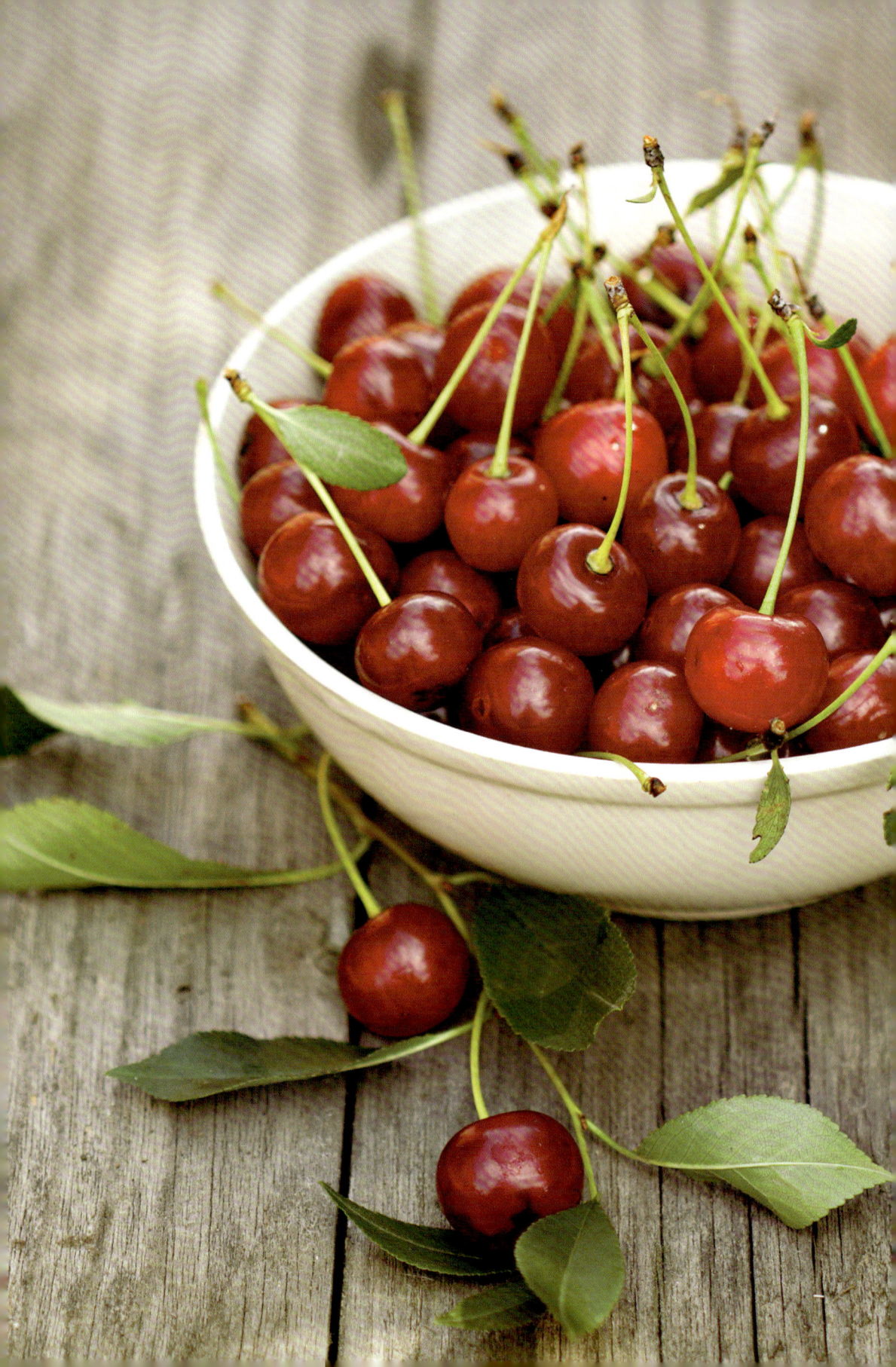

第二章

核果类水果

　　核果是一种肉质果，内含一枚种子，常见于蔷薇科、鼠李科等类群植物中。三层果皮性质不一：外果皮极薄，由子房表皮和表皮下几层细胞组成；中果皮是发达的肉质食用部分；内果皮的细胞经木质化后成为坚硬的核，包在种子外面。

　　核果类果实成熟后，果肉变软，柔嫩多汁，采摘期又正值炎热季节，因而不适宜长期贮藏。

　　常见的核果类水果有桃、李、杏、樱桃、枣等。

　　核果类水果历史悠久，桃、杏、李、枣是我国古代俗称的五果中的四种，都有两千五百年以上的栽种历史。

英文名：Juicy Peach　　别名：蜜桃　　科属：蔷薇科梅属

水蜜桃

营养丰富的桃中珍品

水蜜桃果肉柔软，浆汁丰富，甘甜香郁，果肉中含有丰富的蔗糖、葡萄糖、果糖、维生素C等多种营养成分，堪称桃中珍品。水蜜桃皮薄肉多，适宜生食，入口滑润且不留渣子。刚成熟的桃子硬而甜，熟透的桃子软而多汁，对于老年人和牙齿不好的人来说，是难得的夏令珍品。

每100g水蜜桃含有

热量	43kcal
蛋白质	0.9g
脂肪	0.2g
碳水化合物	9.8g
膳食纤维	0.8g
维生素A	2μg
维生素B_2	0.03mg
维生素C	4mg
钙	12mg
钾	169mg

水蜜桃剖析

果皮　表面裹着一层茸毛，青里泛白，白里透红。

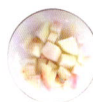
果肉　浆汁丰富，甘甜香郁，含丰富的糖及维生素。

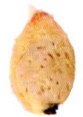
种子　外壳呈长扁形，两端稍尖，表面疙疙瘩瘩的，比较硬。

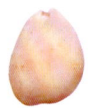
桃仁　可入药，有活血祛瘀、止咳平喘的功效。

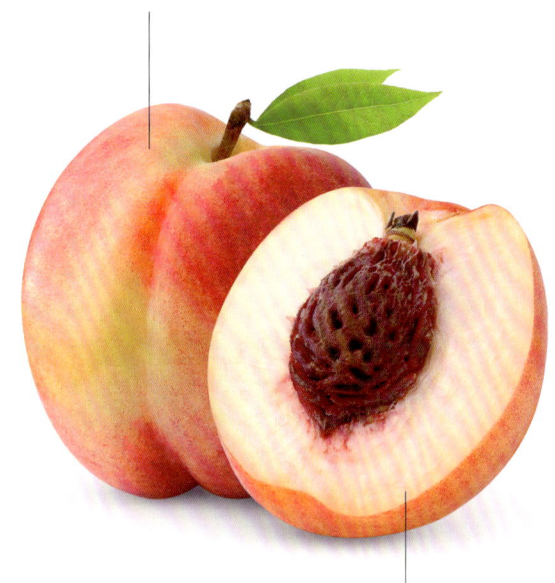

水蜜桃有美肤、清胃、润肺、祛痰等功效

水蜜桃含铁量较高，是缺铁性贫血患者的理想辅助治疗食物

DIY蔬果汁

美容养颜、健胃化积的水蜜桃汁

水蜜桃果肉柔软，水分含量大，富含碳水化合物和维生素，营养极为丰富，很适合榨汁饮用。水蜜桃甘味和甜味较重，与其他果蔬混合榨汁，可以增加果蔬汁的甜味，令口感更好。

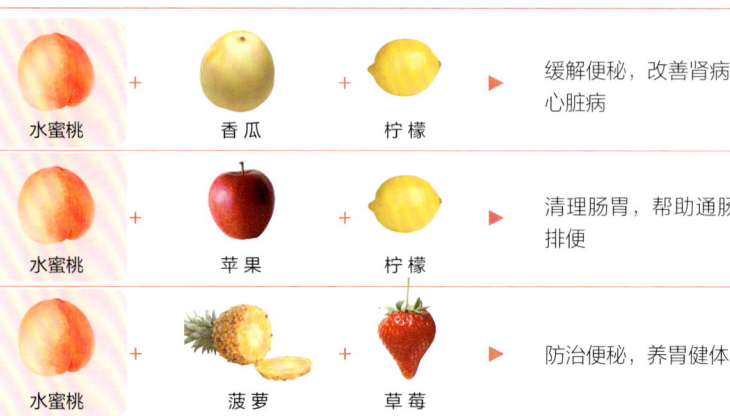

水蜜桃 + 香瓜 + 柠檬	▶	缓解便秘，改善肾病、心脏病
水蜜桃 + 苹果 + 柠檬	▶	清理肠胃，帮助通肠排便
水蜜桃 + 菠萝 + 草莓	▶	防治便秘，养胃健体

养生功效大搜索

水蜜桃富含蛋白质、钙、磷、铁、维生素及大量水分,有生津、补气润肺的功效。对慢性支气管炎、支气管扩张症、肺纤维化、肺结核等引起的干咳、咯血、慢性发热、盗汗等症状,可起到一定的保健治疗作用。

水蜜桃富含胶质,可吸收大肠中的多余水分,能达到预防便秘的效果。水蜜桃还含有较多的有机酸和膳食纤维,可以增加食欲,帮助消化。

水蜜桃含铁量较高,能促进血红蛋白的合成,是缺铁性贫血患者的理想保健食物。

家族成员

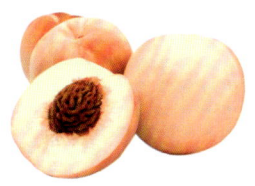

黄肉桃

俗称黄桃,属于桃类的一种,皮与果均呈金黄色,甜多酸少,味道独特,含有人体所需的多种微量元素,有降血糖、祛斑、延缓衰老、提高免疫力等功效。

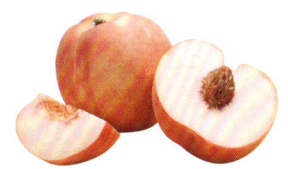

白肉桃

又称白桃,在桃的品种中占主导地位,果皮一般黄里透红或白里透黄。郑州白桃皮白、味浓、肉质细腻,汁液较多,香气浓烈。

美容

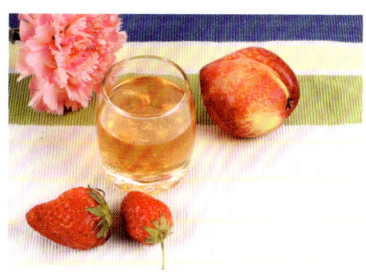

水蜜桃草莓面膜

材料

水蜜桃1个,草莓3颗,甘菊花2小匙,蜂蜜1小匙。

做法

❶ 将草莓洗净,去蒂切半;水蜜桃洗净,去皮去核,切成小块,一同榨汁。

❷ 甘菊花以沸水冲泡5分钟,滤取花水,与果汁、蜂蜜一同倒在面膜碗中。

❸ 充分搅拌,将其调和成稀薄适中、易于敷用的糊状面膜。洁面后,均匀涂在脸部,15分钟后,用清水洗净即可。

吃水蜜桃时请注意

❶ 水蜜桃尤其适合老年体虚、肠燥便秘者,以及身体瘦弱、阳虚肾亏者食用。

❷ 内热偏盛、易生疮疖者不宜多吃。婴儿、糖尿病患者忌食。

水蜜桃清洗妙方

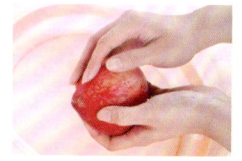

方法一

先用水淋湿,抓一撮细盐涂在水蜜桃表面,缓慢搓洗后放入水中浸泡片刻,洗净即可。

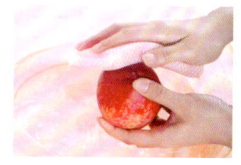

方法二

将水蜜桃浸湿后,用清洁球轻轻擦拭,除去茸毛的效果很明显。

桃仁药用知识

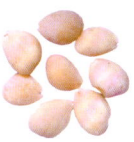

桃仁是中医中一味常用的活血药,性平味苦,有活血祛瘀、润肠通便、止咳平喘的功效,主要用于痛经、跌打损伤、肠燥便秘等症。

祛病妙方

● **治哮喘**

取桃仁、杏仁、白胡椒各6g,生糯米10粒,共碾为细末,用鸡蛋清调匀,然后外敷在双脚脚心和双手手心。

核果类水果

| 英文名：Peach | 别名：盘桃、仙桃 | 科属：蔷薇科梅属 |

蟠桃

驰名中外的"仙果"

蟠桃是桃子的一种，形状扁圆，顶部凹陷形成一个小窝，果皮红中泛黄，顶部有一片红晕，味甜汁多，素有"仙桃"之称。在我国古代的神话故事中，蟠桃一向是延年益寿、长生不老的代表果品。近年来，蟠桃以其形美、色艳、味佳、肉细、皮韧易剥、汁多甘厚、味浓香溢、入口即化等特点，成为驰名中外的"仙果"。蟠桃不仅色、香、味俱佳，而且含有蛋白质、脂肪、糖类、维生素及多种矿物质元素，深受人们青睐。

每100g蟠桃含有

热量	177kcal
蛋白质	0.7g
碳水化合物	10.1g
脂肪	0.2g
维生素A	30μg
维生素C	10mg
维生素E	1.5mg
钾	169mg
磷	11mg

主要营养成分

糖类，脂肪，有机酸，蛋白质、钙、磷、铁等矿物质，B族维生素和维生素C。

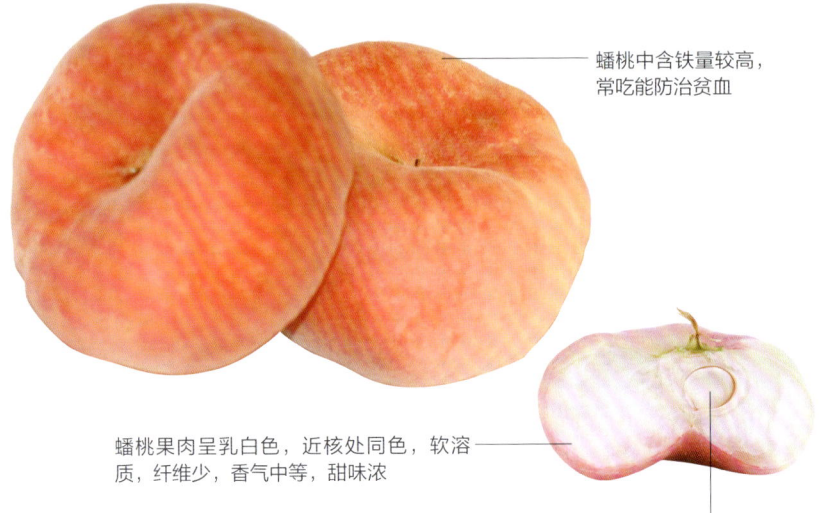

蟠桃中含铁量较高，常吃能防治贫血

蟠桃果肉呈乳白色，近核处同色，软溶质，纤维少，香气中等，甜味浓

蟠桃的种子较小，半离核

养生功效大搜索

蟠桃肉质细腻，甘甜可口，富含多种营养成分，食用后可以补心活血、清热养颜、润肠通便、帮助消化。

蟠桃含铁量较高，在水果中几乎占据首位，常吃能防治贫血。蟠桃还富含果胶，经常食用可预防便秘。

美食

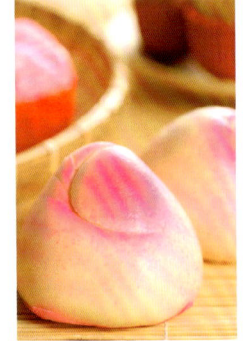

芋泥蟠桃

材料及制作方法

将芋泥960g、糯米粉200g、猪油120g、糖160g，拌和成粉团，留100g待用。其余切成两大团、一小团，搓圆捏扁成三张薄面皮，其中包上豆沙和栗子泥，做成蟠桃形，桃尖扫上红色素；剩下的粉团中加入绿色素，做成枝叶，装点其间；上笼蒸20分钟后取出即可。

特别介绍

关于蟠桃的传说

王母娘娘蟠桃园有三千六百棵桃树。前面一千二百棵，花果微小，三千年一熟，人吃了成仙得道。中间一千二百棵，六千年一熟，人吃了霞举飞升，长生不老。后面一千二百棵，紫纹细核，九千年一熟，人吃了与天地齐寿，日月同庚。（出自《西游记》）

别名：李光桃、桃驳李　　科属：蔷薇科梅属　　英文名：Nectarine

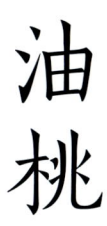

油桃

核果类水果

每100g油桃含有

热量	236kcal
蛋白质	0.5g
碳水化合物	14g
脂肪	0.1g
维生素A	15μg
维生素C	9mg
维生素E	0.92mg
磷	7mg
钙	0.8mg

光洁无毛的桃驳李

　　油桃是我国的新兴果品，是普通桃的变种。油桃的表面呈鲜红色，色泽艳丽，光洁无毛，克服了毛桃果面有茸毛不易清洗的缺陷，因此深受广大消费者的青睐。油桃的香味浓郁，肉质细脆，香甜可口，兼具桃和李的味道，更符合中国人乃至亚洲人的口味。有专家甚至称，21世纪，油桃将取代现在的普通桃子。油桃有补益气血、养阴生津的功效，尤其适合大病初愈、气血亏虚、面黄肌瘦、心悸气短者食用。

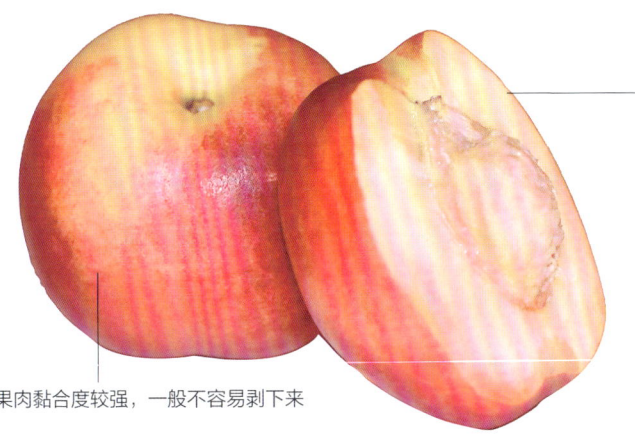

油桃清香可口，肉质细脆，风味浓甜，香、脆、甜一应俱全

油桃的果皮与果肉黏合度较强，一般不容易剥下来

主要营养成分

　　碳水化合物，有机酸，蛋白质，维生素C，磷、钙、铁、镁等矿物质，17种氨基酸，胡萝卜素等。

吃油桃时请注意

　　油桃的食用宜忌与水蜜桃类似，不同之处是孕妇、月经过多者忌食。

油桃杏仁减肥餐

餐谱：中等大小油桃1个，6～8粒大杏仁。
食用时间：早晨与中午之间。
减肥原理：这两种食物既可提供身体所需的营养素，又可产生饱腹感。选择在这段时间食用，既能保持新陈代谢的旺盛状态，又能避免午饭时因过于饥饿而摄入大量的热量。

保存方法

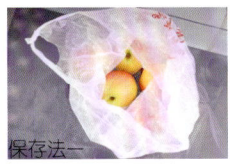
保存法一

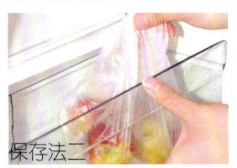
保存法二

　　油桃较普通桃子更易保存，将其放在常温的室内保存即可。也可用保鲜袋装好，密封，然后放冰箱冷藏。

美食

甜桃果酱

材料
油桃600g，麦芽糖150g，细砂糖100g，柠檬1个，水适量。

制作方法
❶ 柠檬洗净榨汁备用，油桃洗净，取出果核，切成丁状备用。
❷ 油桃丁放入锅中，加水及柠檬汁用中火煮滚，再转成小火并加入麦芽糖继续熬煮，待麦芽糖完全溶化后加入细砂糖，继续拌煮至酱汁呈浓稠状即可。

| 英文名: Plum | 别名: 嘉应子、布霖 | 科属: 蔷薇科李属 |

李子

圆润光亮，口味酸甜

李子饱满圆润，玲珑剔透，形态美艳，口味酸甜，是夏季的主要水果之一，也是一种人们喜食的传统果品。李子中含有蛋白质、维生素、矿物质等多种人体所需的营养成分，还有较高的药用价值。孙思邈认为，有肝病者宜食李子。李子还有独特的美容功效，经常食用鲜李子，能使皮肤光洁如玉。李子酒更有"驻色酒"之称。但李子性寒，消化不良、胃寒者最好少吃，食用过量易引起轻微腹泻。

每100g李子含有

热量	38kcal
蛋白质	0.7g
脂肪	0.2g
碳水化合物	8.7g
膳食纤维	0.9g
维生素A	25μg
胡萝卜素	150μg
维生素E	0.74mg
钙	8mg
钾	144mg

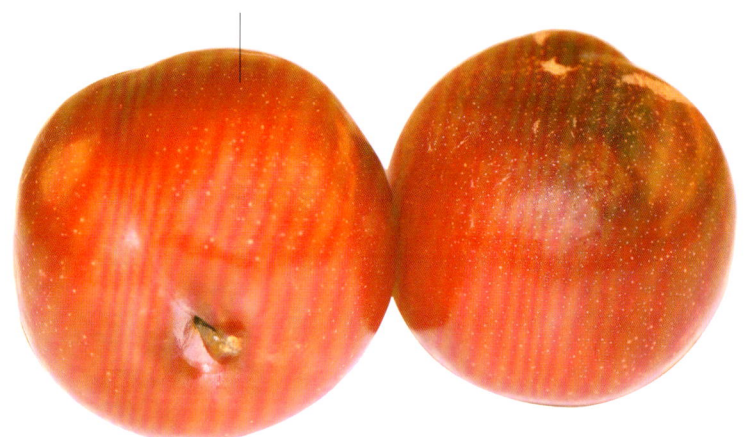

李子呈球形、卵球形或近圆锥形，主要有黄、红两色，梗部凹陷，顶端微尖，果身有纵沟，外被蜡粉

相关诗句

（南朝梁）沈约《麦李诗》

色润房陵缥，味夺寒水朱。
摘持欲以献，尚食且踌躇。

（西晋）傅玄《李赋》

潜实内结，风采外盈，翠质朱变，形随运成。清角奏而微酸起，大宫动而和甘生。

李子剖析

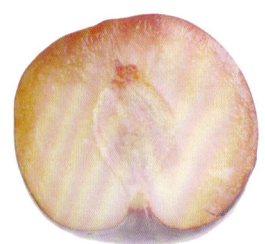

果肉
新鲜的果肉含有多种氨基酸，可用于肝硬化、腹水的辅助治疗。

核仁
李子仁含有苦杏仁苷和大量脂肪油，利尿降压作用明显，可加快肠道蠕动，促进排便。

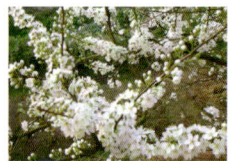

李子花
李子花多为白色，早春开放。据《本草纲目》记载，李子花有很好的美容作用，对脸生黑斑有良效。

美食

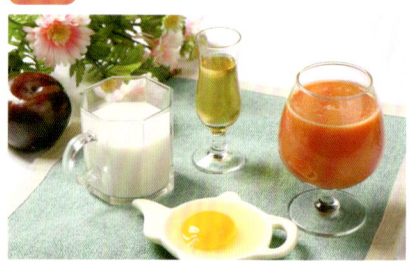

李子蛋蜜奶

材料
李子50g，蛋黄15g，鲜奶240ml，冰糖10g。

制作方法
❶ 李子洗净，去核，切大丁。
❷ 将全部材料放入果汁机内，搅拌2分钟即可。

养生功效大搜索

李子果酸含量较丰富，可促进胃酸和胃消化酶的分泌，促进胃肠蠕动，因此李子有增加食欲、帮助消化的作用，是胃酸缺乏、食后饱胀、大便秘结者的食疗良品。新鲜李子还含有多种氨基酸，对治疗肝硬化、肝腹水有辅助作用。

李子核仁含有苦杏仁苷和大量脂肪油。经过药理证实，它除了有显著的利水降压作用外，还可以加快肠道蠕动、促进干燥的大便排出，同时具有止咳祛痰的作用。

据《本草纲目》记载，李子花和在面脂中有很好的美容作用，可以"去粉滓黑斑""令人面泽"，对汗斑、脸生黑斑等有良效。

美食

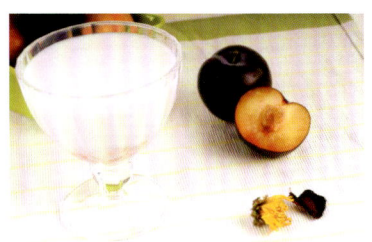

李子椰汁西米露

材料

西米露200g，椰汁245ml，李子4～6个，白糖适量。

制作方法

❶ 李子洗净去核，切块备用。
❷ 锅中放水，加白糖，煮沸。用另一个锅煮西米露，煮10分钟左右，把煮开的糖水倒入。一边煮一边用筷子搅拌，防止粘锅。煮至黏稠状时熄火，盖上锅盖，闷20分钟，晾凉盛出。
❸ 将椰汁和切好的李子块放入西米露中即可。冷冻后口感更好。

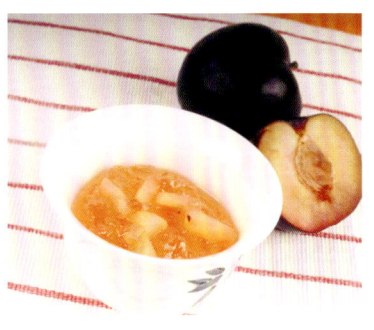

李子果酱

材料

李子1.5kg，红砂糖0.5kg，吉利丁2大匙，水半杯。

制作方法

❶ 将李子放入锅中，加适量水，煮5～6分钟至李子熟透裂开后取出。
❷ 将滤网架在锅上，把煮熟的李子放入滤网，用汤匙压开李子肉，取出果核，再把果肉放入锅中捣烂，加入红砂糖和吉利丁，用小火边煮边搅拌，煮约10分钟熄火，放凉后装罐即可。

特别提示

吉利丁是动物背脊萃取出来的胶质物，一般做布丁或果冻等甜点时常常用到。

吃李子时请注意

❶ 李子适合发热、口渴、肝病腹水者，以及教师、喑哑或失音者食用。
❷ 李子中果酸含量较高，多食伤脾胃，易生痰湿，且损齿。
❸ 李子不可与蜂蜜、雀肉、鸡肉、鸡蛋、鸭肉、鸭蛋同食，易损五脏。

美食

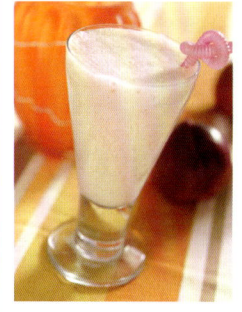

核果类水果

黄芪李子奶

材料

黄芪25g，李子20g，冰糖15g，鲜奶150ml。

制作方法

❶ 黄芪加水煮开，转小火煎20分钟后过滤取汁，放凉，制成冰块备用。
❷ 将李子与冰糖、鲜奶一起放入果汁机中打成汁，再加冰块即可。

保存方法

李子可直接放到阴凉处保存，也可装入保鲜袋中，密封好后直接放入冰箱贮存。

祛病妙方

● **治疗肝硬化、小便不利**

甜李子2～3个连核捣碎加温开水1杯，拌匀取汁服用，每日早晚各1次。

家族成员

黑宝石
原产美国。晚熟品种。果形扁圆，单果重约72.2g。果皮紫黑色，果肉黄色，质硬脆，汁多味甜，核极小。成熟期为9月上旬。

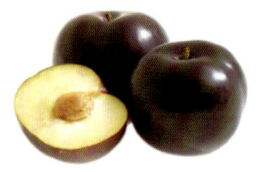

芙蓉李
原产闽东永泰。早熟品种。果形扁圆，果皮紫红色，单果重约58g。肉质密，甜度适口，香软多汁。成熟期为7月上中旬。

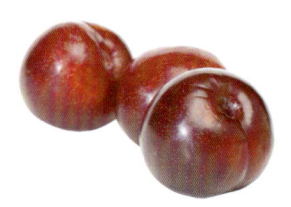

红宝石李
原产美国。晚熟品种。果实近圆形，个大，平均单果重约100g，最大果重可达200g。果实粉红色，果肉硬度大。成熟期为9月上旬。

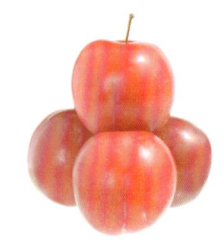

油李
原产福建古田县。中熟品种。果形呈歪心脏形，果皮黄绿色，有较大的果点，果肉淡黄至橙黄，单果重约90g。肉质细，味甘甜。成熟期为7月下旬。

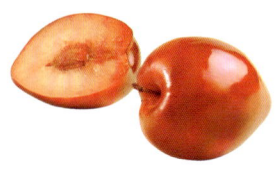

秋姬李
原产日本的晚熟品种，果皮金面鲜红。单果重约170g。肉黄，质密多汁，香甜味浓。成熟期为8月下旬至9月上旬。

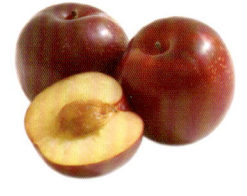

安哥诺
原产美国。晚熟品种。果形扁圆，果皮紫黑色。单果重约102g。味甜，清脆爽口。成熟期为9月中旬。

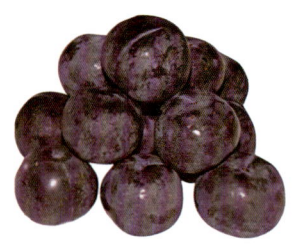

美食

李子酿鸡腿

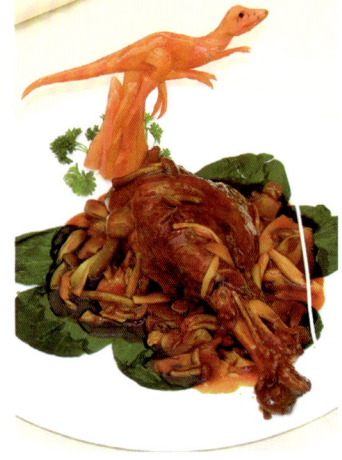

材料
李子3个，鸡腿肉4片，盐、黑胡椒、黄油、白糖、白醋各适量。

制作方法
❶ 烤箱预热到180°C待用。鸡腿肉撒上盐、黑胡椒，腌制入味。取1个李子，切成粒，拌到鸡腿肉里。

❷ 锅里融化适量黄油，加入鸡腿肉，中火煎3分钟。将烤箱调到175°C，烤15分钟左右。

❸ 另取2个李子，切成小薄片。干净的锅中加水200ml，烧开后，加3大匙白糖，继续烧到呈糖浆状，加入李子片、3大匙白醋，小火煮10分钟，加点盐和黑胡椒调味。吃的时候，把李子汁淋到鸡腿上即可。

别名：杏子、杏实　　科属：蔷薇科李属　　英文名：Apricot

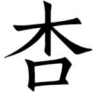

核果类水果

酸甜适口的家常水果

杏在我国春夏之交的果品市场上占有重要位置，以其果实早熟、色泽鲜艳、果肉多汁、风味甜美、酸甜适口等特点，深受人们的喜爱。杏含有多种有机成分和人体必需的维生素及矿物质，营养价值较高。杏还有很好的医疗保健作用，有生津止渴、润肺化痰的功效，主治风寒肺病。据科学分析，经常吃杏还可以预防多种癌症。

每100g杏含有

热量	38kcal
蛋白质	0.9g
脂肪	0.1g
碳水化合物	9.1g
膳食纤维	1.3g
维生素A	75μg
维生素B_2	0.03mg
维生素C	4mg
钙	14mg
钾	226mg

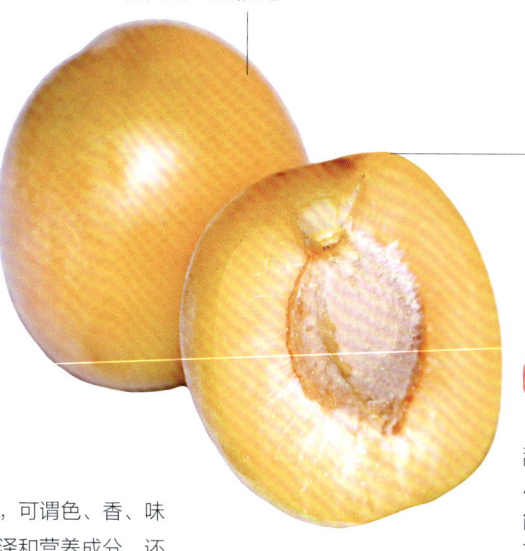

杏呈圆形或长圆形，稍扁，形状似桃，但少毛或无毛

果肉橙黄色，核面平滑没有斑孔，种仁多苦味或甜味

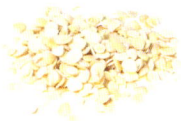

保存方法

杏的保存方法比较简单，将其装在塑料袋里，放进冰箱冷冻即可，但是一定要在3～7天内吃完。

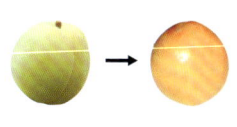

香脆可口的杏干

杏干色泽美观，酸甜可口，可谓色、香、味俱全，既保持了鲜杏的天然色泽和营养成分，还具有生津止渴、健脾开胃的功效。

杏仁药用知识

杏仁分苦、甜两种。甜杏仁可做凉菜或休闲小吃；苦杏仁一般入药，能止咳平喘、润肠通便，可以治疗咳嗽、肺病等疾病。

家族成员

金玉杏

果实圆形，果顶平，微凹，果皮底色橙黄，阳面具鲜红晕；肉厚，汁多，半离核，苦仁。

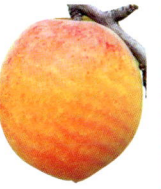

香白杏

果实近圆形，果顶一边尖圆，正中微凹；果肉黄白色，肉质细，汁液多，香气特浓；离核或半离核，苦仁。

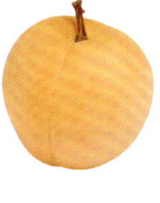

龙王帽杏

果实长扁圆形，果肉薄，汁少味酸，不宜鲜食，可晒制成干；离核，核大，是最著名的仁用杏品种。

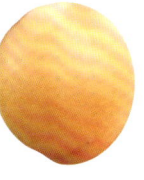

白水杏

果实近圆形，阳面有粉红晕并有红色斑点，皮薄；果肉金黄，肉质细，汁多，味甜清香；离核，甜仁。

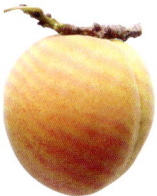

祛病妙方

● **治咳嗽**

苦杏仁25g，去皮尖，柳树枝200g，洗净剪断，加水没过柳树枝，大火烧开，小火煮20分钟，取汤代茶饮用。

● **治肺病咯血**

苦杏仁40枚，以黄蜡炒黄，碾青黛3g加入，捣烂，包在切开的柿饼中，外裹湿纸，煨熟吃下。

选购方法

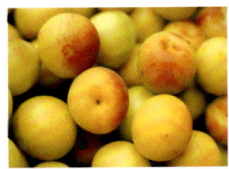

选购杏时，要挑选个大，色泽漂亮，味甜汁多，纤维少，核小，有香味，表皮光滑的。要观察其成熟度，过生的果实酸而不甜，过熟的果实肉质酥软而缺乏水分，一般果皮颜色黄中泛红的口感较好。

催熟法

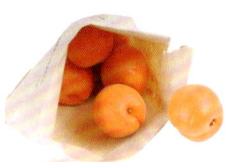

将半熟的杏放在纸袋内包好，室温下保存，避免阳光直射，1~2日后即可成熟。

特别提示

鲜杏酸性较强，过食会导致胃酸激增，引发胃病，还易腐蚀牙齿诱发龋齿。每次食用以3~5枚为佳。

养生功效大搜索

未成熟的杏含有较多的类黄酮，有预防心脏病和减少心肌梗死的作用。

杏是维生素B_{17}含量尤其丰富的果品，而维生素B_{17}是极有效的抗癌物质，并且对癌细胞有杀灭作用，对正常健康的细胞无任何伤害。

杏仁含有丰富的维生素C和多酚类成分，能降低人体内胆固醇的含量，还可减少心脏病和很多慢性病的发病概率。

杏仁表面平滑，略似李核，但较宽而扁平，多有翅边。有的品种核仁甜，有的则有毒。杏仁能止咳平喘，润肠通便，可以治疗咳嗽、肺病等。

美食

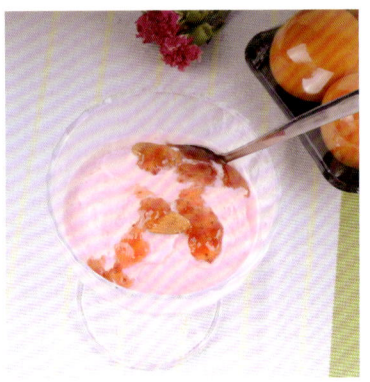

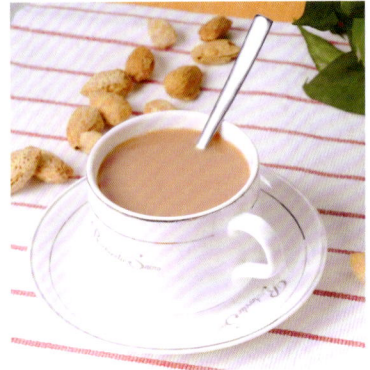

杏仁草莓奶昔

材料
杏仁10枚，草莓5~6颗，牛奶200ml。

制作方法
❶ 杏仁捣碎，备用。
❷ 草莓和牛奶放在搅拌机中搅拌几分钟，使草莓呈小颗粒状。
❸ 将捣碎的杏仁加入搅拌好的草莓牛奶中即可。可以加1勺冰激凌，口感更好。

杏仁奶茶

材料
美国大杏仁50g，牛奶250ml，红茶包1袋，细砂糖1汤匙。

制作方法
❶ 大杏仁用热水浸泡5分钟，剥去棕黄色外皮，然后将牛奶和杏仁倒入搅拌机中，搅打到没有明显的大块颗粒即可。
❷ 将红茶包放入热水中，提拉线绳几次，过滤掉第一遍浓黑的茶汤。
❸ 将茶包、打好的杏仁牛奶、细砂糖放入奶锅，小火煮沸，然后再煮1分钟。
❹ 将煮好的杏仁奶茶用滤网过滤一遍，就可以得到顺滑的奶茶。

吃杏时请注意

❶ 气管炎、肺癌、鼻咽癌等癌症患者，术后放化疗者尤其适宜食用。
❷ 产妇、幼儿、糖尿病患者不适宜吃杏或杏制品。

美食

香菇炖杏仁

材料

水发香菇150g，杏仁50g，青豆30g，味精、酱油、白糖、水淀粉、香油、花生油、高汤各适量。

制作方法

1. 水发香菇去杂质洗净，沥干水分；杏仁洗净，下油锅中略炸后捞出；把炒锅烧热，放入花生油，再倒入香菇和杏仁、青豆略煸炒。
2. 加入白糖、高汤、酱油、味精，水沸后改小火，炖至入味，再用水淀粉勾芡，淋上麻油即可。

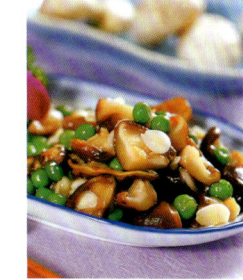

茯苓杏片松糕

材料

红枣8颗，茯苓5g，杏仁10g，大米5杯，米酒、白糖、热水各适量。

制作方法

1. 大米浸泡后磨成粉。按白糖10%、米酒15%、水45%的比例混合，30℃下发酵8小时。
2. 红枣去核切成丝，茯苓用水煮熟，杏仁切成碎粒，撒在面团上。
3. 把和好的面团放在松糕框或蒸锅里，加盖蒸熟即可。

核果类水果

百合拌杏仁

材料

百合100g，杏仁200g，红椒、青椒、盐、味精、香油、蒜末各适量。

制作方法

1. 百合洗净，掰开成片状；杏仁洗净去皮；红青椒洗净去籽切块。
2. 将百合、杏仁、红青椒分别在沸水中焯一下，捞出控干水分。
3. 加入适量盐、味精、香油在百合杏仁上，搅拌均匀，撒上适量蒜末即可。

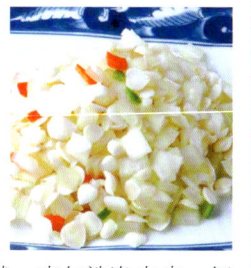

桑杏菊花甜汤

材料

桑叶10g，菊花10g，枸杞10g，杏仁粉50g，果冻粉15g，白糖25g。

制作方法

1. 桑叶入锅中，加水，用小火加热至沸腾，约1分钟后熄火，滤取药汁备用。
2. 杏仁粉与果冻粉倒入药汁中，小火加热搅拌，沸腾后倒入盒中待凉，入冰箱冷藏。
3. 菊花、枸杞子放入锅中倒入清水，小火煮沸，加入白糖搅拌溶化备用；将凝固的杏仁冻切块倒入药汁中即可食用。

杏梨美白补水面膜分步详解

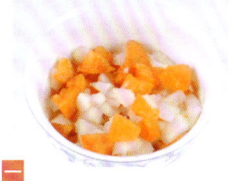

一　准备3个杏、1/3个梨，分别去皮去核，切成小块。

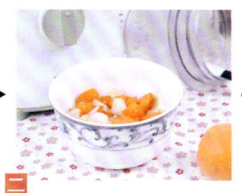

二　将切成小块的杏和梨放入搅拌机中，打成果浆状。

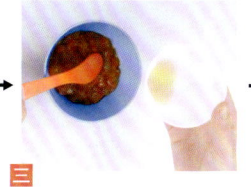

三　将果浆倒入面膜碗中，加入3滴橄榄油，搅拌均匀，成面膜糊状。

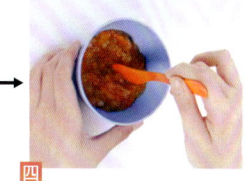

四　洁面后，将面膜均匀涂在面部，15分钟后洗净即可。

| 英文名：Plum | 别名：青梅、酸梅 | 科属：蔷薇科李属 |

梅子

生津止渴的酸果

梅子营养丰富，含有8种氨基酸和黄酮类物质，有利于人体蛋白质的合成与代谢功能的正常进行，可防止心血管疾病的发生。梅子较酸，一般鲜食者少，主要用于食品加工。其加工品有梅汁、梅酱、梅干、梅醋、梅酒等。梅子的药用范围很广泛，例如乌梅有治肺热久咳、虚热口渴、慢性腹泻、胆道蛔虫、胆囊炎等功效。

每100g梅子含有

热量	144kcal
蛋白质	0.9g
碳水化合物	6.2g
脂肪	0.9g
维生素C	234mg
铁	1.8mg
磷	36mg
钙	11mg

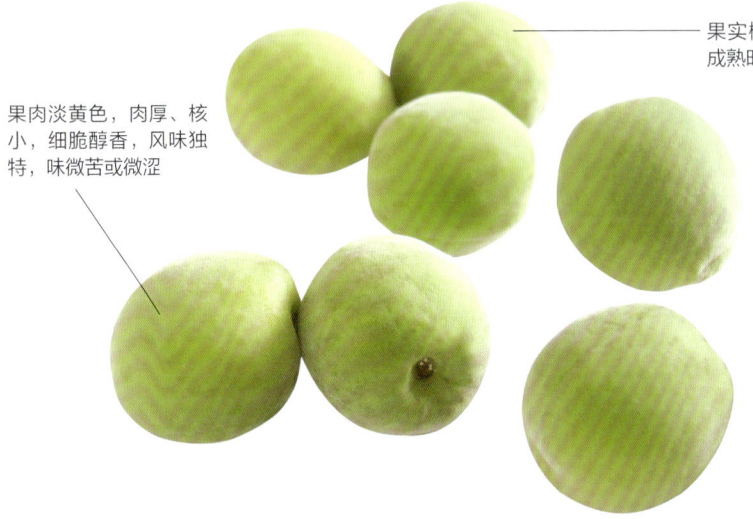

果实椭圆形，果皮浅青绿色，成熟时黄色，向阳面具有红晕

果肉淡黄色，肉厚、核小、细脆醇香，风味独特，味微苦或微涩

青梅诗

（唐）李白《长干行》
郎骑竹马来，绕床弄青梅。
同居长干里，两小无嫌猜。

（宋）贺铸《青玉案》
试问闲愁都几许？一川烟草，满城风絮，梅子黄时雨。

美食

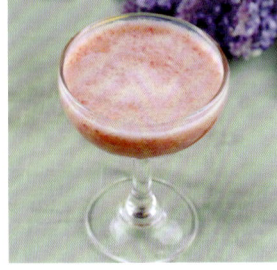

桑葚青梅杨桃汁

材料
桑葚80g，青梅40g，杨桃50g。

制作方法
❶ 桑葚洗净，青梅洗净去皮，杨桃洗净，切块。
❷ 将材料放入果汁机中搅打成汁即可。

吃梅子时请注意

❶ 一般人群均可食用梅子，尤其适宜肥胖减肥者。
❷ 胃酸分泌过多、外感咳嗽、湿热泻痢者应忌食。

含一粒梅子，好处多多

 14:00 ▶ 缓解消化不良	18:00 ▶ 缓解膝盖酸痛	22:00 ▶ 缓解视疲劳
 15:00 ▶ 降低胆固醇	 19:00 ▶ 帮助消化	23:00 ▶ 降心火，助眠
16:00 ▶ 预防心肌梗死	20:00 ▶ 促进血液循环	
17:00 ▶ 预防膀胱炎	21:00 ▶ 清除疲劳	

养生功效大搜索

梅子含有丰富的柠檬酸，柠檬酸能促进肠胃蠕动，增进食欲，帮助消化。柠檬酸与钙结合后，能强化骨骼，促进铁的吸收和血液循环，还具有消除疲劳与减缓衰老的功效。柠檬酸还可避免乳酸在血液中囤积，因而也可防止肩膀酸痛、腰痛、肌肉疲劳或疼痛等症。另外，梅子富含维生素，可预防感冒，改善宿醉造成的不适症状。

梅子含有多种有机酸，有改善肝功能的作用。梅子中的梅酸可软化血管，有预防血管硬化的作用。

选购方法

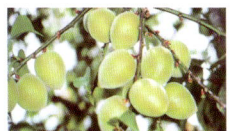

挑选时只需挑选大小均匀、无伤痕、无斑点的即可。如果是用来浸泡梅子酒的，就挑选翠绿的梅子；如果是用来浸渍咸梅的，则应选择成熟的梅子。

核果类水果

美食

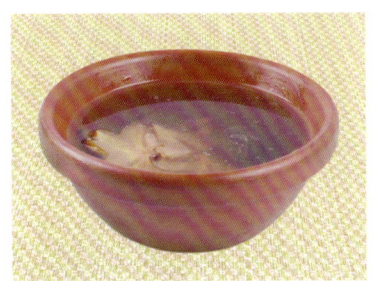

杨桃紫苏梅甜汤

材料

鲜麦门冬15g，天门冬10g，杨桃1个，紫苏梅4颗，紫苏梅汁1大匙，冰糖1大匙，棉布袋1个。

制作方法

❶ 全部药材放入棉布袋里面；杨桃表皮以少量的盐搓洗，切除头尾，再切成片状。

❷ 将除紫苏梅汁以外的全部材料放入锅中，用小火煮沸，加冰糖搅拌至溶化。

❸ 取出药材后，加入紫苏梅汁拌匀，晾凉后即可食用。

乌梅小知识

乌梅能使胆囊收缩，促进胆汁分泌，并有抗蛋白过敏的作用。乌梅对大肠杆菌、痢疾杆菌、绿脓杆菌、伤寒杆菌等均有显著的抗菌作用，对各种皮肤真菌也有抑制作用。

祛病妙方

● **治糖尿病**

乌梅、五味子、炙僵蚕各等分，碾末为丸，每次服4g，每日3次。

● **治神经衰弱**

乌梅20g，制附子10g，细辛3g，肉桂6g，黄连6g，琥珀6g，党参15g，干姜15g，茯苓18g，当归12g，酸枣仁30g，龙骨20g，牡蛎30g，大枣10颗，以水煎服，每日1剂，一般3剂即可见效。

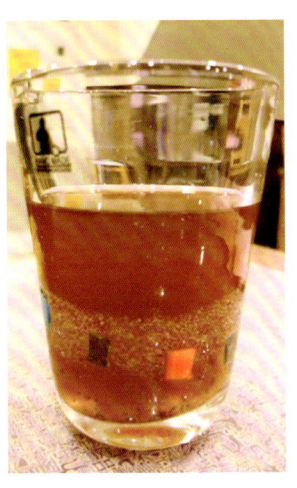

麦芽乌梅饮

材料

山楂2个，麦芽15g，冰糖2小匙，乌梅2粒。

制作方法

❶ 乌梅用水洗净，将水沥干；山楂洗净，切成片状，备用。

❷ 锅置火上，倒入清水1000ml，待烧开后，放入山楂和乌梅，大火改为小火，煮30分钟左右，加入麦芽。

❸ 再煮15分钟，加入冰糖。此时，汤汁已经有明显的酸味。冰糖可根据个人口味酌量添加。

制品

乌梅

乌梅又名酸梅、黄仔、合汉梅、干枝梅，是青梅的近成熟果实经烟火熏制或置笼内蒸制而成，因其色乌黑，被称为乌梅。

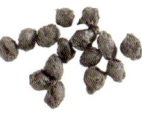

白梅

青梅成熟后以盐腌制、晒干，称为白梅。白梅属于药食两用食品类，适宜糖尿病、肥胖、高血压等慢性病患者食用。

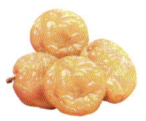

| 英文名： | Waxberry | 别名：树梅、山杨梅 | 科属：杨梅科杨梅属 |

杨梅

生津止渴的亚热带水果

杨梅是一种亚热带水果，原产于我国。《本草纲目》中称其"形如水杨子而味似梅"，《农政全书》称之为圣僧梅。据新石器时代河姆渡遗址出土的文物考证，野生杨梅的生长史可追溯到七千年前。杨梅味道鲜美，有生津止渴、健脾开胃的功效。多食杨梅不仅无伤脾胃，还可解毒祛寒。《本草纲目》记载："杨梅可止渴，和五脏，能涤肠胃，除烦愦恶气。"

每100g杨梅含有

热量	30kcal
蛋白质	0.8g
碳水化合物	6.7g
维生素A	7μg
维生素C	9mg
维生素E	0.81mg
钙	14mg
钾	149mg
镁	10mg

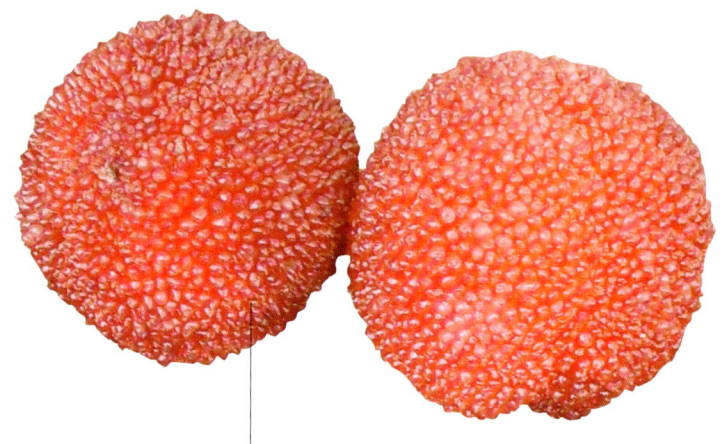

木似荔枝，叶细阴厚，实紫红，味酸甜，无皮壳

杨梅诗

（宋）苏轼

罗浮山下四时春，
卢橘杨梅次第新。

家族成员

杨梅主要有以下几个品种：荸荠种、晚稻杨梅、东魁、丁岙梅、大叶细蒂、大粒紫、光叶杨梅、乌酥核。

吃杨梅时请注意

杨梅一般人都可食用。消化性溃疡患者要慎食，牙痛、胃酸分泌过多、上火的人应少食，糖尿病患者应忌食。

制品

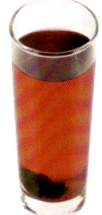

杨梅酒

早在元朝末期，古人已知道配制杨梅酒，通过原料选择、清洗、绞汁、加热、发酵、加料、贮藏等数十道工序酿制而成。其口感独特，香味浓郁。

DIY蔬果汁

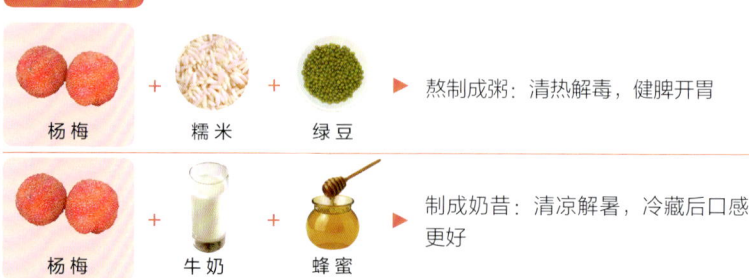

杨梅 + 糯米 + 绿豆 ► 熬制成粥：清热解毒，健脾开胃

杨梅 + 牛奶 + 蜂蜜 ► 制成奶昔：清凉解暑，冷藏后口感更好

养生功效大搜索

杨梅中含丰富的蛋白质、铁、镁、铜和维生素C、柠檬酸等多种有益成分，有养胃健脾、排毒养颜的功效，并能理气活血，抗衰老，提高机体免疫力。杨梅还可帮助消化、利尿益肾、消暑解闷。杨梅的核仁含高蛋白、高植物油脂，可供炒食或榨油。此外，杨梅还具有消食、解暑、生津止咳、止泻、利尿等功效，有"果中玛瑙"之誉。

美食

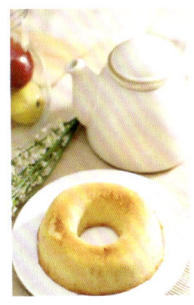

杨梅蒸糕

材料
杨梅20枚，面粉50g，牛奶250ml，白糖250g，鸡蛋4个，熟猪油200g。

制作方法
杨梅洗净后榨汁；面粉、白糖、牛奶、鸡蛋、熟猪油、杨梅汁及适量清水倒入容器中，搅拌成稀稠适中的糊状物；容器上笼，蒸约45分钟后取出，凉后切块，放入烤炉，烤至金黄色时取出，装盘。

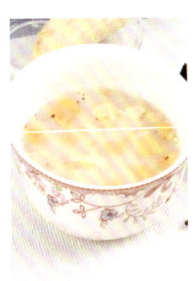

杨梅香蕉汤

材料
香蕉250g，杨梅100g，白糖150g。

制作方法
❶ 香蕉去皮，切成小丁。
❷ 清水倒入锅中，加白糖，糖化水沸时，撇去浮沫。
❸ 放入杨梅和香蕉丁，待丁漂起，起锅盛入汤盆内即成。

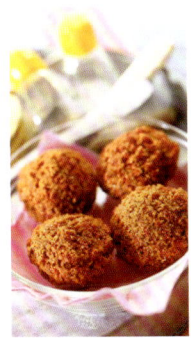

杨梅丸子

材料
猪瘦肉600g，鸡蛋2个，面包屑80g，杨梅汁200g，醋2汤匙，白糖4汤匙，油、盐各适量。

制作方法
❶ 猪瘦肉剁碎，放在碗内，打入鸡蛋，加盐、水、面包屑拌匀成馅。
❷ 将肉馅捏成丸子，滚上面包屑；锅中下油，五成热时，下锅炸至金黄色时捞出。
❸ 锅中放入适量水，加白糖、醋、杨梅汁，中火溶成卤汁，将炸好的肉丸倒入，翻炒片刻即可。

保存方法

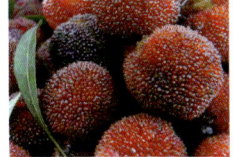

杨梅极易腐烂，不加处理在室温下存放的时间极短，因此一般把杨梅放在0℃～5℃的冰箱冷藏室中，在相对湿度为85%～90%的环境下保存。但是切记，千万不能清洗之后再贮藏。

杨梅药用知识

杨梅以其根、树皮、果实、核仁入药。根及茎、皮全年可采，去粗皮切片，晒干备用，可散瘀止血、止痛。果实夏季成熟时采摘，鲜用、干用或盐渍后入药使用，有生津止渴的功效。核仁可治脚气。

祛病妙方

● **治中暑不适**
酒浸杨梅，饮其酒适量。

● **治皮肤湿痒**
取杨梅树皮煎汤后擦洗。

● **可治牙龈出血**
鲜食杨梅5～8个，日服2次。

核果类水果

制品

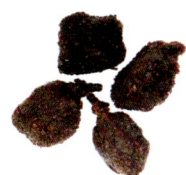

杨梅干

杨梅干是南方较著名的果脯之一，由鲜杨梅、白糖、甘草粉、柠檬酸、盐等，经过选料、盐渍、晒干、漂洗、糖渍、晒制等数十道工艺制作而成，酸甜可口，保存时间长，但营养成分有所流失。

| 英文名：Olive | 别名：白榄、青果、忠果 | 科属：橄榄科橄榄属 |

橄榄

始涩后甘的谏果

橄榄又名青果，因果实呈青绿色时即可供鲜食而得名。橄榄富含钙质和维生素C，初食味涩，久嚼后，香甜可口，余味无穷，因此又称谏果、忠果，比喻忠谏之言虽逆耳，但于人终有益。橄榄在我国主要产于福州一带，因此海外华侨又称橄榄为福果，以寄托其赤子之情。橄榄除鲜食外，还有蜜渍、盐藏等多种加工方法。由橄榄提炼而成的橄榄油以其极佳的保健功效、美容功效和理想的烹调效果，近年来颇受欢迎。

每100g橄榄含有

热量	57kcal
蛋白质	0.8g
碳水化合物	15.1g
维生素A	22μg
维生素C	3mg
胡萝卜素	130μg
钙	49mg
钾	23mg
锌	0.25mg

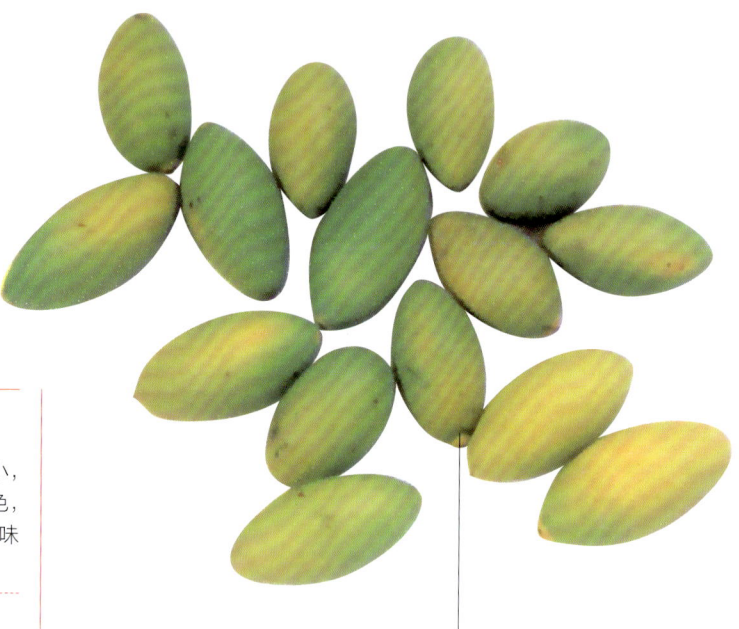

橄榄含有丰富的物质，鲜食有益于人体健康，特别是含钙较多，对儿童骨骼发育有帮助

家族成员

青橄榄——檀香

主产福建，果较小，果皮深绿色，肉带黄色，质脆，清香可口，回味甘甜。

茶橄榄

主产广州，果实狭长，果皮深绿色，间有灰斑点，肉质细致，脆甜，无涩味。成熟期较晚。

油橄榄

主产广东增城，果基尖，果顶平圆。核小肉厚，含油量多，是提取橄榄油的良种。一般寒露前后成熟。

三方橄榄

果较大，果实横切面呈三角形，果肉肥厚，品质一般。处暑前后开始成熟。

DIY蔬果汁

清肺利咽、生津解毒的橄榄汁

准备未成熟的青果50g，将青果洗净绞汁，去渣备用。饮用橄榄汁可解毒醒酒，对河豚中毒、毒蕈中毒、酒醉不醒很有疗效。此外，饮用橄榄汁还能清肺利咽、生津化痰。与其他蔬果共同榨汁，食疗效果也会翻倍。

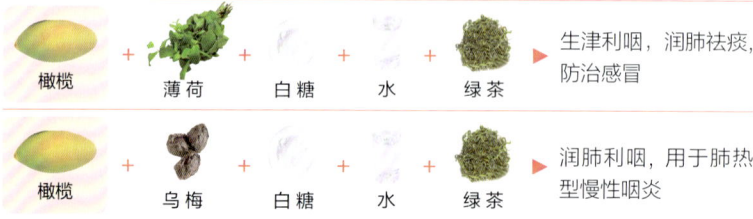

橄榄 + 薄荷 + 白糖 + 水 + 绿茶 ➤ 生津利咽，润肺祛痰，防治感冒

橄榄 + 乌梅 + 白糖 + 水 + 绿茶 ➤ 润肺利咽，用于肺热型慢性咽炎

养生功效大搜索

橄榄味道甘酸，含有多种营养物质，维生素C和钙的含量尤其高，能开胃、生津润喉、除烦热，很适合儿童、孕妇、体弱多病的中老年人食用。儿童经常食用橄榄，更是有益于骨骼发育。橄榄还含有大量鞣酸、挥发油、香树脂醇等，具有润喉、消炎、抗癌的作用，对咽喉肿痛、喑哑、咳嗽有一定的辅助疗效，并且能预防白喉、流行性感冒等。此外，橄榄还能帮助解除酒毒。

促进肠胃消化，恢复胃动力的小食谱

橄榄白萝卜饮

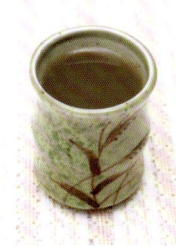

材料
鲜橄榄50g，白萝卜500g。

制作方法
1. 橄榄洗净，捣烂；白萝卜洗净切成块，捣碎，与橄榄泥混和。
2. 锅中加水500ml，小火煎20分钟，滤汁代茶饮，每日1次。

特别介绍

橄榄油

橄榄油是世界上唯一以自然状态的形式供人类食用的木本植物油，被誉为"液体黄金""植物油皇后"，是用初熟或成熟的油橄榄鲜果通过物理冷压榨工艺提取而成。橄榄油颜色黄中透绿，清香诱人，既不会破坏蔬菜的颜色，又没有任何油腻感。这些特质及其独特的保健功效，使其逐步成为新世纪理想的食用油。

橄榄油美容三法

① **润体**
在1杯清水里加入一些橄榄油搅拌均匀，洗完澡涂在身体，适当加以按摩，可使皮肤更光滑。

② **除皱**
两滴橄榄油加少许芦荟胶，拌匀后涂在眼角细纹处。

③ **减肥**
每日早餐前，空腹喝2汤匙橄榄油，可以获得理想的减肥效果。

选购方法

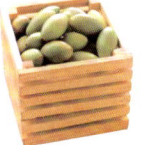

不同品种中，檀香以果实圆形，果皮光滑、呈绿色或深绿色，香味浓郁为佳；惠圆以果实椭圆，果皮平滑，果肉厚、粗硬者为佳；汕头白榄以果皮绿中带黄，肉质细，味甜而凉爽者为佳。

特别提示

青绿的橄榄不要买
色泽青绿没有一点黄色的橄榄，是商家为了美观用矾水浸泡过的，最好不要购买；吃时务必漂洗干净。

橄榄药用知识

新鲜橄榄可解酒精中毒和鱼蟹之毒，对于肺热咳嗽、咯血也颇有益处。

祛病妙方

● **治咽喉肿痛**
橄榄20g，生地黄、玄参、麦冬各10g，煎汤代茶饮，每日1剂。

● **治暑热伤津**
橄榄单味服食，或捣汁配入梨汁、甘蔗汁中共同饮用。

核果类水果

关于橄榄的传说

诺亚方舟的故事中，洪水消退，鸽子衔着一根翠绿的橄榄枝飞回，预示了大地恢复生机，一切和平。从此橄榄枝成了和平的代名词，鸽子也被人们称作"和平的使者"。如今，在外交场合，总有摇橄榄枝、放飞和平鸽的场面。

| 英文名：Cherry | 别名：莺桃、荆桃、樱珠、含桃、玛瑙 | 科属：蔷薇科李属 |

樱桃

色泽红艳、酸甜多汁

樱桃是上市较早的一种水果，号称"百果第一枝"。据说黄莺特别喜好啄食这种果子，因而又名莺桃。樱桃的果实娇小可爱，色泽红润光洁，玲珑如玛瑙宝石，味道甘甜而微酸，营养丰富，含铁量极高，常食可预防贫血，樱桃具有很高的医疗保健价值，能补益脾胃、滋养肝肾、涩精止泻。除可供鲜食外，樱桃还可以腌制或作为其他菜肴食品的点缀，备受人们青睐。

每100g樱桃含有

热量	46kcal
蛋白质	1.1g
碳水化合物	10.2g
维生素A	35μg
维生素C	10mg
钙	11mg
钾	232mg
铁	0.4mg

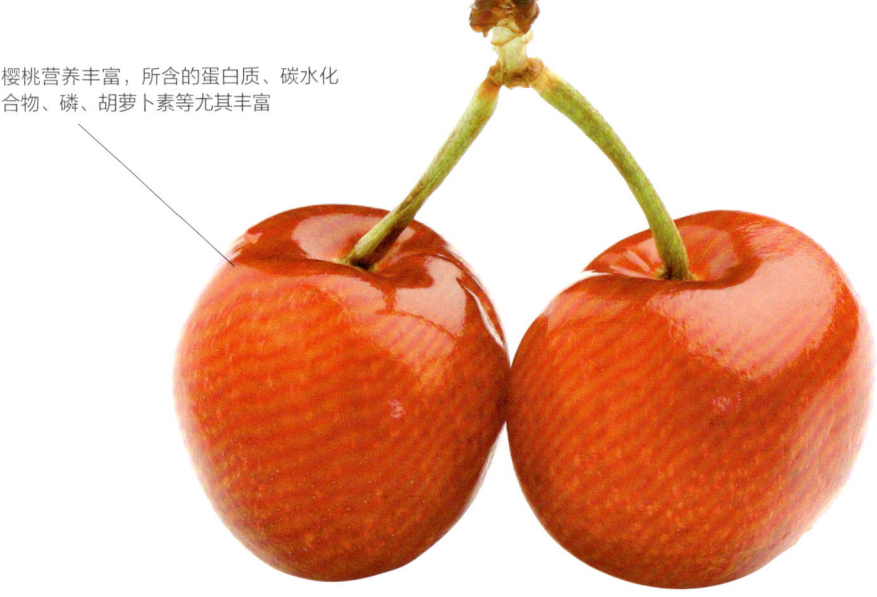

樱桃营养丰富，所含的蛋白质、碳水化合物、磷、胡萝卜素等尤其丰富

吃樱桃时请注意

1. 樱桃适合消化不良者、瘫痪、风湿腰腿痛者、体质虚弱、面色无华者食用。
2. 有溃疡症状、上火者慎食；糖尿病者忌食。
3. 樱桃性温热，热性病及虚热咳嗽者忌食；核仁含氰苷，水解后会产生氢氰酸，药用时应小心中毒。

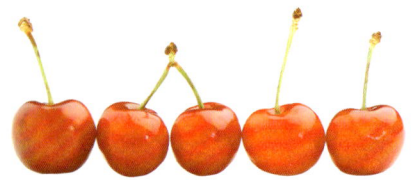

樱桃剖析

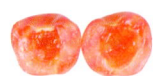

果肉

具有调中益气、健脾和胃、祛风湿的功效，对缓解食欲不佳、风湿身痛等症状均有益处。

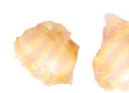

果核

呈扁卵形，表面白色或淡黄色，有不明显的小凹点，可入药，有透疹解毒的功效。

家族成员

近几年，我国栽培较多的樱桃品种有红灯、红蜜、红艳、先锋、佐藤锦、烟台1号等。其中，红灯和先锋是最常见的品种，也是樱桃中两个优质的品种。红灯颜色略带浅红，果柄短小，口感甜中略带酸味；先锋颜色深红，果柄较长，口感醇甜。

养生功效大搜索

樱桃的药用价值很高，有补中益气、健脾和胃、祛风湿的功效，可辅助治疗食欲不佳、消化不良，也可抑制痛风引起的疼痛及关节炎，并使发炎症状消退。此外，樱桃树根有很好的驱虫、杀虫作用。

DIY蔬果汁

杀菌抗癌樱桃汁

纯樱桃汁味道香甜，口感极佳。它是一种天然的杀菌剂，可以缓解关节炎和尿酸过量导致的痛风等症，还可以缓解头痛和偏头痛，更能使皮肤光亮润滑。

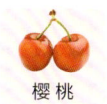 樱桃 + 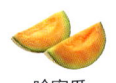 木瓜 + 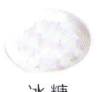 绿茶

▶ 生津，强筋，祛风湿

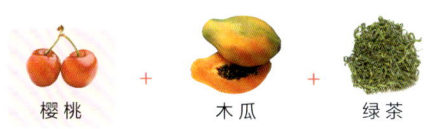

▶ 缓解神经性头痛

选购方法

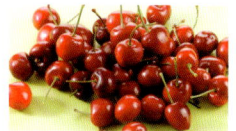

选购樱桃时，要选择果实新鲜、色泽亮丽、个大均匀的，千万不要买烂果或裂果，而且最好挑选颜色较为一致的。

樱桃药用知识

樱桃很适合受电脑辐射影响的女性食用。经常坐在电脑前，视网膜上的感光物质会消耗过多。经常食用樱桃可补充营养消耗，缓解眼部不适。

美食

樱桃酱

材料

樱桃1kg，白糖、柠檬汁各适量。

制作方法

❶ 樱桃洗净后分别将每个樱桃切一小口，剥皮，去籽。
❷ 果肉和白糖一起放入锅内，煮至黏稠状时，加入柠檬汁，再煮一下，晾凉即成。

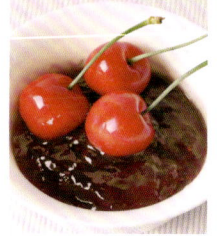

樱桃甜汤

材料

鲜樱桃2kg，白糖1kg。

制作方法

❶ 樱桃洗净，加水煮20分钟。
❷ 加白糖继续煮沸后熄火。每日服30～40g。

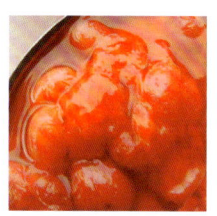

祛病妙方

● **治烧伤**

樱桃挤汁敷患处，每日多次，当即止痛，还能防治起泡化脓。

● **防治麻疹**

给小儿饮用樱桃汁能够预防感染。

● **治冻疮**

将红樱桃10颗左右，在手心中合掌压搓成汁，然后将汁立即涂抹在冬天长冻疮的部位并反复搓揉使之发热渗透。

樱桃美白补水面膜分步详解

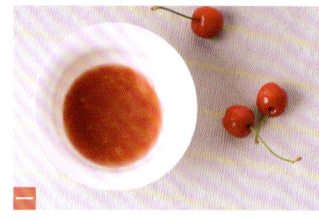

一、将樱桃洗净去核，连皮捣碎，捣成果浆状。

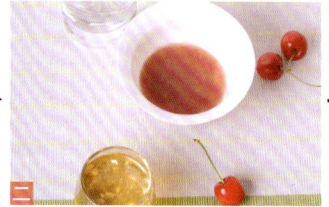

二、将樱桃汁倒在面膜碗中，加1勺蜂蜜和适量清水，充分搅拌，调和成面膜糊状，备用。

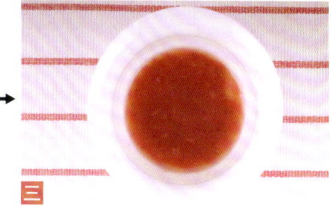

三、清洁面部后，取适量调制好的面膜涂抹在脸部，10～15分钟后，用清水洗净即可。

英文名：Jujube　　别名：红枣、枣子　　科属：鼠李科枣属

大枣

补血养颜不显老

大枣富含蛋白质、脂肪、碳水化合物、胡萝卜素、B族维生素、维生素C、维生素P，以及钙、磷、铁和环磷酸腺苷等营养成分。其中维生素C的含量在果品中名列前茅，素有"天然维生素丸"的美誉。国外一项临床研究表明，连续吃大枣的患者，恢复速度比单纯吃维生素药剂快3倍以上。因此，大枣被视为重要的滋补品，有"一日吃三枣，一辈子不显老"的俗语。

每100g大枣含有

热量	125kcal
蛋白质	1.1g
碳水化合物	30.5g
膳食纤维	1.9g
维生素A	40μg
维生素C	243mg
维生素B_2	0.07mg
维生素B_6	0.12mg
胡萝卜素	18μg
钙	22mg
铁	1.2mg
锌	1.52mg

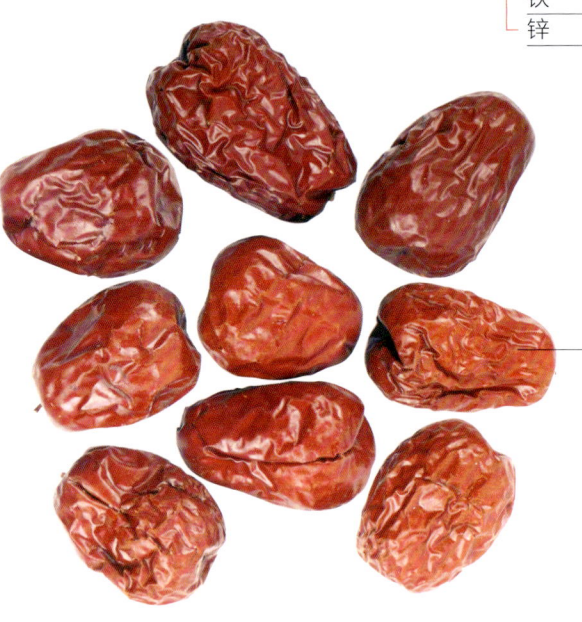

大枣具有补虚益气、养血安神、健脾和胃等作用，是脾胃虚弱、气血不足、倦怠无力、失眠多梦等患者的保健营养品

家族成员

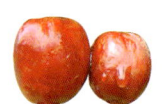

宁阳大枣
又称壶瓶枣，果实大，深红色，皮薄肉厚，质脆多汁。9月成熟。

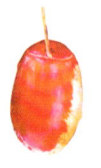

金丝小枣
核小皮薄，果肉丰满，肉质细腻。鲜枣呈鲜红色，甘甜略酸；含糖量高，掰断可拉出丝。

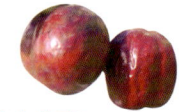

哈密大枣
哈密特产，果实个大、肉厚、皮薄，含糖量高，色泽紫红具光泽，甘甜爽口，宜鲜食和制成干果。

DIY蔬果汁

补血养颜大枣茶

大枣可单独或与其他药材、蔬果泡制成茶，可润肠补血、美容养颜、缓解疲劳、舒缓压力。

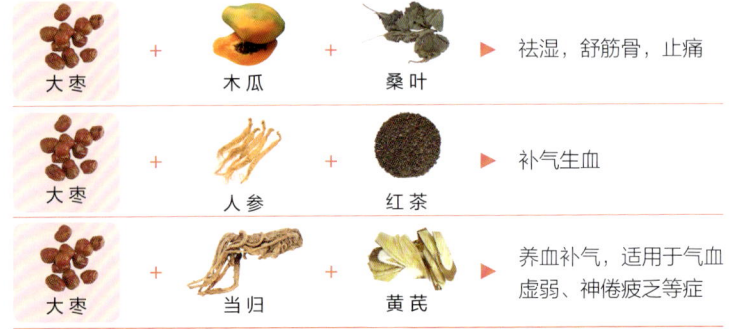

大枣 + 木瓜 + 桑叶 ▶ 祛湿，舒筋骨，止痛

大枣 + 人参 + 红茶 ▶ 补气生血

大枣 + 当归 + 黄芪 ▶ 养血补气，适用于气血虚弱、神倦疲乏等症

养生功效大搜索

大枣富含铁，可防治青少年和女性贫血。它所含的达玛烷型皂苷有抗疲劳、增加耐力及减轻毒性物质对肝脏损害的功效；所含的黄酮类化合物有镇静、降血压的作用；所含的维生素C可使体内多余的胆固醇转变为胆汁酸，从而减少胆结石形成的概率。

此外，大枣含有丰富的碳水化合物、维生素C及环磷酸腺苷等，能促进蛋白质合成，增加血清蛋白含量，具有保肝、护肝的作用。

选购方法

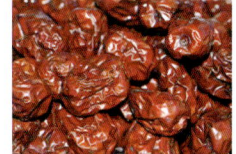

好的大枣皮色紫红而有光泽，颗粒大而均匀，果实短壮圆整，皱纹少，痕迹浅。如果枣蒂有穿孔，或粘有咖啡色或深褐色的粉末，说明已被虫蛀。

美食

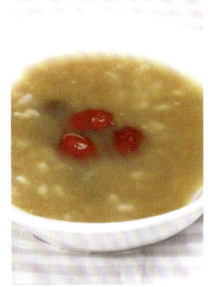

荞麦桂圆大枣粥

材料
桂圆50g，大枣30g，荞麦100g，白糖30g。

制作方法
1. 荞麦、大枣洗净泡发，桂圆去壳备用。
2. 砂锅洗净后加水烧开，放入荞麦、桂圆、大枣，先用大火煮沸，转小火煲40分钟，起锅前调入白糖即可。

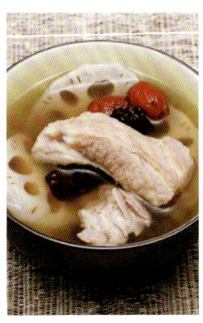

双枣莲藕炖排骨

材料
大枣、黑枣各10颗，莲藕600g，排骨250g，盐2小匙。

制作方法
1. 排骨洗净，在沸水中余烫一下，去除血水。
2. 莲藕洗净，削皮，切块；大枣、黑枣洗净去核。
3. 将所有的材料放入煮锅中，加约6碗水，煮沸后转小火，炖40分钟左右，快起锅前加入盐调味即可。

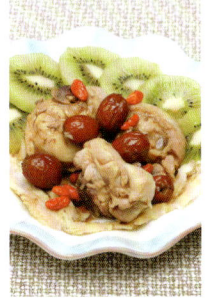

大枣枸杞鸡腿

材料
大枣5g，枸杞2g，鸡腿100g，植物油、米酒、酱油各适量。

制作方法
1. 大枣、枸杞放入碗中，倒入米酒，浸泡3小时左右。
2. 鸡腿用酱油抹匀，放置5分钟，入锅中炸至两面金黄色，取出后切块，放入锅中，倒入大枣、枸杞，中火煮15分钟，取出装盘，即可食用。

祛病妙方

● **治疗腹泻**

大枣20颗，去核用小火先煮1小时，然后加入6g木香再煮片刻，去渣温服。每日2次。

● **治疗咳嗽**

梨20个，大枣1000g，鲜藕1500g，生姜300g，一同捣烂取汁，加热熬膏，下冰糖400g溶化后，再以适量蜂蜜收之。可早晚随意服用。

吃大枣时请注意

1. 大枣尤其适合中老年人、青少年、女性食用。
2. 有宿疾者应慎食，脾虚痰湿者不宜多吃，牙病患者不宜食用。
3. 大枣忌与海鲜同食。

大枣药用知识

大枣具有补血作用，一般人认为最适合女性食用，但有些情况下并非如此。月经期间有眼肿或脚肿、腹胀现象的女性不适宜吃大枣，否则水肿的情况会更严重；体质燥热的女性不适宜在月经期吃大枣，否则易造成月经量过多。

| 英文名：Date | 别名：波斯枣、番枣、伊拉克枣 | 科属：棕榈科刺葵属 |

椰枣

阿拉伯人的"沙漠面包"

椰枣是枣椰树的果实，《本草纲目》称其为无漏子，唐代时传入我国，是阿拉伯民族早期赖以生存的最原始的食品，含有人体所需的大部分营养，包括7种以上的维生素，被称为"沙漠面包"。据说，一个人每天食用6个椰枣就能生存。椰枣果肉味甜，营养丰富，既可作粮食和果品，又可用来制糖、酿酒，也可制成各种糖果、高级糖浆、饼干和菜肴，还可制醋和酒精。

椰枣的成分组成几乎是单纯的果糖，易于消化，可作为糖尿病患者的代糖。

每100g椰枣含有

水	15.3g
蛋白质	2.5g
脂肪	0.4g
糖类	75.8g
膳食纤维	3.9g
维生素C	1.98g
钙	0.12g

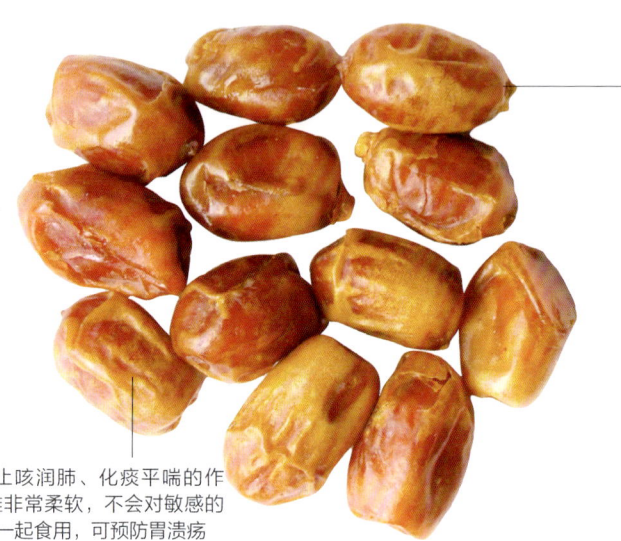

椰枣表皮的白色粉状物为天然糖衣，可食用

椰枣的脂肪和胆固醇含量极低，而其丰富的维生素和矿物质可以增强人体机能

椰枣具有补中益气、止咳润肺、化痰平喘的作用。其所含的膳食纤维非常柔软，不会对敏感的胃肠造成伤害。与牛奶一起食用，可预防胃溃疡

制品

椰枣茶

椰枣茶又称里高哈，是用椰枣精泡制而成的，纯白色，含糖量高，味道甘甜，饮后周身发汗，很适合冬季驱寒，是海湾地区特有的饮料，为待客的上品，与红茶和薄荷茶并是风行阿联酋的三大饮料。

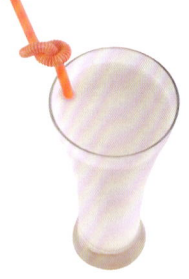

特别介绍

全身是宝的椰枣树

椰枣树树干高大挺直，树叶呈羽状复叶形，叶片狭长，类似于椰树，树形美观，常作观赏植物。树干可作建筑材料；枝条可以制作椅子、睡床及装运食材的筐子；叶子可以用来编席子、捆扫帚、制托盘等，还可以作燃料；枣核可以作饲料；种子则含有丰富的雄性激素成分。

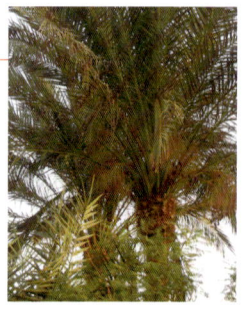

别名：冻枣、雁来红、苹果枣、冰糖枣　　科属：鼠李科枣属　　英文名：Jujube

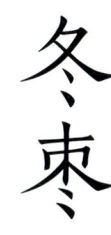

冬枣

核果类水果

每100g冬枣含有

热量	439kcal
蛋白质	1.8g
碳水化合物	27.8g
膳食纤维	3.8g
维生素C	243mg
维生素E	0.19mg
钾	195mg
磷	29mg

皮脆肉嫩、甘甜清香

冬枣是枣类的晚熟鲜食优良品系，是我国独有的果品。冬枣以其丰富的营养、上佳的品质和美丽的外观驰名中外，享有"南荔枝，北冬枣"的盛名。

冬枣鲜食可口，皮脆肉嫩，汁多无渣，甘甜清香，营养丰富，含有19种氨基酸，维生素C的含量尤其丰富，被誉为"百果之冠"。

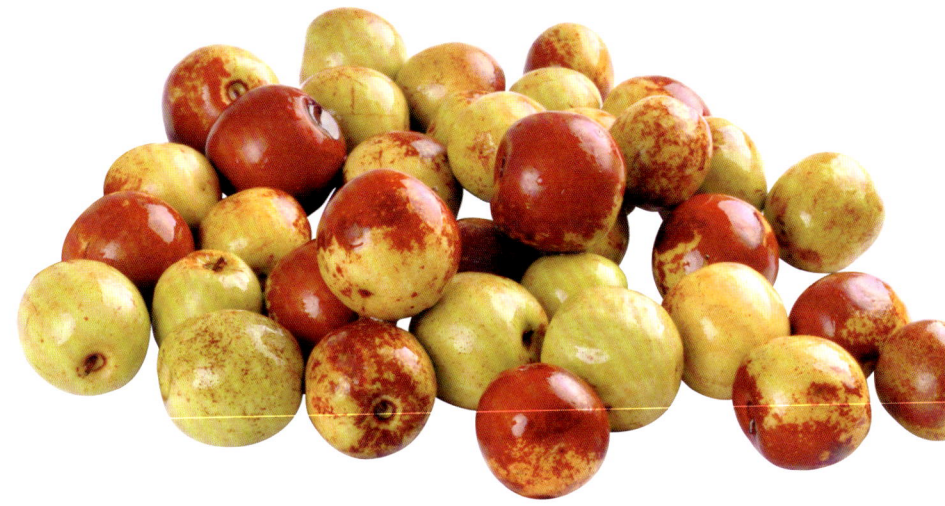

选购方法

购买冬枣时，要尽量选那些看起来饱满紧致，光泽度较高，且青红亮色没有明显边界的果实。通体发青的冬枣最好不要购买，因为这样的冬枣有可能被喷洒了生长激素，直到其发蔫变质，也不会像一般半成熟的冬枣那样变红，且其皮厚、甜度较差。

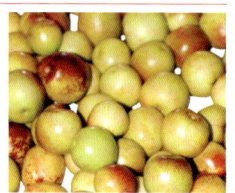

养生功效大搜索

❶ **解毒保肝**。冬枣含有丰富的糖类、维生素C及环磷酸腺苷等，能减轻各种化学药物对肝脏的损害，并能促进肝脏合成蛋白。临床上可用于慢性肝炎和早期肝硬化的辅助治疗。

❷ **防治心血管疾病**。冬枣含有丰富的维生素A、维生素C、维生素E、维生素P及钾、钠、铁、铜等多种微量元素，能够保护毛细血管，维持血管壁弹性，防止动脉粥样硬化。此外，冬枣还含有芦丁成分，能有效地降低血压。

家族成员

沾化冬枣

沾化冬枣成熟期较晚，一般在10月中下旬，状如苹果，有"小苹果"之称。平均单果重20g左右，色泽光亮赭红，皮薄肉脆，细嫩多汁，甘甜清香，营养丰富。

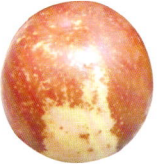

黄骅冬枣

黄骅冬枣皮薄肉厚、个大核小，果皮大部呈赭红色，小部乳白含绿，红绿相衬，赏心悦目。肉质细嫩而酥脆，酸甜适口，口感极佳，被誉为"全国260余个鲜食枣品之冠"。

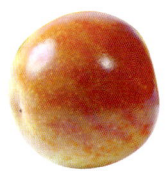

| 英文名： | Angustifolia | 别名：香柳、桂香柳、银柳 | 科属：胡颓子科胡颓子属 |

沙枣

全身是宝的"沙漠卫士"

沙枣，又名桂香柳、香柳、银柳，是很好的造林、绿化、吸碳、防风、固沙树种。其果实口感较差，一般不鲜食，除制成沙枣粉外，一般用来酿酒、酿醋、制酱油、做果酱等，糟粕可作为牲畜饲料。沙枣花香气较浓，是很好的蜜源植物，含芳香油，可提取香精、香料。树液可提制沙枣胶，可作为阿拉伯胶的代用品。中医认为，其花、果、枝、叶皆可入药，有健脾止泻、清热凉血、收敛止痛的功效，主要用来辅助治疗烧伤、支气管炎、消化不良、神经衰弱等。

每100g沙枣含有

水	12g
蛋白质	4.5g
脂肪	4.2g
碳水化合物	74.8g
B族维生素	20.07mg
钙	46mg
磷	67mg
铁	3.3mg

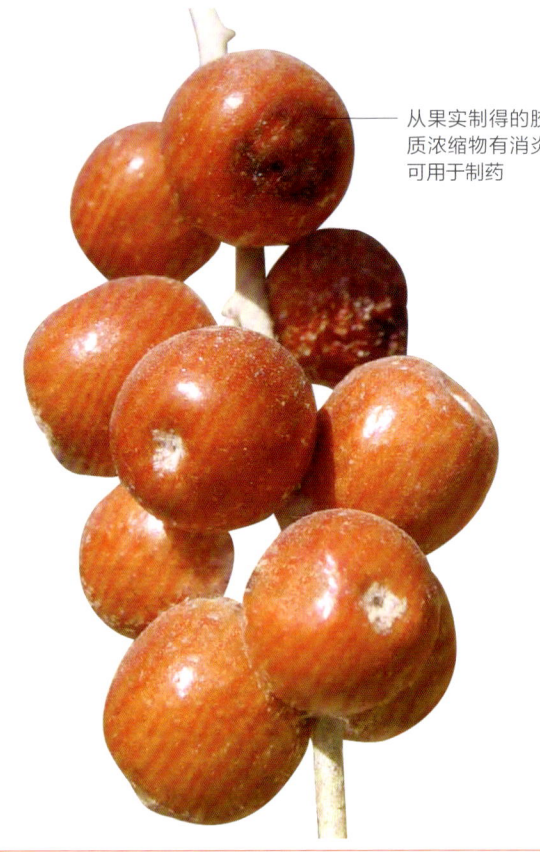

从果实制得的胶质、鞣质浓缩物有消炎作用，可用于制药

沙枣药用知识

沙枣以果实、树皮入药。树皮要刮去外层老皮，剥取内皮，晒干后入药。其性凉，味酸、微苦，有清热凉血、收敛止痛的功效，用于治疗慢性气管炎、胃痛、肠炎、外用治烧烫伤、止血。

果实在秋末冬初成熟时采摘晒干。性凉，味酸、微甘，健脾止泻，可用于治疗消化不良。

特别介绍

沙枣生命力非常顽强，其花香味与江南桂花相似，故有"飘香沙漠的桂花"之美称。沙枣全身都是宝，沙枣面可烙饼、蒸馒头、做面条，还可作糕点、果酱、酱油、糖、酒和醋的原料。此外，沙枣树树干质地坚硬，是优质木材，可制作各种木制品。

沙枣熟了

在甘肃河西走廊地区，沙枣4月中旬开始萌芽，5月底至6月初进入花期，花期为3周左右，7月上旬可见幼果，8月下旬果实成型，10月果实成熟，果期100天左右。

1 2 3 4 5 6 **7 8 9 10** 11 12

别名：牛甘果、油甘果　科属：大戟科叶下珠属　英文名：Emblica Fruit

余甘果

核果类水果

先苦后甜，越吃越少年

余甘果因其口感先苦后甜而得名。目前市场上的余甘果有野生余甘果和水果型余甘果两种。与野生余甘果相比，水果型余甘果具有果大、肉厚、纤维少、营养丰富等特点，而且口感更加甘甜爽口。余甘果除鲜食外，还可制作蜜饯、糖果等。闽南民间有谚语："余甘吃了回味甜，老人吃了变少年。"可见其良好的保健效果。

每100g余甘果含有

热量	158kcal
蛋白质	0.6g
碳水化合物	13.8g
维生素C	289mg
维生素E	180μg
钾	60mg
磷	26mg

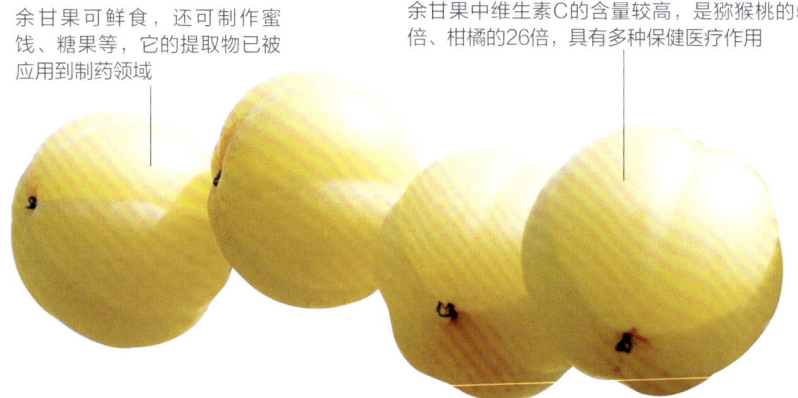

余甘果可鲜食，还可制作蜜饯、糖果等，它的提取物已被应用到制药领域

余甘果中维生素C的含量较高，是猕猴桃的5倍、柑橘的26倍，具有多种保健医疗作用

主要营养成分

余甘果含有丰富的B族维生素、维生素C、维生素E及矿物质，同时含有人体所需的多种氨基酸、超氧化物歧化酶和丰富的有机硒。

美容功效大搜索

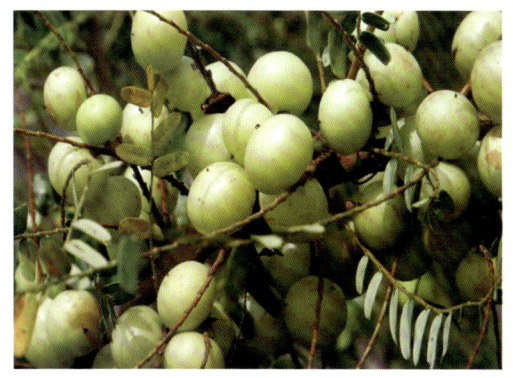

神奇的祛斑美白功效

余甘果被证实可作为酪氨酸酶的抑制剂，有长效、自然渐进的美白效果，并且对色斑，紫外线引起的色素斑，内分泌失调引起的黄褐斑、妊娠斑，以及卵巢功能衰退导致的老年斑都有很好的淡化和改善作用。

余甘果药用知识

《本草纲目》称余甘果"久服轻身，延年长生"。中医认为，余甘果性凉，味甘、苦，具有清肺利咽、补益肝肾、止咳化痰、生津、解毒、降低血压、增进食欲的功效，可用于治疗咽喉肿痛、喉痹、肺热或感冒风热、咳嗽咽干、烦热。余甘果的医疗和保健功效应用较为广泛，能明显预防和治疗胃癌，对乙肝、高脂血症、高血压、高血糖等均有较好的辅助疗效；治疗咽喉不适更是立竿见影。此外，余甘果的根、茎、叶均可入药，民间常用余甘果叶来做药枕。

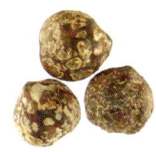

干燥的余甘果片

余甘果的根、茎、叶均可入药，但最常入药的还是果实，采摘后切片晒干即可入药。

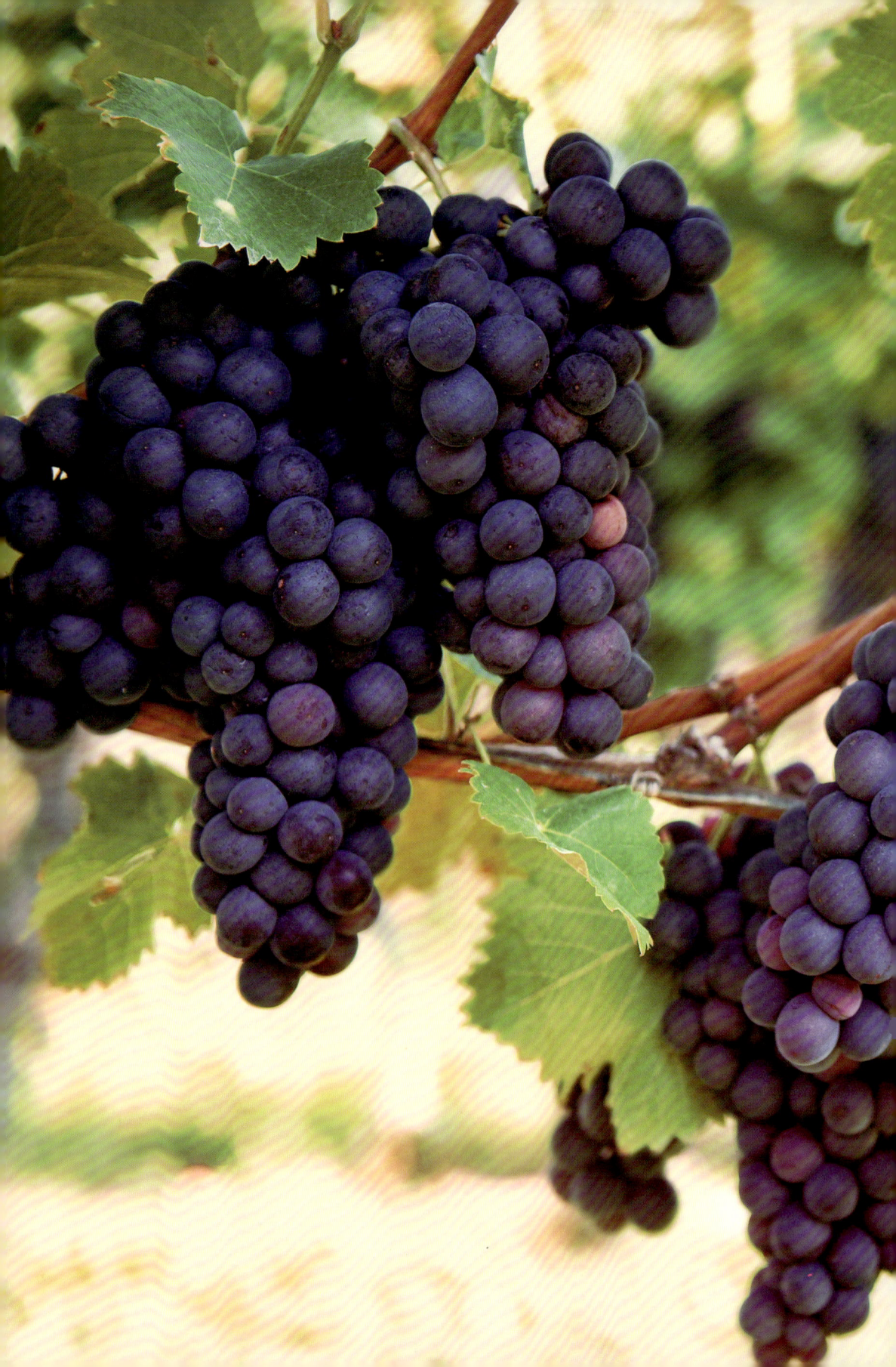

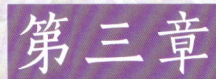

第三章

浆果类水果

　　浆果是肉果中的一类，由子房或联合其他花器发育而成，果皮的三层区分不明显，中果皮与内果皮一般难以区分。果皮外面的几层细胞为薄壁细胞，其余部分均肉质多汁，内含种子。

　　浆果类水果种类很多，有葡萄、猕猴桃、草莓、树莓、无花果、石榴、杨桃、人心果、木瓜等。浆果类水果很适合上班族食用，因为它可以舒缓压力，缓解疲乏。浆果类水果含有非常多的酚类物质，是强力抗氧化剂，能有效地清除有害的自由基，延缓衰老。

| 英文名：Grape | 别名：提子、蒲桃、草龙珠、山葫芦、李桃 | 科属：葡萄科葡萄属 |

葡萄

圆润晶莹、状似玛瑙

"水晶明珠"是人们对葡萄的爱称，因为它果色艳丽，汁多味美，营养丰富。成熟的果实含有丰富的葡萄糖及许多对人体有益的矿物质和维生素，且容易被吸收。葡萄还是一种滋补药品，具有补虚健胃的功效，辅助治疗神经衰弱及过度疲劳。身体虚弱、营养不良、经常熬夜的人，最好多吃些葡萄或葡萄干。

葡萄籽具有极好的抗氧化功能。葡萄除可鲜食外，主要用于酿酒，还可制成葡萄汁、葡萄干和罐头等食品。

每100g葡萄含有

热量	44kcal
蛋白质	0.5g
脂肪	0.2g
碳水化合物	10.3g
膳食纤维	0.4g
维生素A	8μg
维生素C	25mg
钾	104mg
钙	5mg
磷	13mg
镁	0.4mg

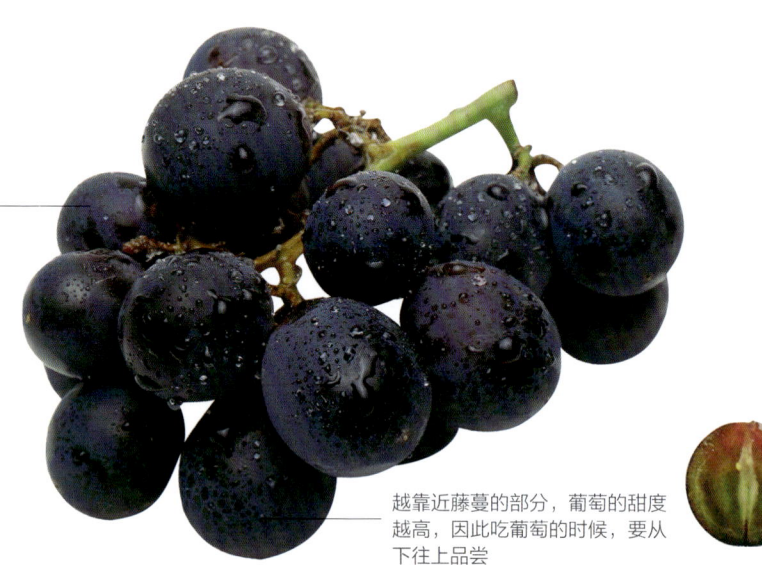

葡萄四周的白色物质是葡萄的保护膜，若其分布均匀，体态完整，则说明这串葡萄是新鲜的

越靠近藤蔓的部分，葡萄的甜度越高，因此吃葡萄的时候，要从下往上品尝

DIY蔬果汁

预防心脑血管病

医学研究证明，葡萄汁是体内有炎症的人最好的食品，可以降低血液中蛋白质和氯化钠的含量，对身体虚弱者、血管硬化者或肾炎患者的康复都有很好的辅助疗效。此外，在那些种植葡萄和吃葡萄多的地方，癌症的发病率也往往处于较低水平。

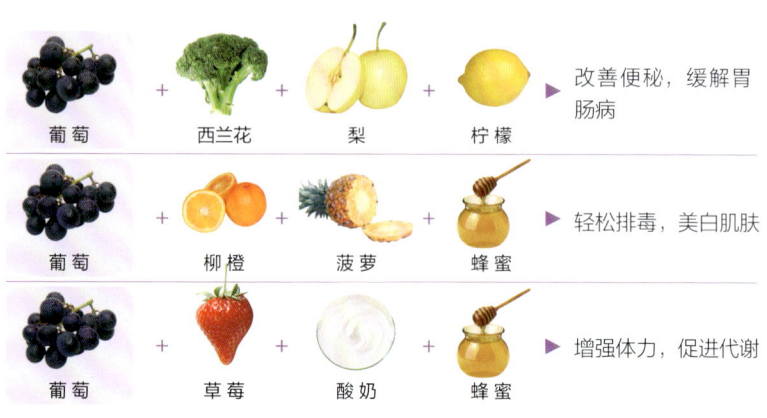

葡萄 + 西兰花 + 梨 + 柠檬 ▶ 改善便秘，缓解胃肠病

葡萄 + 柳橙 + 菠萝 + 蜂蜜 ▶ 轻松排毒，美白肌肤

葡萄 + 草莓 + 酸奶 + 蜂蜜 ▶ 增强体力，促进代谢

养生功效大搜索

葡萄中含有钙、钾等多种矿物质，尤其是高浓度的复合型铁元素，非常适合需要恢复体力的病后、产后者及发育中的儿童或贫血患者食用。

葡萄中有较多的酒石酸，适当食用能健脾和胃，是消化能力较弱者的理想果品，对神经衰弱和过度疲劳者也有帮助。

葡萄的主要成分是葡萄糖和果糖。葡萄糖特别容易被身体吸收，且能迅速转化为能量，因此对消除大脑或身体疲劳具有立竿见影之效。

葡萄中含有的白藜芦醇可以阻止健康的细胞癌变，并能抑制癌细胞扩散。另外，红葡萄红色素有预防心血管疾病的作用。

特别介绍

葡萄是世界上最古老的植物之一

据古生物学家考证，在新生代第三地层内发现了葡萄叶和种子的化石，证明距今6500多万年前就已经有葡萄。葡萄原产西亚，西汉时传入我国。一说是汉武帝派大将军李广经过一场血战将其带回汉宫的。有诗云："年年战骨埋荒外，空见蒲桃入汉家。"亦有说是张骞出使西域时带回的，已有两千多年的历史。

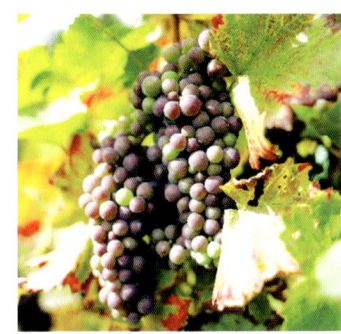

美食

陈皮丝里脊肉

材料

陈皮5g，猪里脊肉60g，葱5g，辣椒2g，淀粉5g，葡萄酒、植物油各5ml，冰糖10g。

制作方法

1. 陈皮用温水泡10分钟，切丝；猪里脊肉切丝加入葡萄酒，用淀粉拌匀，放入油搅匀。
2. 起油锅，转中火，放入猪里脊肉丝翻炒略熟，加冰糖、陈皮丝炒匀，勾薄芡，起锅前撒入葱丝、辣椒丝即成。

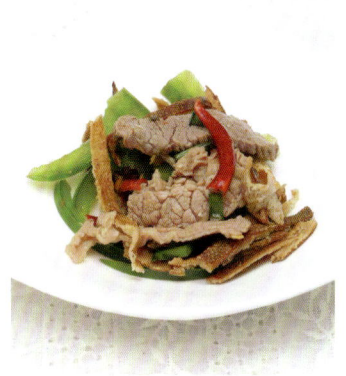

选购方法

鉴别葡萄质量技巧

1. 色泽。新鲜的葡萄果梗青鲜，果粉呈灰白色；不新鲜的葡萄果梗霉黑，果粉残缺。
2. 形态。新鲜且成熟适度的葡萄，果粒饱满，大小均匀，青子和瘪子较少；反之则果粒不整齐，有较多青子和瘪子混杂，葡萄成熟度不足，品质差。
3. 果穗。新鲜的葡萄用手轻轻提起时，果粒牢固，落子较少；若果粒纷纷脱落，则表明不够新鲜。
4. 味道。品质好的葡萄，果浆多而浓，味甜，且有玫瑰香或草莓香；品质差的葡萄，果汁少或汁多而味淡，无香气，有明显酸味。

巧洗葡萄小妙招

1. 在盆中加入适量清水、1勺面粉（常用的面粉，馒头粉或饺子粉都可以），搅拌均匀。
2. 面粉和水混合均匀。
3. 静置2分钟之后，用手拎着葡萄的柄，在水中轻轻摆动。
4. 等到面粉水变浑浊时，葡萄就洗干净了，将葡萄取出，再用清水冲净即可。

浆果类水果

储存葡萄窍门两则

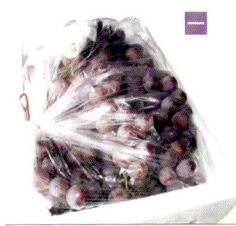

一 方法一

将亚硫酸氢钠和硅胶按1:2的比例混合，制成13g一小袋的保鲜剂，一般5kg葡萄用3袋，装入容器内盖好，放入冰箱内，一个月换一次纸袋。

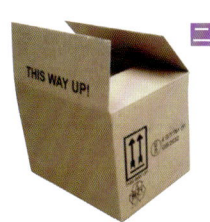

二 方法二

找一个纸箱，箱底垫上两三层纸，然后将葡萄一排排整齐地放在箱内，并将箱子放在阴凉处，温度保持在0℃左右，可存放1~2个月。

家族成员

香妃
　　香妃葡萄,味甜多汁是它的主要特点,是酿造红酒和制作果汁的主要品种。

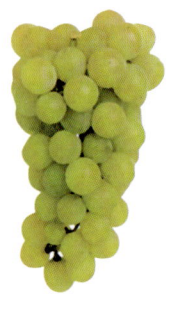

黑珍珠
　　巨峰葡萄和慕斯卡葡萄的杂交品种,虽然味道更接近慕斯卡葡萄,但是因其无籽,又被人们称为新黑珍珠。

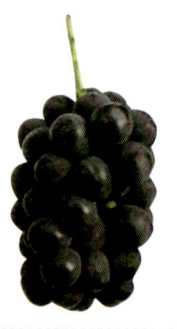

黑峰
　　黑峰葡萄因葡萄粒小而闻名。果汁和糖分含量非常高,无籽。若在蔬菜大棚内种植,一般成熟期在每年的5月。

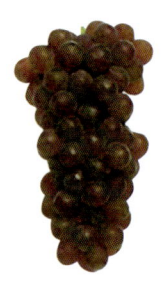

巨峰
　　巨峰葡萄整体颜色接近黑色,汁多味美。最近市场上出现了无籽的巨峰葡萄,人气逐渐攀升。

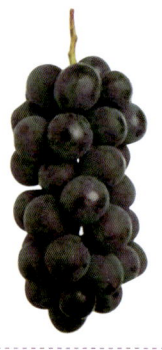

蜜红
　　引人夺目的红色、大颗的果实、清爽的甜味是这种葡萄的主要特色。

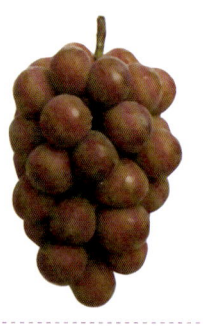

金手指
　　果粒纤长、底部略显歪曲是这种葡萄的主要特点。金手指弹性十足,具有极佳的口感。

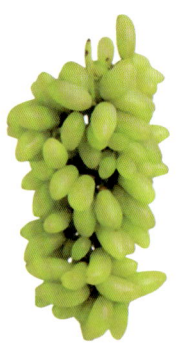

青提
　　果皮很薄,并且无籽,可以直接食用是它的主要特点。因为果粒很容易脱落,所以经常是被包装好后摆在货架上的。

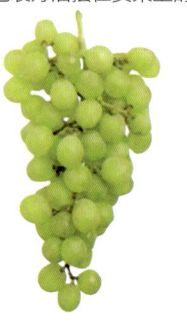

红提
　　即使是冬天也经常能看到它的身影。果粒很大,但是果汁相对少,果肉略有些硬。带皮直接食用是它的最大特点。

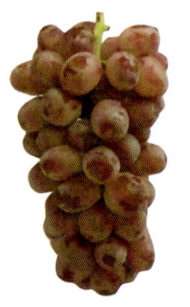

美人指
　　酸甜适中,口感极佳。葡萄底部颜色为较为突出的红色,能给人留下深刻的印象。

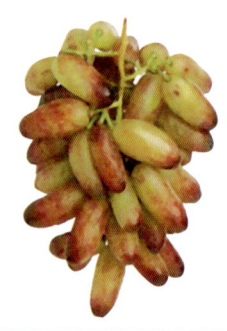

制品

葡萄干

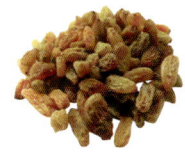

葡萄干是把葡萄放在日光下晒干或在阴凉处晾干而制成的。葡萄干性平，味甘、微酸，具有补肝肾、益气血、生津液、利小便的功效，是一种补诸虚不足、延长寿命的佳品。可以作为零食直接食用或制作糕点食用。

* 选购葡萄干妙法

葡萄干应选果粒干燥、均匀、颗粒之间不粘连的，且无僵粒、无柄梗，更没有泛糖油现象的为好。

葡萄干制作过程

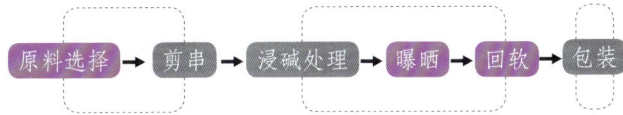

* 葡萄干可以提高人体代谢功能，快速消除疲劳，清除多余的脂肪，使血液循环顺畅，降低血压，增强胃肠功能。

葡萄干的家族成员

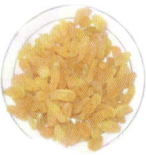

金皇后

颜色金黄，酸甜适口，并含有丰富的天然果糖、维生素等营养成分。

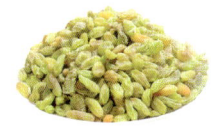

美人绿

口感细腻，色泽重，含糖量高，甜酸适度。女士食用有美容效果。

葡萄酒

葡萄酒是具有多种营养成分的高级饮料，其中含有的多种氨基酸、矿物质和维生素等能直接被人体吸收。适度饮用葡萄酒能调节人体生理机能，尤其适合身体虚弱、患有睡眠障碍者及老年人饮用。

葡萄酒的妙用

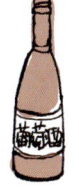 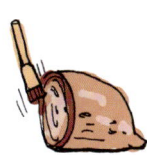

方法一

在暂不食用的火腿切口处涂一些葡萄酒，然后将火腿包好放在冰箱里，可以保持火腿新鲜不腐。

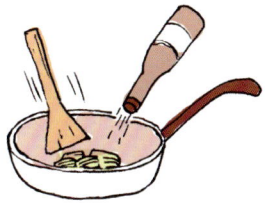

方法二

炒洋葱时加少许白葡萄酒，则不易炒焦。

葡萄酒的家族成员

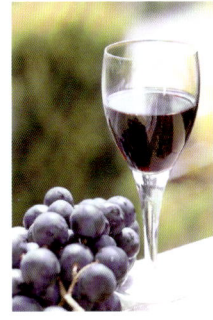

红葡萄酒

采用皮红肉白或皮肉皆红的葡萄经葡萄皮和葡萄汁混合发酵而成。酒色呈自然深宝石红、宝石红、紫红或石榴红。

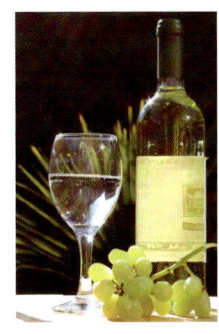

白葡萄酒

采用白葡萄或皮红肉白的葡萄分离发酵制成。酒的颜色微黄带绿，近似无色或浅黄、禾秆黄、金黄。

浆果类水果

| 英文名：Banana | 别名：甘蕉、芎蕉、香牙蕉、蕉子、蕉果 | 科属：芭蕉科芭蕉属 |

香蕉

抵抗辐射，消除疲劳的能量棒

香蕉是人们喜爱的水果之一，它是热带水果中的"平民"，价格便宜，香甜可口。欧洲人因吃香蕉能解除忧郁而称它为"快乐水果"。香蕉又被称为"智慧之果"，传说释迦牟尼是因吃了香蕉而获得智慧的。

香蕉营养丰富，香甜软滑，非洲、亚洲、美洲部分热带地区将其作为粮食食用。香蕉具有一定的药用价值，《本草纲目》说生食香蕉可以止咳润肺、通血脉、填骨髓、合金疮、解酒毒。

每100g香蕉含有

热量	93kcal
蛋白质	1.4g
脂肪	0.2g
碳水化合物	22g
维生素A	10μg
维生素C	8mg
维生素B_2	0.04mg
钾	256mg
磷	23mg
镁	43mg

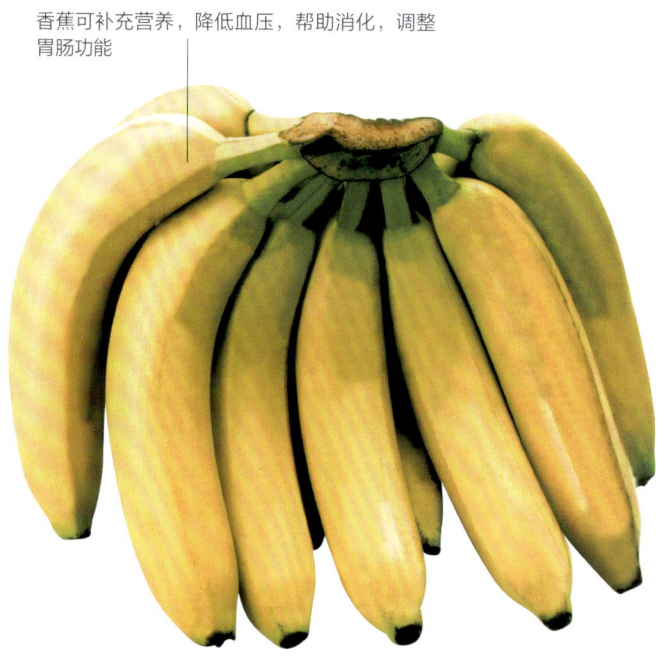

香蕉可补充营养，降低血压，帮助消化，调整胃肠功能

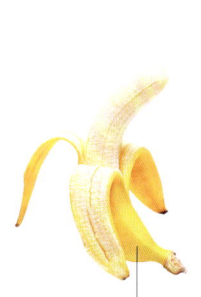

香蕉有降压作用，适合高血压患者食用。果皮含蕉皮素成分，能抑制细菌、真菌的滋生

DIY蔬果汁

快速补充能量的香蕉汁

香蕉本身含水量很少，单独榨汁有一定困难，但加入牛奶、蔬菜或其他水果就能轻松做成香蕉蔬果汁。香蕉蔬果汁营养更加全面，且容易被吸收，能快速转化为身体所需的能量。

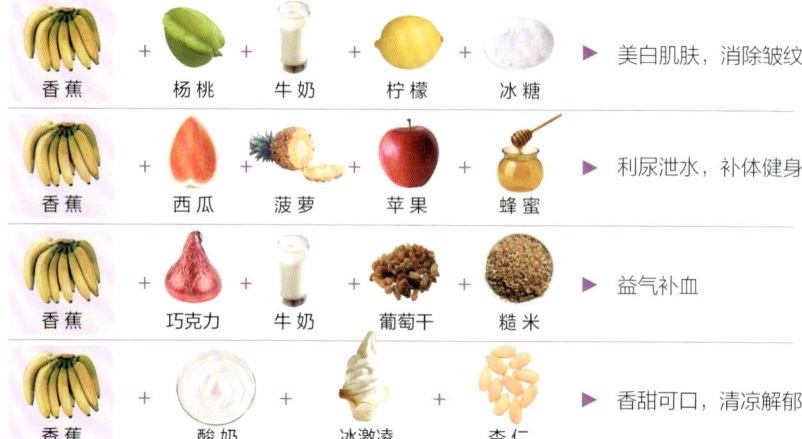

香蕉 + 杨桃 + 牛奶 + 柠檬 + 冰糖	▶	美白肌肤，消除皱纹
香蕉 + 西瓜 + 菠萝 + 苹果 + 蜂蜜	▶	利尿泄水，补体健身
香蕉 + 巧克力 + 牛奶 + 葡萄干 + 糙米	▶	益气补血
香蕉 + 酸奶 + 冰激凌 + 杏仁	▶	香甜可口，清凉解郁

特别介绍

香蕉在我国已有两千年以上的栽培历史

我国是香蕉的原产国之一,有两千年以上的栽培历史。早在战国时期的《庄子》和屈原的《九歌》中已有记载。据古籍记载,汉武帝元鼎六年破南越建扶荔宫,以植所得奇花异木,有甘蕉两本。可知在公元前一百多年,广东已有香蕉栽培。

香蕉的水溶性膳食纤维中含有果胶质与欧力多寡糖,能增加肠道乳酸杆菌的数量,促使肠胃蠕动,从而有效改善便秘等症状。

香蕉中所含的维生素 B_2 与柠檬酸具有互补的效果,它们能形成分解疲劳因子的乳酸和丙酮酸,从而消除疲劳感。

香蕉中还含有大量钾元素,可排除体内多余的盐分,而且具有利尿作用,有助于水分的新陈代谢,因此可以消水肿。

美食

拔丝香蕉

材料

香蕉3根,鸡蛋2个,面粉1碗,沙拉油6碗,白糖6大匙,水2小碗,淀粉。

制作方法

❶ 香蕉去皮,切成小段或滚刀块,蘸一层面粉,放入用鸡蛋清加淀粉合成的稠糊中,上浆拌匀,待用。

❷ 香蕉块逐个放入油锅,炸至金黄色后捞出。

❸ 油锅内放入适量白糖,油温不要太高,熬至糖浆呈浅黄色、能抽出糖丝时,把炸好的香蕉块放入糖浆中,快速翻动,使糖浆均匀裹在香蕉上即可。

美容

香蕉洁净去角质面膜

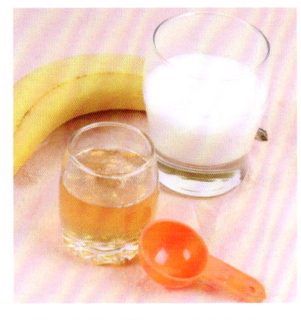

材料

香蕉1/2根,酸奶1小杯,蜂蜜1大匙。

说明

由香蕉、酸奶、蜂蜜等材料自制的去角质洁净面膜,能深层清洁肌肤,软化并清除肌肤表面的老废角质,去除肌肤毛孔中的油腻与杂质,有效净化肌肤,令肌肤变得清透润泽,水嫩白皙。

香蕉排毒祛痘面膜

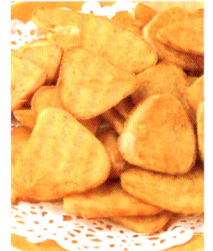

材料

香蕉1根,橄榄油1/2大匙。

说明

由香蕉、橄榄油自制的排毒洁净祛痘面膜,含有丰富的维生素C、B族维生素、矿物质及天然滋养成分,能深层清洁净化肌肤,排出毒素,补充肌肤所需的水分与营养,帮助保持肌表的水油平衡,有效祛除痘痘。

选购方法

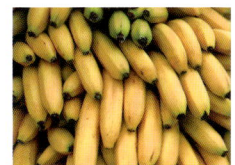

选购香蕉时,首先要看颜色,如果表皮颜色鲜黄光亮,两端带青,表示成熟度较好;若果皮全青则比较生;而果皮变黑的则过熟。其次,用手轻轻捏一下,有些硬的就比较生,太软则过熟。熟透了的香蕉果皮上有芝麻般的黑点,也就是人们常说的"芝麻香蕉"。购买时,应该挑选果皮黄里泛红、稍带黑斑且表皮有皱纹的香蕉为佳。

保存方法

香蕉在冰箱中存放容易变黑。把香蕉装进塑料袋里,再放一个苹果,然后尽量排出袋子里的空气,扎紧袋口,再放在家里不靠近暖气的地方,这样香蕉至少可以保存1周。

| 英文名：Banana | 别名：甘蕉、板蕉、牙蕉 | 科属：芭蕉科芭蕉属 |

芭蕉

香蕉的"同胞妹妹"

芭蕉，多年生草本植物，叶子很大，长椭圆形，花白色或淡黄色，果实跟香蕉相似。"扶疏似树，质则非木，高舒垂荫"，是古人对芭蕉的形、质、姿的形象描绘。芭蕉和香蕉同属一科，是一个家族中的两个品种，不仅外形相似，营养成分也差不多。从中医角度讲，都有润肠通便的功效。但香蕉性凉，芭蕉性温，故胃寒者不宜多吃香蕉，而适合吃芭蕉。

每100g芭蕉含有

热量	482kcal
蛋白质	1.2g
碳水化合物	28.9g
脂肪	0.1g
维生素B_1	0.01mg
维生素B_2	0.02mg
钾	330mg
磷	18mg
镁	29mg
钙	6mg

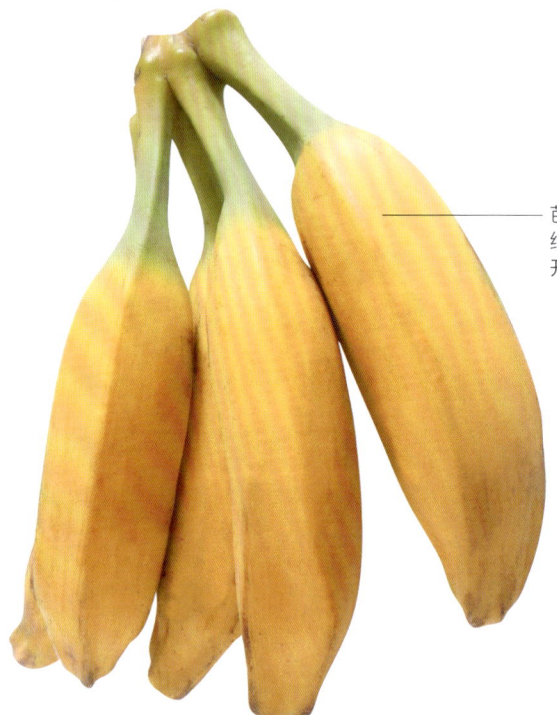

芭蕉与香蕉相似，肉嫩细滑，清甜爽口，具有开胃、助消化的功效

辨别方法

从外观上看，香蕉棱少，形体长圆，果柄短，未成熟时为青绿色，成熟后转为金黄色，果肉为黄白色，横断面近圆形。芭蕉一头略大，另一头略小，果柄较长，芭蕉果皮呈灰黄色，果肉是乳白色，横断面为扁圆形。从味道上分辨，香蕉味道浓甜，而芭蕉果肉细致油滑，但回味中略带一些酸涩。

相关诗句

（宋）杨万里《咏芭蕉》
骨相玲珑透八窗，花头倒挂紫荷香。
绕身无数青罗扇，风不来时也自凉。

芭蕉叶药用知识

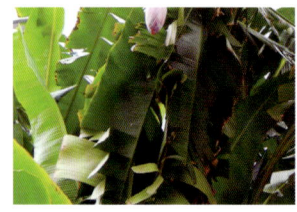

性味：性寒，味甘、淡。

功用主治：清热，利尿，解毒，治热病、中暑、脚气、痈肿热毒、烫伤等。

祛病妙方：
治烫伤:芭蕉叶适量，碾末，水泡已破者以香油调搽，水泡未破者以鸡蛋清调敷。

别名：露莓、树莓　　科属：蔷薇科悬钩子属　　英文名：Blackberry

营养丰富的黑色浆果

黑莓也称露莓，是欧美地区广泛栽培的新兴小果类水果，营养丰富，色泽艳丽，风味醇美，具有宜人的香味和独特的营养保健功能。黑莓富含人体所必需的各类氨基酸和微量元素，具有延缓衰老、提高免疫力、降压、降血脂和抗心律失常的功效。黑莓花也是一种很好的蜜源植物。

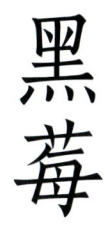

黑莓

浆果类水果

每100g黑莓含有

热量	180kcal
蛋白质	1.4g
碳水化合物	9.6g
膳食纤维	5.3g
维生素A	11μg
维生素C	21mg
维生素E	1.17mg
钾	162mg

养生功效大搜索

黑莓中含有的维生素E可以保护细胞和细胞内部结构的完整，防止酶和细胞内部成分遭到破坏，延缓衰老；含有的硒能抗氧化，防衰老，提高免疫力，与维生素E共同形成抵抗有毒物质的保护剂。

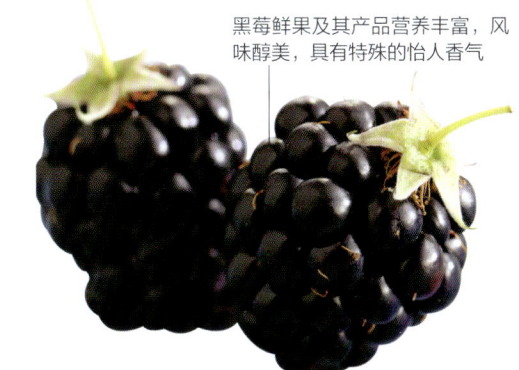

黑莓鲜果及其产品营养丰富，风味醇美，具有特殊的怡人香气

别名：八月瓜、羊开口、野香蕉　　科属：木通科木通属　　英文名：Fruit of Akebia

疏肝理气，活血止痛

八月札是木通、白木通、三叶木通的果实，呈长筒形，两端圆，成熟时沿腹缝线开裂，因此又叫羊开口。其可食用部分为瓤状果肉，晒干后可入药，气微香，味涩而淡，产于我国江浙一带及安徽、陕西、四川、西藏等地。

八月札

每100g八月札含有

热量	186kcal
蛋白质	0.7g
碳水化合物	10.9g
膳食纤维	10.4g
维生素A	260μg
维生素C	258mg

八月札药用知识

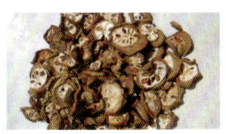

八月札去皮晒干后可入药，有疏肝理气、活血止痛、除烦、利尿的功效。

祛病妙方

● 治淋巴结核

八月札、金樱子、海金沙根、天葵子120克，煎汤，分3天服用。

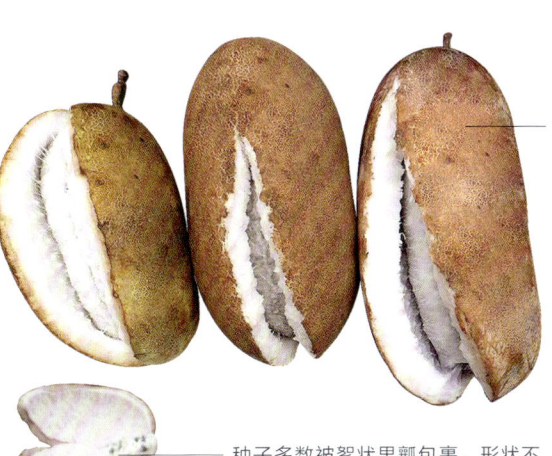

八月札成熟时果皮皱纹粗大而疏，未熟者皱纹细小而密

种子多数被絮状果瓤包裹，形状不规则，略扁平，红棕色或棕黑色，有光泽，纹理细密

| 英文名：Pomegranate | 别名：安石榴、若榴、丹若、金罂、金庞、涂林 | 科属：石榴科石榴属 |

石榴

多子多福的吉祥果

石榴，落叶灌木或小乔木，果实成熟时为鲜红色或粉红色，常会裂开，露出晶莹如宝石般的子粒，酸甜多汁，虽吃着麻烦，却回味无穷。因其色彩鲜艳、子多饱满，常被用作喜庆水果，意为多子多福。

石榴果实可供食用和酿酒，果皮及根皮可作黑色染料，叶炒后可代茶叶。石榴果、花、皮皆可入药，具有杀虫、收敛、涩肠、止痢等功效。

每100g石榴含有

热量	73kcal
蛋白质	1.4g
脂肪	0.2g
碳水化合物	18.7g
膳食纤维	4.8g
维生素B_1	0.05mg
维生素C	9mg
钾	231mg
镁	16mg
磷	71mg

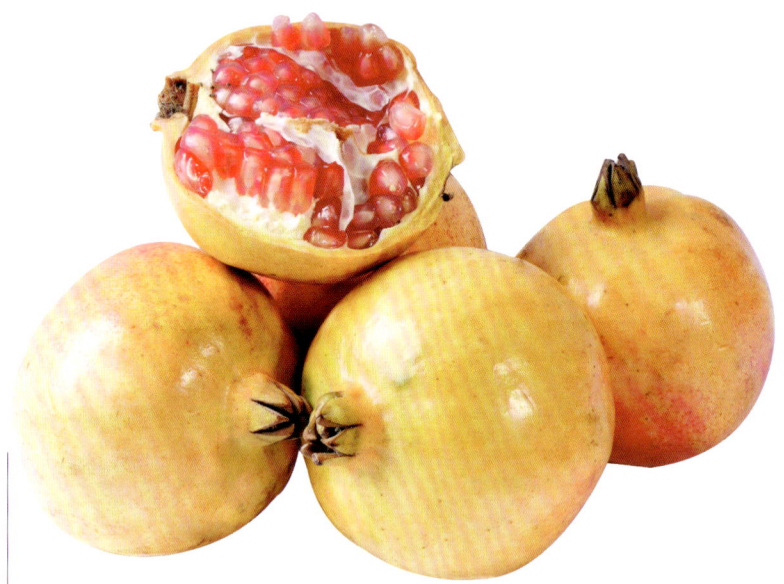

石榴剖析

石榴皮

有明显的抑菌和收敛作用，其中含有碱性物质，有驱虫功效。

石榴籽

粒晶莹，酸甜可口，营养丰富，有生津化食、止泻解毒的功效。

石榴花

性平而味酸涩，晒干碾末，有很好的止血作用，能止赤白带下；泡水洗眼，有明目功效。

保存方法

购回石榴后，放入冰箱冷藏即可。

（晋）潘岳《安石榴赋》

榴者，天下之奇树，九州之名果。华实并丽，滋味亦殊。商秋受气，收华敛实，千房同蒂，千子如一。缤纷磊落，垂光耀质，滋味浸液，馨香流溢。

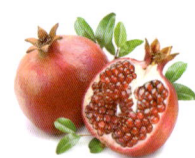

吃石榴时请注意

1. 石榴尤其适宜口干舌燥、腹泻、扁桃体发炎者食用。
2. 忌多食，以免伤肺损齿。
3. 感冒、大便秘结者慎食。
4. 急性盆腔炎、尿道炎患者慎食。
5. 不可与西红柿、螃蟹、西瓜、土豆搭配同食。

养生功效大搜索

石榴的醇浸出物及果皮煎剂对很多细菌均有明显的抑制作用，尤其是对贺氏痢疾杆菌作用最强。石榴皮煎剂可抑制流感病毒。石榴花晒干碾为末可用于止血，泡水后洗眼能明目。

石榴汁含有多种氨基酸和微量元素，能促进消化，可以抗胃溃疡，软化血管，降血脂和血糖，还可降低胆固醇，防治冠心病、高血压等病症。

特别介绍

张骞带回榴种

石榴在公元前二世纪时传入我国。据晋代张华《博物志》载："汉张骞出使西域，得涂林安石国榴种以归，故名安石榴。"

石榴裙

石榴与中国的服饰文化也有着密切的联系。古代妇女着裙，多喜欢石榴红色，人们便将红裙称为石榴裙。久而久之，石榴裙成了古代年轻女子的代称，也就有了"拜倒在石榴裙下"的说法。

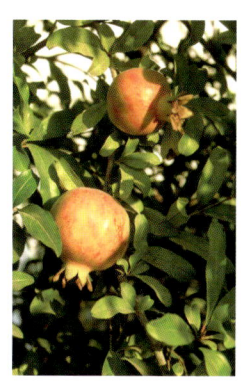

美食

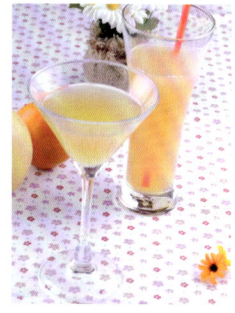

石榴苹果汁

材料

苹果50g，石榴80g，柠檬50g，冰块适量。

制作方法

① 石榴去皮，取出果实；苹果洗净去核，切块。

② 将苹果、石榴放进榨汁机内榨汁，然后加入适量冰块即可。

美容

石榴美白保湿面膜

材料

石榴1个，蜂蜜1小匙，冰矿泉水适量，面膜纸1张。

说明

由石榴、蜂蜜、冰矿泉水制成的美白保湿面膜，能深层净化、润泽肌肤，补充肌肤细胞所需的水分与养分，并能提亮肤色，改善肌肤暗沉、色斑等状况，令肌肤变得白皙、水润。

使用频率：每周1～3次。

* 小贴士：油性皮肤可不放蜂蜜。

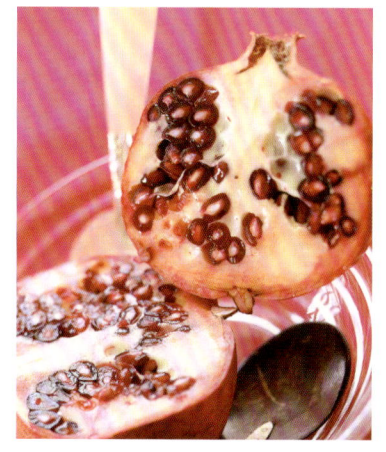

选购方法

挑选石榴，首先看是否有光泽，颜色比较亮的石榴比较新鲜；其次掂重量，大小差不多的石榴，比较重的是熟透了的，水分较多；最后看表皮是否饱满，以饱满为好。

祛病妙方

石榴花

- 治吐血、咯血或久泻不止

  石榴花水煎服。

- 治烧烫伤

  石榴花碾细末，调香油搽患处。

- 治鼻出血

  石榴花晒干碾末，吹鼻孔，每日数次。

石榴皮

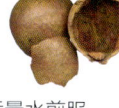

- 治脾虚腹泻

  酸石榴皮 15～30g，加红糖以适量水煎服。

- 驱蛔虫

  酸石榴皮 30g，水煎汁，冲玄明粉 6g，空腹服下。

- 驱绦虫

  石榴皮 30g，槟榔 120g，水煎，早晨空腹1次服完，1小时后再服芒硝 15g 或大黄 6g。

浆果类水果

英文名：Kiwi　　别名：奇异果　　科属：猕猴桃科猕猴桃属

猕猴桃

果皮覆毛、果肉亮绿

猕猴桃果皮覆毛，貌似猕猴，由此得名。它质地柔软，味道有时被描述为草莓、香蕉、凤梨三者的混合。猕猴桃营养丰富，美味可口，鲜果酸甜适度，清香爽口，其中含有的维生素C和维生素E共同协作，能够有效提升人体内抗氧化的能力，使肌肤保持持久水润，远离皱纹和黑色素的袭击。

每100g猕猴桃含有

热量	61kcal
蛋白质	0.8g
脂肪	0.6g
碳水化合物	14.5g
膳食纤维	2.6g
维生素A	22μg
维生素C	62mg
维生素E	2.43mg
钾	144mg
钙	27mg

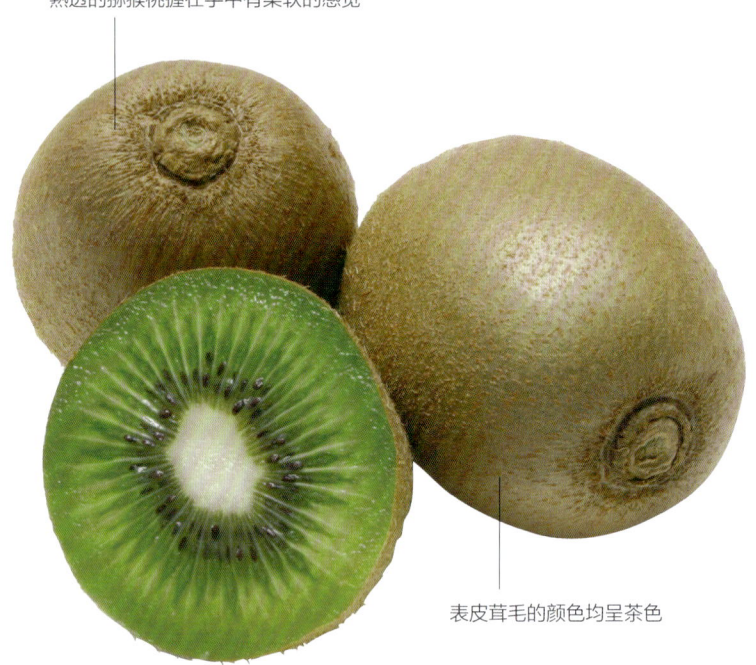

熟透的猕猴桃握在手中有柔软的感觉

表皮茸毛的颜色均呈茶色

家族成员

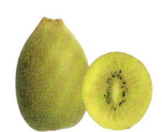

黄金猕猴桃
果肉的颜色偏黄且甜味重，顶部有个凸出的尖。

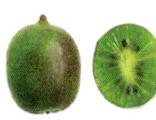

小猕猴桃
单果长3cm左右，主产美国，果皮薄且无茶色茸毛。

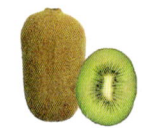

香绿
果实圆柱形且个大，表皮上茶色茸毛过多，酸味淡。

DIY蔬果汁

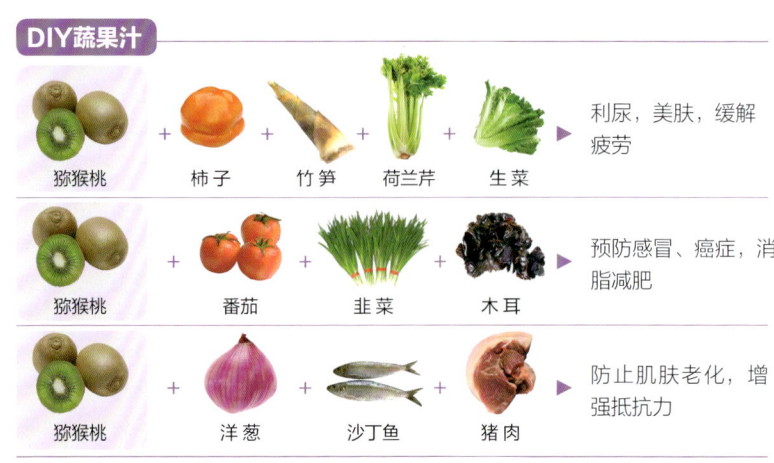

猕猴桃 + 柿子 + 竹笋 + 荷兰芹 + 生菜 ▶ 利尿，美肤，缓解疲劳

猕猴桃 + 番茄 + 韭菜 + 木耳 ▶ 预防感冒、癌症，消脂减肥

猕猴桃 + 洋葱 + 沙丁鱼 + 猪肉 ▶ 防止肌肤老化，增强抵抗力

养生功效大搜索

猕猴桃中的维生素 C 可以促进骨胶原的形成；抗氧化物质能够增强人体的自我免疫功能；谷胱甘对癌症基因突变有较强的抑制作用，在一定程度上能有效抑制多种癌细胞的病变。

猕猴桃中含有的血清促进素对稳定情绪、镇静心情有特殊的作用，其中所含的天然肌醇能促进脑部活动，因此多吃猕猴桃有助于改善情绪。另外，猕猴桃是一种营养和膳食纤维都很丰富的低脂肪食品，对美白肌肤、减肥、美容有独特的功效，是爱美人士的最佳选择。

美食

猕猴桃柠檬柳橙汁

材料

柠檬半个，豆芽菜100g，猕猴桃1个，柳橙1个，冰块适量。

制作方法

1. 柠檬洗净后连皮切成3块，去除柳橙的果皮及种子，猕猴桃削皮后直立对切为二。
2. 柠檬、柳橙放入榨汁机内榨汁，豆芽菜和猕猴桃放入榨汁机，榨汁，再加入适量冰块即可。

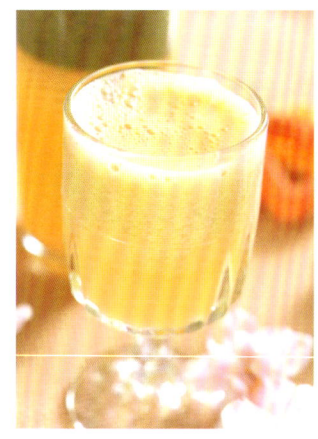

美容

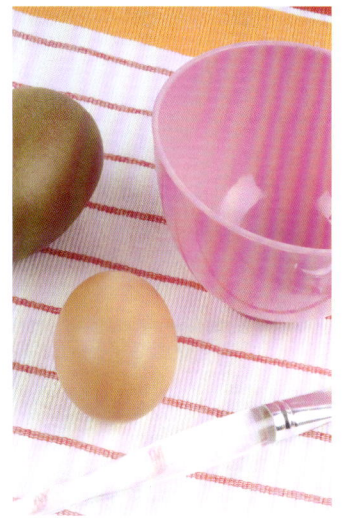

猕猴桃收缩毛孔面膜

材料

猕猴桃1个，鸡蛋1个。

制作方法

1. 猕猴桃洗净，去皮切块，放入搅拌机中打成泥状；鸡蛋磕开，滤取鸡蛋清，与猕猴桃一同倒在面膜碗中。
2. 充分搅拌，调和成稀薄适中、易于敷用的糊状，待用。
3. 用温水清洁面部后，先用热毛巾敷脸3~5分钟，再取适量调制好的面膜涂抹在脸部，避开眼部及唇部四周的肌肤，10~15分钟后用清水洗净。

选购方法

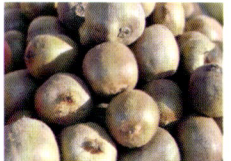

选购猕猴桃时，应先仔细地摸摸果实，选择较硬的。已经整体变软或局部变软的果实不能久放，最好不要购买。此外，体形饱满、无疤痕、果肉呈浓绿色的果实比较好。

保存方法

猕猴桃很耐储存。一般放入冰箱3~4个月都没问题，也可以把猕猴桃放在密封袋子里，放出其中的空气，扎紧开口，然后放到阴凉通风处，可延长保质期。

催熟方法

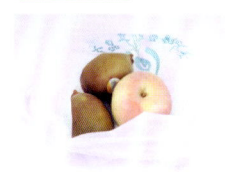

一般刚买回来的猕猴桃很可能还未熟透，可将其和苹果放在一起，苹果释放出的乙烯可以起到催熟的效果。

吃猕猴桃时请注意

1. 脾虚便溏、慢性胃炎、寒湿下痢者忌食。
2. 痛经、闭经的女性忌食。
3. 风寒感冒、小儿腹泻者不宜食用。

浆果类水果

| 英文名: | Strawberry | 别名:洋莓、地莓、地果、红莓、士多啤梨 | 科属:蔷薇科草莓属 |

草莓

色泽红艳、酸甜可口

草莓外观呈心形，色彩鲜艳粉红，果肉多汁，酸甜适口，芳香宜人，营养丰富，被美国营养学家列为十大美容食品之一。据研究，女性常吃草莓能抗氧化、防早衰。

草莓的吃法比较多，常见的是将草莓冲洗干净，直接食用，或将洗净的草莓拌以白糖或甜牛奶食用，风味独特。草莓还可以制成各种草莓酱、草莓汁、草莓酒、草莓露、糖水草莓、草莓蜜饯、草莓脯和冷饮。

每100g草莓含有

热量	32kcal
蛋白质	1g
脂肪	0.2g
碳水化合物	7.1g
膳食纤维	1.1g
维生素A	5μg
维生素C	47mg
钾	131mg
钙	18mg
磷	27mg

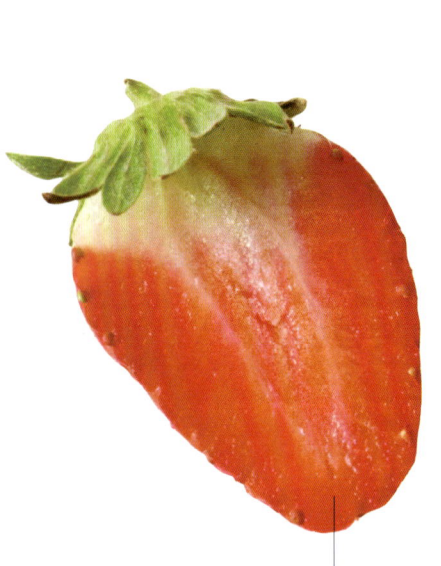
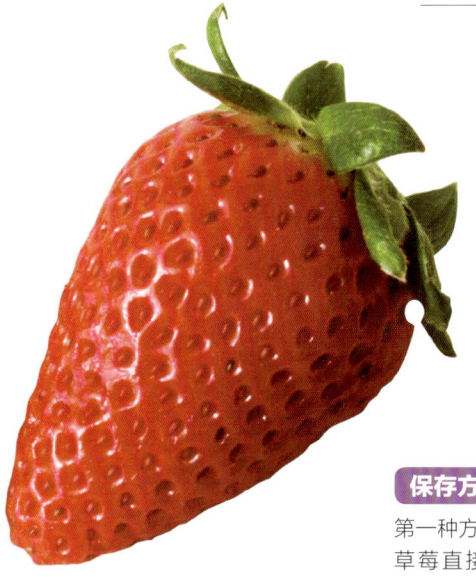

草莓性凉，味甘、酸，归肺、脾经。具有润肺生津，健脾，消暑，解热，利尿，止渴的功效

保存方法

第一种方法：将未清洗的草莓直接用保鲜膜包起来，放在冰箱的冷藏室里。
第二种方法：清洗后去蒂，蘸一层白糖，再放到冷冻室里。第二种方法不仅可以保鲜，还能防止草莓的表面被划伤。

清洗方法

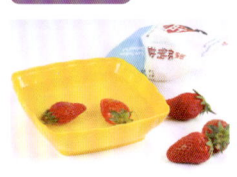

巧洗草莓

先用清水冲洗草莓，然后将其放入盐水里浸泡5分钟，再用清水冲去咸味即可食用。这样洗既可杀菌，又可保鲜。

DIY蔬果汁

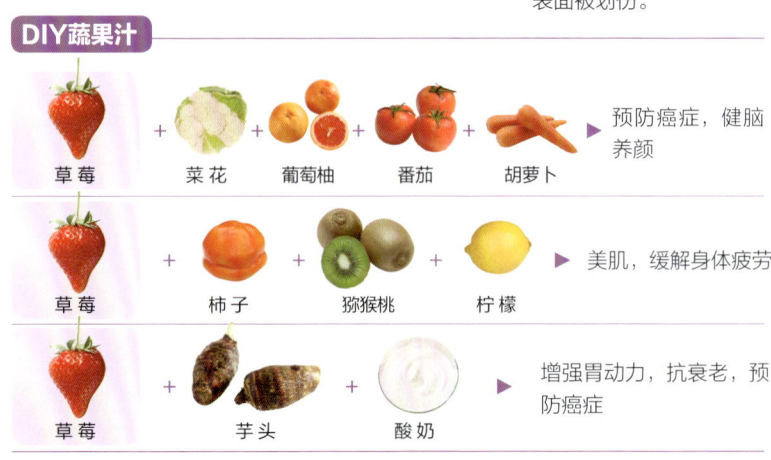

草莓 + 菜花 + 葡萄柚 + 番茄 + 胡萝卜 ▶ 预防癌症，健脑养颜

草莓 + 柿子 + 猕猴桃 + 柠檬 ▶ 美肌，缓解身体疲劳

草莓 + 芋头 + 酸奶 ▶ 增强胃动力，抗衰老，预防癌症

养生功效大搜索

草莓可调理胃肠道,其所含的胺类物质对血液类疾病有辅助治疗作用,其所含的天冬氨酸,可以自然平和地清除体内的重金属离子。

草莓富含维生素 C,可促进骨胶原合成,帮助铁质的吸收,有抗菌抑癌的功效。另外,草莓富含水溶性膳食纤维与果胶,能降低血液中的胆固醇含量,改善动脉硬化等症。

对于爱美人士来说,维生素 C 的功效就更重要了。它能促进肌肤的新陈代谢,改善黑斑、雀斑、粉刺等肌肤问题。

选购方法

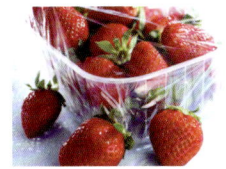

选购草莓应以色泽鲜亮、颗粒大、香味浓郁、蒂头带有鲜绿叶片、没损伤的为佳。如果颜色过白或过青都表示还没成熟。

美食

草莓橘子蔬果汁

材料
草莓5个,芒果、橘子各1个,冰块、蒲公英各适量。

制作方法
① 草莓洗净去蒂;橘子连皮切块;芒果去籽,用汤匙挖取果肉;蒲公英洗净备用。
② 将草莓、橘子、芒果及蒲公英放入榨汁机榨成汁。
③ 加入适量冰块即可。

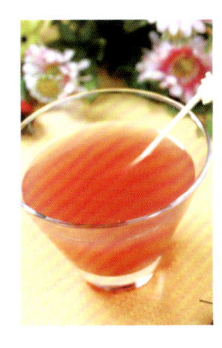

祛病妙方

● 治食欲不佳
　草莓250g,洗净,绞汁,分2次饮用。

● 治气虚贫血
　草莓100g、大枣50g、荔枝干30g、糯米150g,加适量水熬粥。

● 治夏暑热、口渴烦躁
　草莓绞汁,加入冰糖,温开水冲调,频饮。

草莓小虾球

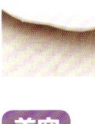

材料
草莓3个,虾仁300g,芍药10g,当归5g,鲜山药50g,土司3片,莲藕粉1小勺,水1大勺,米酒1小匙,植物油适量。

制作方法
① 芍药、当归洗净榨汁,土司切丁,草莓切片。
② 虾仁洗净用米酒腌20分钟,拭干,同山药一同剁碎,加调味料,拍打成泥。
③ 用虾泥、土司丁包裹草莓,炸至金黄色起锅备用,最后用剩余材料调成浆汁勾芡即可。

美容

草莓蜂蜜补水滋养面膜

材料
草莓4个,蜂蜜1大匙,牛奶1大匙,面粉适量。

制作方法
① 草莓放在淡盐水中浸泡片刻,去蒂,洗净,切成两半。
② 将草莓、蜂蜜、牛奶、面粉一同入锅,用小火加热至草莓软化,成面糊状,熄火晾凉;充分搅拌上述材料,调和成面膜状即可。

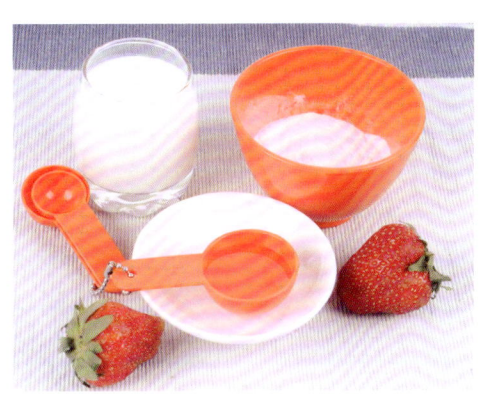

| 英文名：Raspberry | 别名：悬钩子、覆盆子、野莓、木莓 | 科属：蔷薇科悬钩子属 |

树莓

小巧精致、果味甜美

树莓，即中医所说的覆盆子，是一种聚合果，有红色、金色和黑色之分，味道酸甜，是国内外新兴起的第三代水果。树莓的营养成分易被人体吸收，还能促进其他营养物质的消化和吸收，能改善新陈代谢、增强身体抵抗力。树莓可入药，其果实有补肾壮阳、促进雄性激素分泌的作用。浙江和福建一带常用其未成熟的果实入药作引，具有益肾涩精、助阳、明目、醒酒止渴、化痰、解毒的功效。

每100g树莓含有

热量	157 kcal
碳水化合物	5.4g
维生素C	25mg
维生素E	1.4mg
钾	200μg

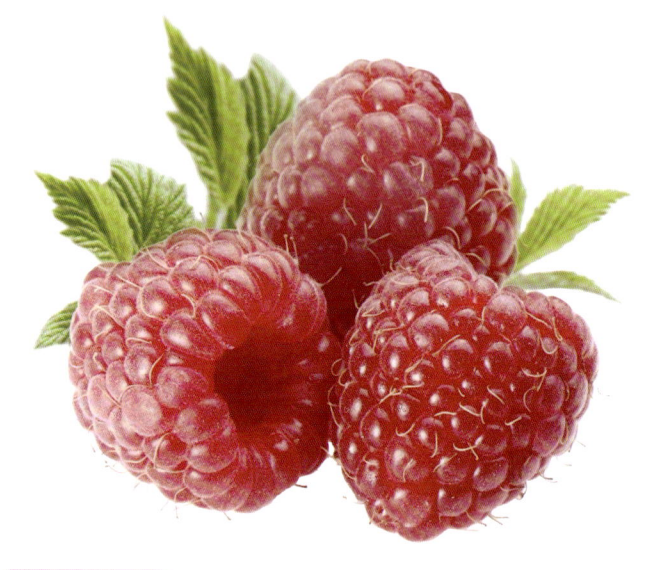

主要营养成分

树莓含有有机酸、碳水化合物及少量维生素C，并含有β-谷甾醇、覆盆子酸等。

吃树莓时请注意

1. 适宜肝肾亏虚、阳痿、遗精、不孕不育、小便频繁、视物不清者食用。
2. 肾虚火旺、小便短赤者及怀孕初期妇女慎食。

祛病妙方

● 治阳事不起

酒浸覆盆子，焙碾为末，每日酒服9g。

● 治肺虚寒

煎取覆盆子汁，加少许蜜服用。

采收与储存

七八月间果实已饱满呈绿色、尚未成熟时采收，将摘下的果实拣净梗叶，用沸水烫1~2分钟，取出放在烈日下晒干。

树莓药用知识

树莓入药使用的形态为圆锥形、扁圆形或球形，表面灰绿色带灰白色茸毛。气清香，味甘微酸。以个大、饱满、粒整、结实、色灰绿、无叶梗者为佳。

功效：补肝益肾，固精缩尿，明目。

主治：阳痿早泄，遗精滑精，宫冷不孕，带下清稀，尿频遗溺，目昏暗，须发早白。

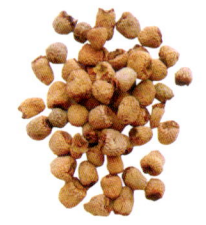

养生茶饮

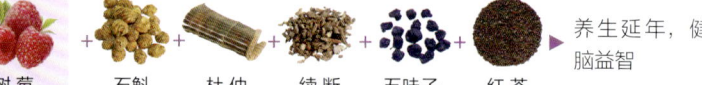

树莓	锁阳	党参	山药	红茶	▶ 补脾益肾
树莓	菟丝子	肉苁蓉	枸杞	山茱萸	红茶	▶ 滋补肝肾，延年益寿
树莓	石斛	杜仲	续断	五味子	红茶	▶ 养生延年，健脑益智

别名：鸡皮果、黄枇、黄弹子、王坛子　**科属：**芸香科黄皮属　**英文名：**Chinese Wampee

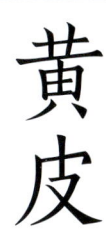

黄皮

每100g黄皮含有

热量	164kcal
蛋白质	0.6g
碳水化合物	9.9g
脂肪	1.2g
维生素B_1	0.13mg
维生素C	35mg
钾	226mg
镁	16mg

药食俱佳的热带水果

黄皮是广东人熟悉的夏季水果之一，含有丰富的维生素C、糖类、有机酸和果胶，鲜食可生津止渴、消食健胃，还可加工成果酱、蜜饯、饮料和糖果。它的果皮及果核皆可入药，有利尿和消肿止痛的功效，主治胃痛、痛经和风湿骨痛。民间也喜欢用水煎黄皮叶来防治感冒，或者用黄皮树根来治气痛。

浆果类水果

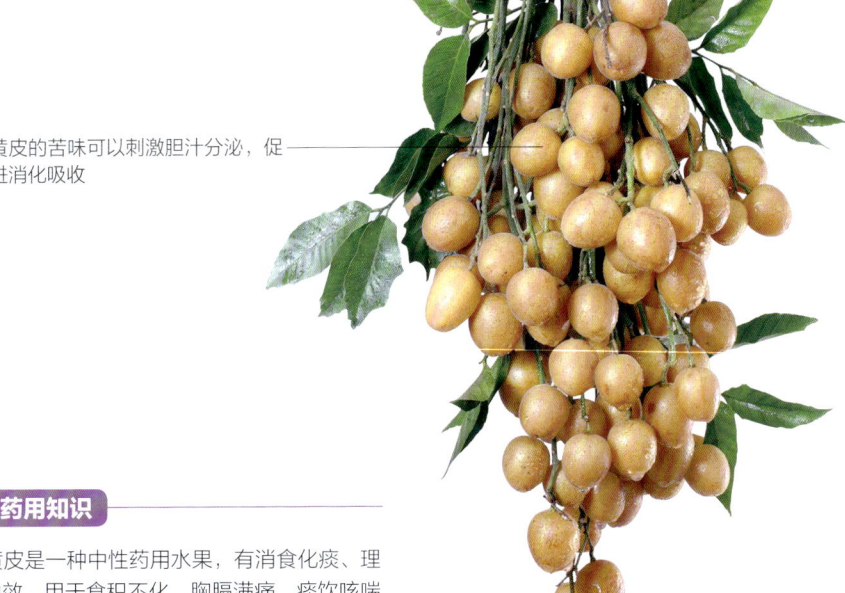

黄皮的苦味可以刺激胆汁分泌，促进消化吸收

黄皮药用知识

黄皮是一种中性药用水果，有消食化痰、理气的功效，用于食积不化、胸膈满痛、痰饮咳喘等症，并可解郁热、理疝痛。黄皮叶性凉，味辛，有疏风解表、除痰行气之功，用于防治流行性感冒、温病身热、咳嗽哮喘、水胀腹痛、疟疾、小便不利、热毒疥癞等症。黄皮根可治气痛及疝痛。

祛病妙方

- **治感冒**
  黄皮叶15~30g，水煎服。
- **治肝胃气痛**
  生黄皮果晒干，每日10个，水煎服。或用黄皮树根60g，水煎后去渣，加黄酒冲服。
- **治疝气偏坠**
  黄皮树根60g，小茴香15g，水煎后去渣，冲入黄酒适量，温服，一日2次。
- **治肠痉挛、胃神经痛**
  黄皮果核炒香，碾细末，以水或黄酒送下。

家族成员

黄皮品种甚多，大抵分为甜黄皮与酸黄皮两类。甜黄皮以鸡心种最为著名，多作鲜食；酸黄皮多属实生树，品种杂，缺乏分类，多用来加工果脯、果汁、果酱等。

＊食用小贴士

夏天吃黄皮时，可以将果肉、果皮和果核放在口中一起嚼碎，连渣带汁一并吞下，味道虽有些苦，但可以起到降火，治疗消化不良、胃脘饱胀的作用。暑天到郊外旅行，暑气逼人，可以带一些黄皮，苦味黄皮更好，口渴或感到头脑闷热不适时，嚼几个黄皮，不仅能生津止渴，还能预防中暑。

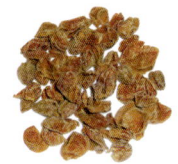

| 英文名：Mulberry | 别名：桑果、桑枣 | 科属：桑科桑属 |

桑葚

养心益智的皇家御用补品

桑葚含有丰富的活性蛋白、维生素、氨基酸、胡萝卜素、矿物质等成分，具有多种功效，被医学界誉为"21世纪的最佳保健果品"。早在两千多年前，桑葚就已是中国皇家的御用补品。桑葚性微寒，味酸，具有补血滋阴、生津止渴、润肠化燥等功效，众多医学典籍中均有关于桑葚防病保健功能的记载，常吃桑葚能显著提高人体免疫力，延缓衰老，美容养颜。

每100g桑葚含有

热量	60kcal
蛋白质	1.8g
脂肪	0.3g
碳水化合物	14.9g
膳食纤维	4.9g
维生素A	5μg
维生素C	0.06mg
维生素E	9.87mg
钙	37mg
硒	5.65mg
胡萝卜素	30μg

家族成员

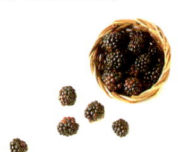

我国有15个桑种，3个变种，是世界上桑种最多的国家。其中栽培种有鲁桑、白桑、广东桑、瑞穗桑，野生桑种有长穗桑、长果桑、黑桑、华桑、细齿桑、蒙桑、山桑、川桑、唐鬼桑、滇桑、鸡桑，变种的有鬼桑（蒙桑的变种）、大叶桑（白桑的变种）、垂枝桑（白桑的变种）。

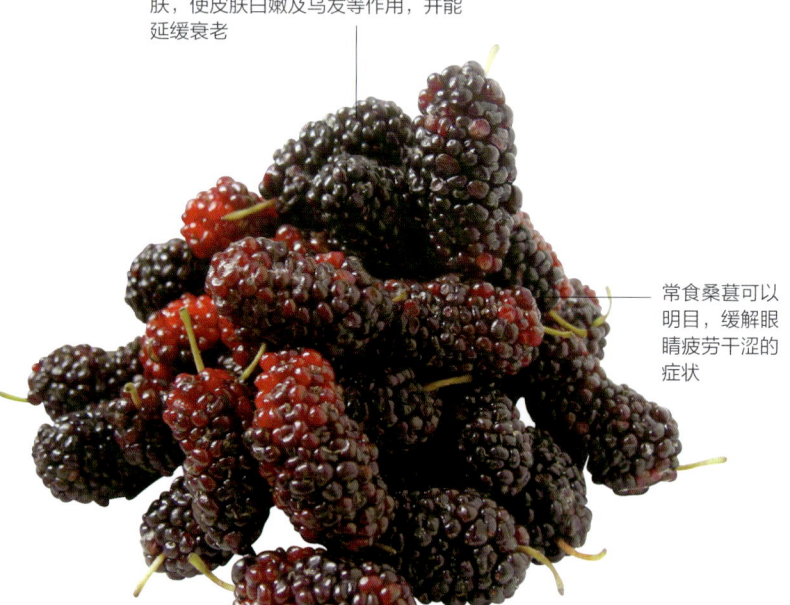

桑葚有改善皮肤血液供应，营养肌肤，使皮肤白嫩及乌发等作用，并能延缓衰老

常食桑葚可以明目，缓解眼睛疲劳干涩的症状

养生茶饮

健体美颜、抗衰老的桑葚茶

桑葚具有生津止渴、促进消化、促进排便等作用，可与其他中药材搭配成茶饮，有祛病强身的功效。

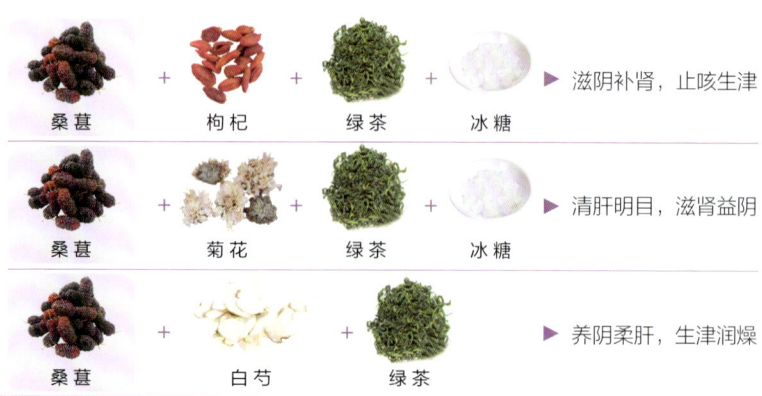

桑葚 + 枸杞 + 绿茶 + 冰糖 ▶ 滋阴补肾，止咳生津

桑葚 + 菊花 + 绿茶 + 冰糖 ▶ 清肝明目，滋肾益阴

桑葚 + 白芍 + 绿茶 ▶ 养阴柔肝，生津润燥

养生功效大搜索

桑葚中的脂肪酸具有分解脂肪、降低血脂、防止血管硬化的作用。其中的多种活性成分，可调整机体免疫功能、促进造血细胞生长、降血糖、降血压。桑葚还有滋阴补血、益肝肾的作用，可以用于血虚肠燥便秘，阴血不足的眩晕、失眠等症。

桑葚含有丰富的天然抗氧化成分，如维生素C、β-胡萝卜素、硒、黄酮等，可有效清除自由基，常用于抗衰老、生发方面。另外，桑葚还含有一种叫白藜芦醇的物质，对预防癌症和血栓性疾病有一定作用。

选购方法

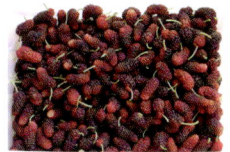

选购桑葚时，以个大、肉厚、色紫红、糖分足者为佳。不要选择紫中带红或颜色较浅的，一般这种桑葚味道较酸。

美食

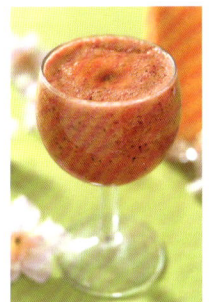

混和桑葚蜜汁

材料

苹果150g，胡萝卜80g，柠檬30g，桑葚30g，蜂蜜10g。

制作方法

❶ 苹果洗净去皮，切成小块；柠檬洗净切块；胡萝卜洗净去皮，切成大小适当的块；桑葚洗净。
❷ 所有材料放入果汁机内榨汁，再加蜂蜜拌匀即可。

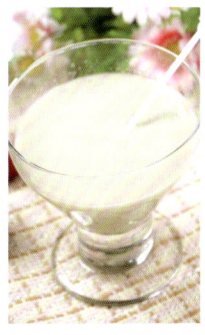

猕猴桃桑葚奶

材料

桑葚80g，猕猴桃50g，牛奶150ml。

制作方法

❶ 桑葚用盐水浸泡5分钟，捞出，冲洗干净；猕猴桃洗净去皮，切成大小适合的块。
❷ 将桑葚、猕猴桃一起放入果汁机内搅打成汁，最后加入牛奶，搅拌均匀即可。

美容

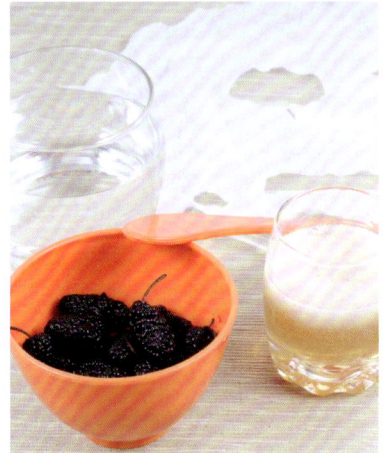

桑葚滋养瘦脸面膜

材料

桑葚30g，甜酒酿1小匙，蜂蜜1大匙，水适量。

说明

由桑葚、甜酒酿、蜂蜜制成的滋养瘦脸面膜，能深层滋养肌肤细胞，改善肌肤暗沉现象，并能消除脸部水肿，排除肌肤细胞中的多余水分，令肌肤变得细致柔嫩，富有弹性。

* 适合肤质：各种类型的肤质。

保存方法

为使桑葚保持新鲜和原有的味道，应直接放进冰箱内冷藏。

吃桑葚时请注意

❶ 桑葚尤其适合肝肾阴血不足者，少年发白者，病后体虚、体弱者，习惯性便秘者食用。
❷ 体虚便溏者不宜食用桑葚，儿童也不宜大量食用。

祛病妙方

● **治心肾衰弱型不寐，或习惯性便秘**

桑葚30~60g，加适量水煎服。

● **治阴症腹痛**

桑葚适量，以绢包，风干，伏天碾为末。每服9g，热酒下。

● **治风湿筋骨痛**

黑桑葚30~60g，水煎服；或桑葚膏，每服1匙，以温开水和少量黄酒冲服。

| 英文名：Papaya | 别名：万寿果、乳瓜 | 科属：番木瓜科木瓜属 |

木瓜

丰胸抗肿瘤的"百益果王"

木瓜是岭南四大名果之一，与香蕉、菠萝同称为"热带三大草本果树"。它果皮光滑，外形美观，果肉厚实细致，香气浓郁，汁水丰多，甜美可口，富含17种以上的营养素，还含有木瓜蛋白酶、番木瓜碱等，有"百益之果""水果之皇""万寿瓜"的雅称。半个中等大小的木瓜足以提供人体一天所需的维生素C。

每100g木瓜含有

热量	29kcal
蛋白质	0.4g
脂肪	0.1g
碳水化合物	7g
膳食纤维	0.8g
维生素A	145μg
维生素C	43mg
钾	18mg
钙	17mg
磷	12mg
镁	9mg

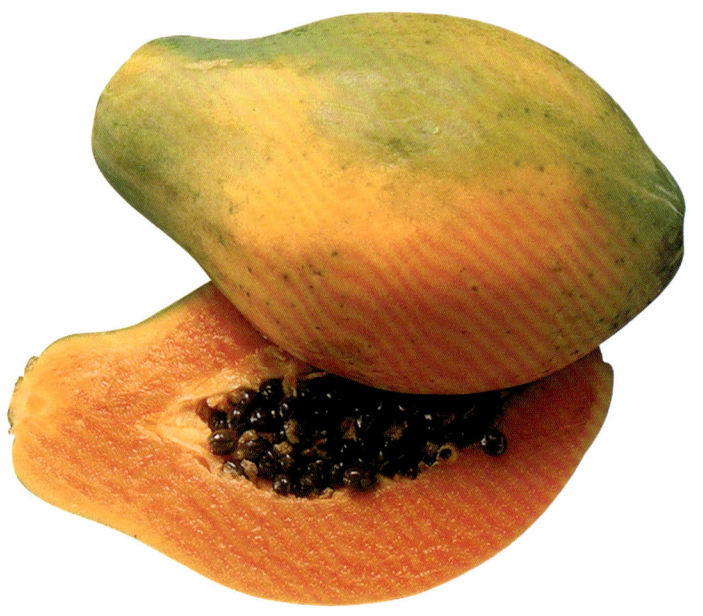

木瓜剖析

果肉
果肉木质，味微酸、涩，有芳香。

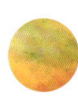
果皮
果实呈长椭圆形，长10～15cm，深黄色，具光泽。

种子
种子球形，黑色，靠内壁而生。

美食

木瓜炖牛排

材料
木瓜1个，牛排200g，鸡蛋蒜末、辣椒、盐、植物油、玉米粉、蚝油、高汤、米酒各适量。

制作方法
1. 用盐、玉米粉和鸡蛋将牛排先腌制4小时，再将牛排切条。
2. 用蒜末、辣椒将油锅爆香后，将牛排下锅，再加入蚝油、高汤和米酒，最后加入木瓜拌炒一下即可。

DIY蔬果汁

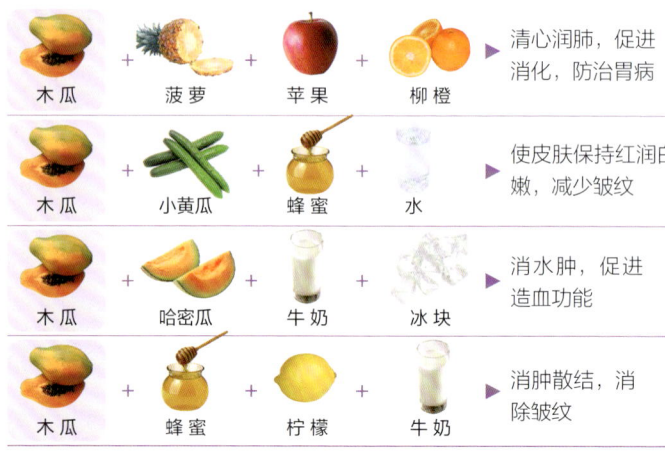

养生功效大搜索

木瓜含有大量的水分、碳水化合物、蛋白质、脂肪、维生素及多种人体所必需的氨基酸，能够充分补充人体的养分，增强身体抵抗疾病的能力。其中特有的木瓜蛋白酶，促进人体对食物的消化和吸收，从而起到健脾消食、清心润肺的功效。

木瓜还含有凝乳酶，可通乳；含有木瓜碱和木瓜蛋白酶，可杀虫除病、抗淋巴性白血病、缓解痉挛疼痛。

木瓜也可防治肾炎、便秘，促进人体的新陈代谢和抗衰老，同时有护肤养颜的功效。

美食

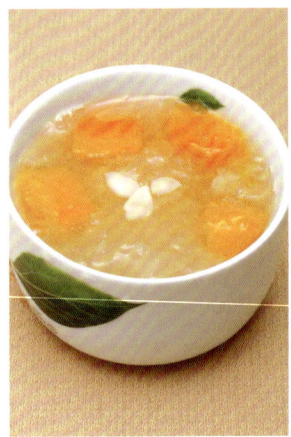

木瓜炖银耳

材料

银耳100g，杏仁5g，木瓜1个，白糖2g。

制作方法

1. 木瓜洗净，去皮切块；银耳洗净，泡发；杏仁洗净，泡发。
2. 炖盅中放水，将木瓜、银耳、杏仁一起放入炖盅，先用大火煮沸，转入小火炖制1～2小时。
3. 盅中调入白糖，拌匀即可。

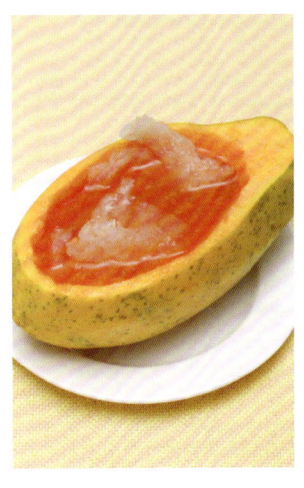

木瓜冰糖炖燕窝

材料

燕窝100g，木瓜2个，冰糖适量。

制作方法

1. 木瓜去皮去籽，洗净切成块备用；燕窝用水泡发，备用。
2. 锅中水烧开，将洗净的木瓜、泡发的燕窝一起入锅，先用大火烧开，再转为小火隔水蒸30分钟。
3. 木瓜盅30分钟后起锅，调入冰糖（或冰糖水）即可。

选购方法

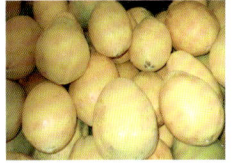

选购木瓜，应挑选果实呈椭圆形，颜色绿中带黄，果皮光滑洁净，果蒂新鲜，气味香甜，有重量感的。

保存方法

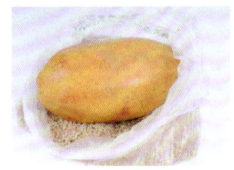

成熟的木瓜果肉很软，不易保存，购回后要立即食用。若不打算马上食用，则可选购尚未熟透的果实。

催熟方法

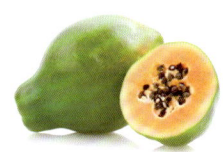

可将木瓜放置在通风阴凉处，待果蒂处渐软后即可食用。若想让木瓜加速熟黄，也可将其埋在米缸中。

浆果类水果

吃木瓜时请注意

1. 适宜慢性萎缩性胃炎、消化不良、肥胖、风湿筋骨痛、跌打损伤患者，以及缺乳的产妇。
2. 孕妇和过敏体质者慎食。
3. 不宜和海螺、虾搭配食用，否则会引起腹痛、头晕或食物中毒。

祛病妙方

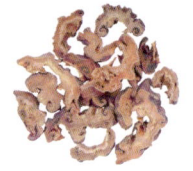

● **治手足麻痹**

取鲜木瓜60g煎汤内服，或绞汁饮。

● **治乳汁缺少**

取鲜木瓜250g，猪蹄1个，熬汤服。

● **治胃及十二指肠溃疡**

取鲜木瓜150~250g，直接食用。

● **治脾胃虚弱、食积不消**

干番木瓜（未成熟果实），碾为细末，每次9g，早晨空腹时1次服用，温开水送下。

● **治吐泻、转筋**

木瓜50g切片，陈苞米50g，水煎，温服；或木瓜80g，捣烂取汁，加入木香粉3g，用热酒调服；或木瓜20g，生姜、半夏、小茴香各5g，水煎服。

说说木瓜的那些事

"投我以木瓜，报之以琼琚"是《诗经·卫风·木瓜》里的句子，比喻友好往来或互相赠送东西，友谊深厚。暗含有投入少，赠予多之意，表达了对他人的深切回报。

关于这句诗的由来，有这样一段渊源。

春秋时，群雄并起。时狄国大败卫国，卫国君沿通粮河道而逃，为齐桓公所救。齐桓公封之以地，赠之以车马器皿。卫国人十分感激，于是作歌曰："投我以木瓜，报之以琼琚。"之后，卫国与齐国结成联盟。

美容

木瓜芦荟抗敏滋养面膜

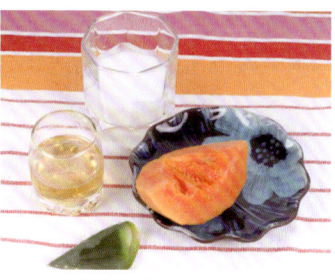

材料

木瓜1块，芦荟1片，牛奶3匙，蜂蜜1匙。

说明

由木瓜、芦荟、蜂蜜、牛奶制成的抗敏滋养面膜，能促进肌肤新陈代谢，清除毛孔中的油腻与杂质，净化、镇静、安抚敏感的肌肤，具有极佳的美白、滋养、提亮肤色、防止过敏的功效。

使用频率：每周1~2次。

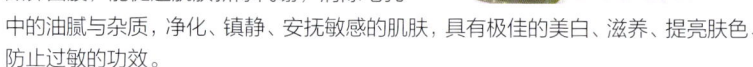

木瓜葡萄滋养面膜

材料

葡萄10~15粒，木瓜1小块，红酒1小匙。

说明

由葡萄、木瓜、红酒制成的滋养抗衰面膜，富含花青素、水溶性维生素、葡萄多酚等营养美肤元素，能延缓肌肤衰老，防止皱纹产生，令松弛的肌肤变得紧致，并能促进肌肤细胞更新，令肌肤变得白皙水润。

＊ 适合肤质：除敏感性肤质外的其他各种肌肤。

家族成员

宣木瓜

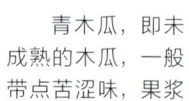

宣木瓜又叫皱皮木瓜，也称贴梗海棠、贴梗木瓜、铁脚梨，因果实成熟7~10日后果皮微有皱缩，故名。果实可作蜜饯、果酱和果汁等多种食品。

干燥的果实入药，属中药木瓜的主流产品，能疏通经络，祛风活血，有镇痛、平肝、和脾、化湿、舒筋的功效，主治中暑、霍乱转筋、脚气水肿、湿痹等症；浸酒服，可治风湿性关节炎。

青木瓜

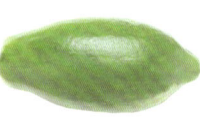

青木瓜，即未成熟的木瓜，一般带点苦涩味，果浆味较浓。青木瓜自古就是第一丰胸佳果，其中丰富的木瓜蛋白酶对乳腺发育很有助益，能刺激卵巢分泌雌激素，使乳腺畅通，从而达到丰胸的目的。

别名：仁心果、赤铁果、人参果　　科属：山榄科铁线子属　　英文名：Manikara Zapota

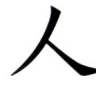

人心果

浆果类水果

每100g人心果含有

热量	347kcal
蛋白质	0.4g
脂肪	1.1g
碳水化合物	20g
膳食纤维	5.3g
维生素A	3μg
维生素C	14.7mg
钾	193mg
磷	12mg
钙	21mg

形似心脏，清心润肺

人心果是海南岛的著名水果，因外形长得像人的心脏而得名，芳香爽口，营养丰富，有清心润肺的功效。人心果一般呈卵形或球形，果皮薄，未熟时青绿至褐色，成熟后为灰色或锈褐色。人心果果肉为黄褐色，口感绵密，柔软多汁，有石细胞，味甜中带微酸，似梨与红糖同食。

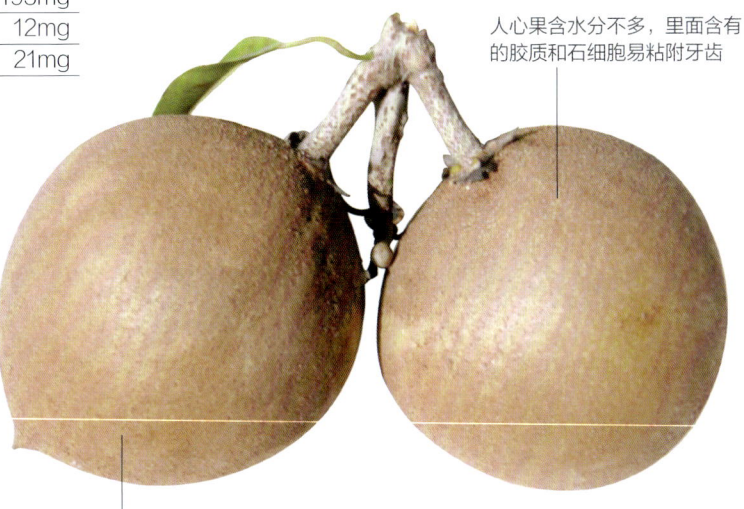

人心果含水分不多，里面含有的胶质和石细胞易粘附牙齿

人心果果皮粗糙，呈浅咖啡色，从外表看长得极似带黑的土豆

特别介绍

主要栽培品种按果实形状、大小和色泽可分椭圆形、圆形、顶凹形、扁形、大果形、中果形、小果型、变异形，青肉类、褐肉类。

用途多多的人心果

人心果除鲜食外，还可加工制作成果酱、果汁、干片及果珍等，种子、树皮和根皆可入药。树体中富含胶状乳液，被称为奇可胶，是制造口香糖的基本原料。人心果树四季常绿，树形优美，可作观赏，适应广，栽培容易，不少热带国家将其用作绿化、观赏树种。

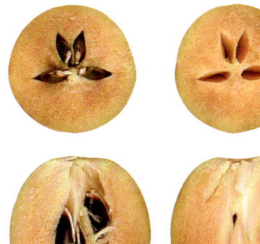

主要营养成分

人心果的可食用率达88%~90%，其中有可溶性物质19.8%~24.3%，含有丰富的葡萄糖和多种维生素，对心脏病、肺病和血管硬化有辅助疗效，种仁含油率高达20%。

保存方法

刚采收的人心果质硬，富含胶质及单宁，不能食用，经5~7日后催熟软化方可食用。温度越高，催熟软化得越快；温度愈低，所需时间愈长。软化后可在较低温下贮藏，并需保证良好的通风。

| 英文名：Persimmon | 别名：朱果 | 科属：柿树科柿树属 |

柿子

保护心脏的水果王

柿子是人们比较喜爱的果品，甜腻中略带涩味，营养丰富，在预防心脏血管硬化方面效果极佳，堪称"有益心脏健康的水果王"。另外，柿子的含碘量较高，因缺碘引起的地方性甲状腺肿大患者食用柿子，对缓解病情很有帮助。柿子可入药，有养肺胃、清燥火的功效。柿子还可以酿成柿酒、柿醋，加工成柿脯、柿粉、柿霜、柿茶、冻柿子等。

每100g柿子含有

热量	74kcal
蛋白质	0.4g
脂肪	0.1g
碳水化合物	18.5g
膳食纤维	1.4g
维生素A	20μg
维生素C	30mg
钾	151mg
铁	0.2mg
碘	6.3μg

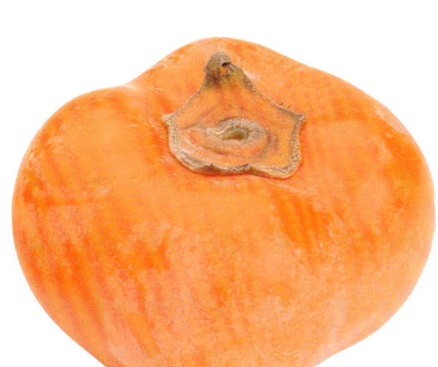

柿子中的鞣酸绝大多数集中在皮中，连皮一起吃容易形成胃柿石

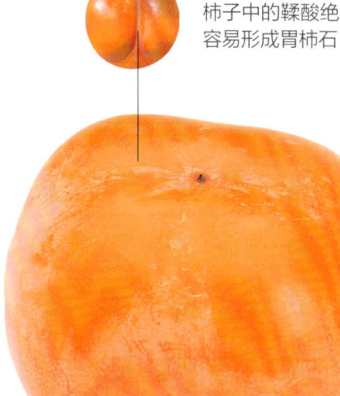

祛病妙方

● 治慢性支气管炎所致干咳、咽痛

柿饼3枚，清水和冰糖适量，蒸至柿饼绵软后食用。

● 治泄泻腹痛

柿蒂烧成炭碾末，成人每次服2g（小儿减半），每日3次，开水送服。

● 治血小板减少性紫癜

柿叶3g，花生衣少许，碾末，用温开水送服，连服2个月。

美食

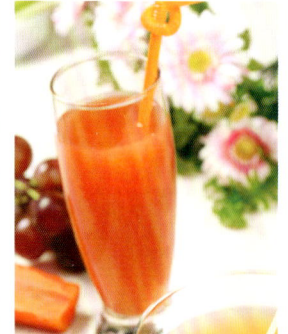

柿子胡萝卜汁

材料

甜柿1个，胡萝卜60g，柠檬1个，果糖适量。

制作方法

❶ 甜柿、胡萝卜洗净去皮，切成小块；柠檬洗净切片。
❷ 将甜柿、胡萝卜、柠檬放入榨汁机中榨汁，再将果糖加入果菜汁中，搅匀即可。

家族成员

柿子的品种有1000多个，主要分为甜柿与涩柿两类，前者成熟时已经脱涩，后者需要人工脱涩。其中河北、北京一带的磨盘柿、甜心柿，山东的鸡心柿、绵柿、罗田甜柿等都比较知名。

养生功效大搜索

柿子富含葡萄糖、果糖、蔗糖，它们都可立即转化为身体所需要的能量。甜柿所带有的苦涩味来源于矢布脑和醇脱氢酶，这两种物质具有分解酒精的功效，柿子中还含有可降血压的丹宁和有利尿作用的钾。

柿叶也可以入药，柿叶含有的黄酮苷有降低血压、增加冠脉流量的作用。

选购方法

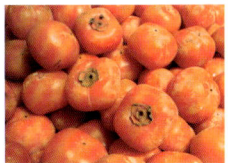

选购柿子时，看其外形，以个大、颜色鲜艳者为佳。如是硬柿，用手摸试，手感硬实者为佳；如是软柿，应整体同等柔软，有硬有软者则不佳。

制品

冻柿子

在我国东北地区，冬天一般把柿子放在室外，令其冰冻，这样的柿子被称为冻柿子。冻柿子极为坚硬，食用前要放入水中，通过热交换使其软化。也有人喜欢直接食用冰冷坚硬的冻柿子，别有一番风味。

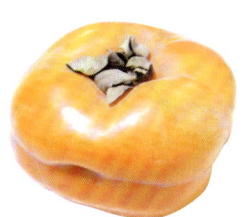

柿饼

柿饼是将柿子干燥而成的饼状食品，又称干柿、柿干，可用做点心馅。柿饼色灰白，断面呈金黄半透明胶质状，柔软甜美，有滋润心肺、止咳化痰、清热解渴、健脾涩肠的功效。柿饼外部有一层白色粉末，叫作柿霜。柿霜并不是淀粉，而是内部渗出的葡萄糖凝结成的晶体，可食用。

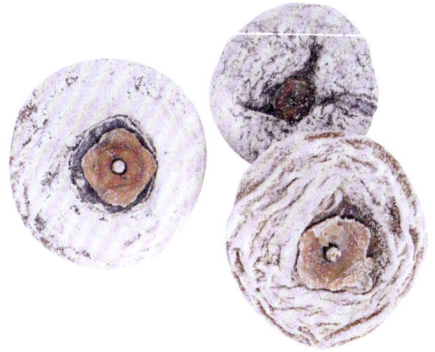

吃柿子时请注意

1. 柿子中含有较多的鞣酸及果胶，不宜空腹食用，否则容易形成胃柿石。
2. 外感风寒、体弱多病、脾胃泄泻、胃动力功能低下者，糖尿病、便溏、贫血患者，产后妇女忌食。
3. 不宜与含高蛋白的蟹、鱼、虾等食品同食。
4. 吃柿子后不可饮用白酒、热汤，以防引起胃结石。
5. 吃柿子前后的1小时内最好不要喝牛奶或食醋。

涩柿子变甜五法详解

一	二	三	四	五
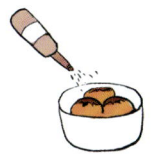	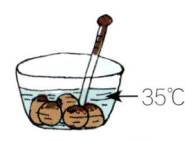	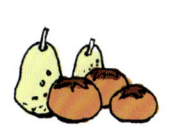	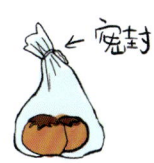	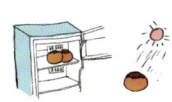
把柿子装在容器中，用酒或酒精喷在果皮表面，密封3～5日。	把柿子放入35℃温水中，过两天即可脱涩。	把柿子与梨（或山楂）放在一起，密封3～5日即可。	把柿子装在塑料薄膜袋子中，密封放置两天。	将柿子放在电冰箱速冻室里冻1夜，然后再拿到阳光下晒软。

| 英文名：Litchi | 别名：丹荔、丽枝、香果、勒荔、离支 | 科属：无患子科荔枝属 |

荔枝

出自岭南的贡品佳食

荔枝是我国岭南的佳果，因其风味绝佳，深受人们的喜爱，唐代或更早时期就已将其列为贡品。荔枝的果实呈圆形，果皮有多数鳞斑状凸起，鲜红或紫红色。荔枝清甜多汁，营养丰富，还有药用功效。据《本草纲目》载，荔枝可"止渴，益人颜色，通神，益智、健气"。

每100g荔枝含有

热量	71kcal
蛋白质	0.9g
脂肪	0.2g
碳水化合物	16.6g
膳食纤维	0.5g
维生素A	2μg
维生素C	41mg
钾	151mg
钠	1.7mg
铁	0.5mg

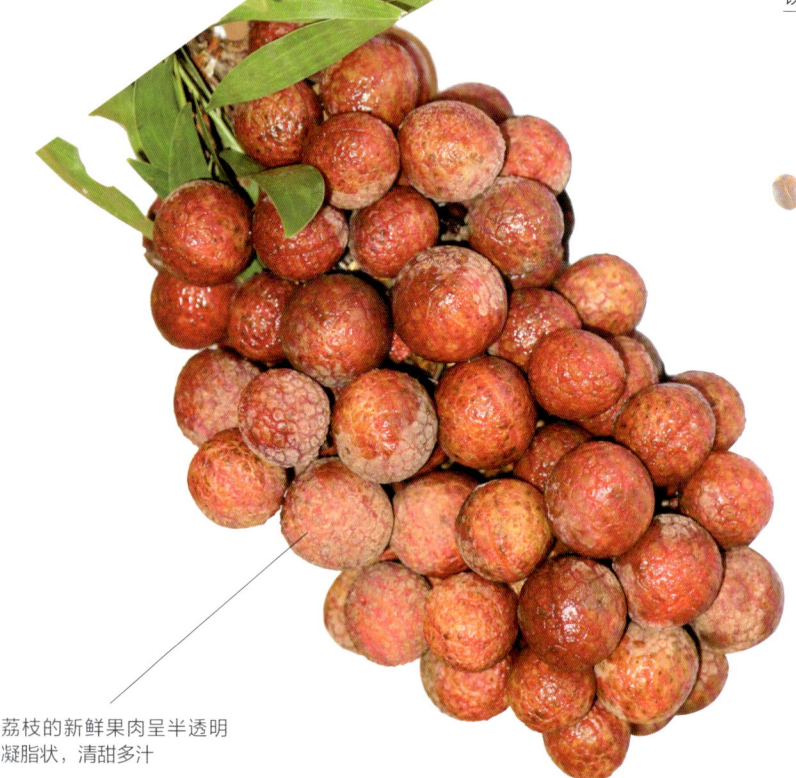

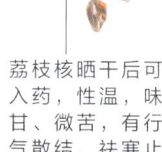

荔枝核晒干后可入药，性温，味甘、微苦，有行气散结、祛寒止痛的功效

荔枝的新鲜果肉呈半透明凝脂状，清甜多汁

家族成员

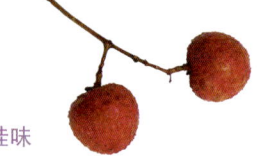

桂味

果实为球形，中等大小，浅红色，壳薄脆，表皮的龟裂片峰尖锐刺手，有桂花香。

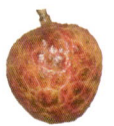

白腊

果实为心形，中等大小，果皮淡红带腊黄色，厚且脆，龟裂片平滑，果肉质软滑，味甜多汁。

吃荔枝时请注意

1. 产妇、老人及病后调养者尤其适宜食用；贫血、胃寒、身体虚弱者宜食。
2. 咽喉干痛、牙龈肿痛、鼻出血者，以及糖尿病患者忌食。

养生功效大搜索

荔枝含有丰富的糖分，具有补充能量、增加营养的作用。研究证明，荔枝对大脑有补养的作用，能够改善失眠、健忘、疲劳等症状。其中所含的丰富的维生素C和蛋白质，有助于增强机体免疫力、提高抗病能力。

中医认为，荔枝有消肿解毒、止血止痛、健脾开胃和促进食欲的功效。身体虚弱、病后津液不足者可作为补品食用。

特别介绍

一骑红尘妃子笑，无人知是荔枝来

此句出自唐朝诗人杜牧的《过华清宫》，作于他路经华清宫抵达长安的途中，乃有感于唐玄宗、杨贵妃荒淫误国而作。

华清宫曾是唐玄宗与杨贵妃的游乐之所，《新唐书·杨贵妃传》记载："妃嗜荔枝，必欲生致之，乃置骑传送，走数千里，味未变已至京师。"因此，许多差官累死、驿马倒毙在四川至长安的路上。诗句截取了这一历史事实，以史讽今，警戒世君。

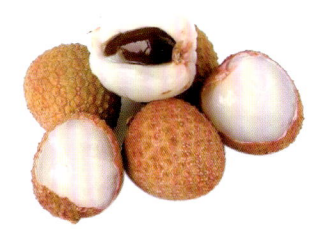

选购方法

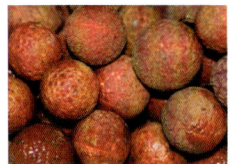

选购荔枝时，以色泽鲜艳、个大均匀、鲜嫩多汁、皮薄肉厚、气味香甜的为佳。质量好的荔枝轻捏时手感发紧且有弹性。如果荔枝外壳的龟裂片平坦、缝合线明显，表示味道会很甜。

保存方法

荔枝的保鲜相对较为困难。未经处理保存的荔枝"一日色变，二日香变，三日味变，四日色香味尽去"。现代常用的保存方法是挑选易于保存的品种，以低温高湿（温度2℃~4℃，湿度90%~95%）保存。

美食

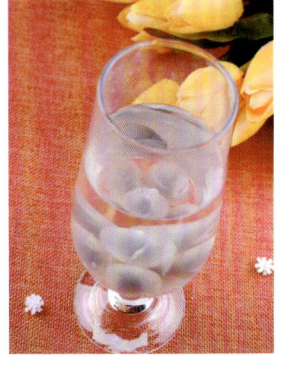

荔枝醋饮

材料

醋500ml，干荔枝500g。

制作方法

❶ 将干荔枝洗净，去壳，去核，放入瓶中，倒入醋，密封。

❷ 发酵2个月后即可饮用，3~4个月以后，风味更佳。

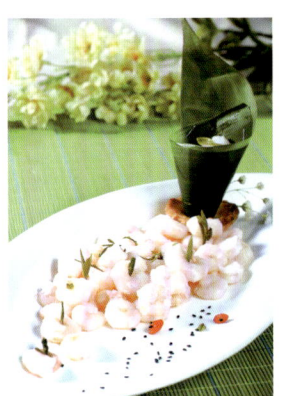

荔枝炒虾仁

材料

荔枝50g，虾仁250g，鸡蛋清30g，水淀粉、葱、姜、酱油、植物油、盐、味精各适量。

制作方法

虾仁洗净切丁，加水淀粉、蛋清，搅拌均匀；将荔枝肉切成丁；油烧至六成热，倒入虾仁滑散，放入葱丝、姜丝、荔枝略炒，加盐、酱油、味精，翻炒均匀即可。

祛病妙方

● **治气虚寒痛**

荔枝肉5个，煮酒1杯服用，屡服有效。

● **治疗疮恶肿**

荔枝肉、白梅各3个，捣做饼子，贴在疮上。

● **治妇女虚弱贫血**

荔枝干、大枣各7个，水煎服，每日1剂。

● **治老人五更泻，粪便溏软**

荔枝干5个，春米1把，合煮粥食，连服3次，可有效缓解症状。

浆果类水果

| 英文名： | Wolfberry | 别名：枸杞红实、枸杞子、狗奶子 | 科属：茄科枸杞属 |

枸杞

药食两用的进补佳品

枸杞全身是宝，叶、花、子、根皆可入药，每一部分又都有不同的名字，《本草纲目》记载："春采枸杞叶，名天精草；夏采花，名长生草；秋采子，名枸杞子；冬采根，名地骨皮。" 中医认为，枸杞能滋补肝肾、益精明目。现代医学研究，枸杞有降低血糖、抗脂肪肝的作用，并能抗动脉粥样硬化。枸杞可用来入药或泡茶、泡酒、炖汤，如能经常饮用，便可强身健体。枸杞的嫩叶亦称枸杞头，可食用或做枸杞茶。

每100g枸杞含有

热量	44kcal
蛋白质	5.6g
脂肪	1.1g
碳水化合物	2.9g
膳食纤维	1.6g
维生素A	87.8μg
维生素C	58mg
钙	36mg
镁	74mg
磷	32mg
钠	29.8mg

健康的成年人每日吃20g左右的枸杞子比较合适；如果想起到治疗的效果，每日最好不要超过30g

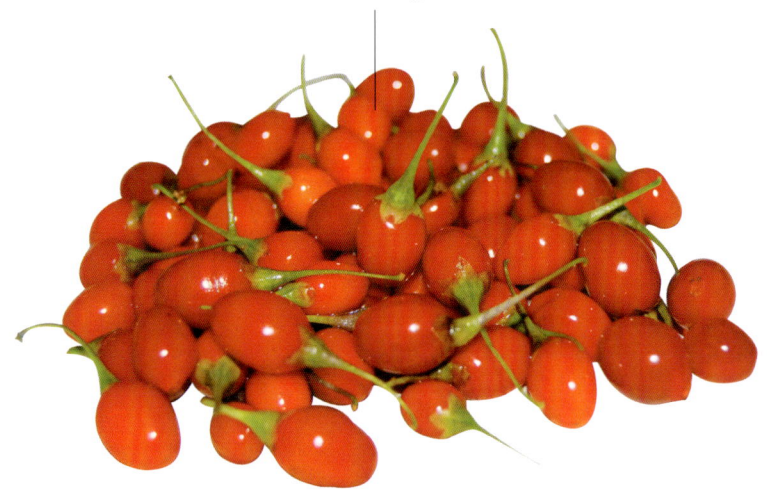

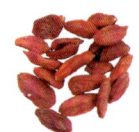

鲜枸杞呈橙红色时采收，晾至皮皱后，再曝晒至外皮干硬、果肉柔软，除去果梗；或热风低温烘干，除去果梗。这就是我们通常看到的枸杞子。

吃枸杞时请注意

❶ 外邪实热、脾虚有湿及泄泻者忌服。
❷ 正在感冒发热、身体有炎症的人最好暂时不吃。

养生茶饮

适合电脑族的枸杞茶

枸杞一年四季皆可服用。夏季宜泡茶，以下午泡饮为佳，可以改善体质，利于睡眠。但要注意的是，枸杞不宜单独与绿茶搭配，适合与贡菊、金银花、胖大海和冰糖一起泡茶饮用，用眼过度的电脑族尤其适合多喝。

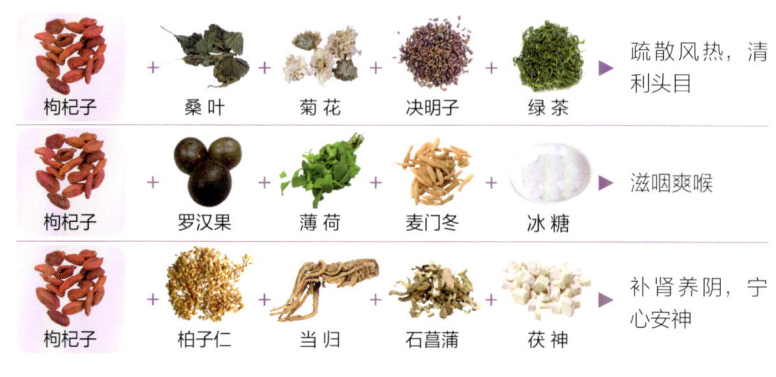

枸杞子 + 桑叶 + 菊花 + 决明子 + 绿茶 ▶ 疏散风热，清利头目

枸杞子 + 罗汉果 + 薄荷 + 麦门冬 + 冰糖 ▶ 滋咽爽喉

枸杞子 + 柏子仁 + 当归 + 石菖蒲 + 茯神 ▶ 补肾养阴，宁心安神

养生功效大搜索

枸杞自古就是滋补养人的上品,是扶正固本、生精补髓、滋阴补肾、益气安神、强身健体、延缓衰老的良药,可滋补肝肾、益精明目,对慢性肝炎、中心性视网膜炎、视神经萎缩等疗效显著。枸杞子也作为滋补强壮剂,用于治疗肝肾亏虚疾病。

枸杞的营养成分具有增加白细胞活性、促进肝细胞新生的药理作用,对抗肿瘤、保肝、降压降糖及防治老年人器官衰退的老化疾病都有一定作用。

枸杞对癌细胞有明显的抑制作用,可用于防止癌细胞扩散和增强人体免疫功能。此外,常吃枸杞子,还可以起到美白养颜的功效。

特别介绍

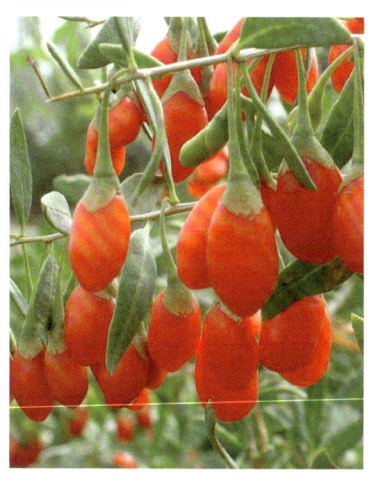

枸杞延年益寿的故事

《太平圣惠方》中有这样一则故事,一使者去西河,途中遇一年轻貌美的女子正在责打一个老人。使者问:"这老人是谁?何故打他?"女子说:"他是我曾孙。因为不肯食枸杞,致使年老不能行走,所以责罚。"使者又问:"芳龄几何?"女子答:"年三百七十二岁。"使者又问:"药有几种?"女子说:"药只一种,但有五名。春名天精,夏名枸杞,秋名地骨皮,冬名仙杖。以四时采服之,寿与天齐。"

制品

枸杞酒

枸杞还可加工成枸杞酒,常饮可强健筋骨,延年益寿。

中青年女性:长饮枸杞酒,能达到延缓衰老、养颜美容的功效。

老年人:长期服用枸杞酒,能使气血运行顺畅,保持肾气旺盛,从而达到健康长寿之目的。

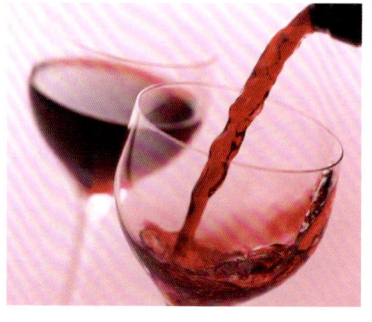

保存方法

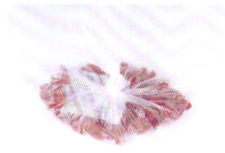

真空密封保存法

在塑料袋中放入装有生石灰的小麻袋,然后将去除杂质的枸杞放入塑料袋中,抽出袋内空气,置阴凉处贮存。

冷藏法

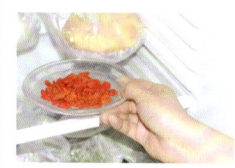

将枸杞置于冰箱或其他冷藏设备中以0℃~4℃保存。此法简单实用。

选购方法

选购枸杞要一看二闻三尝。一看色泽,要选略带紫色的;形状上没有太多要求,一般只是品种上的差异。二闻气味,要选择没有异味和刺激感觉的。三尝味道,如口感甜润,无苦味、涩味,则为上品;用碱水处理过的枸杞会有苦涩感。

浆果类水果

祛病妙方

●防治糖尿病

枸杞子30g,兔肉250g,加水适量,小火炖熟后加盐调味,取汤饮用。

●治老年人夜间口干

每晚睡前取枸杞30g,用开水洗净后徐徐嚼服,10日后见效。

●治冻疮

枸杞20g,白芷5g,吴茱萸5g,分别烘脆碾末,加香脂适量调成膏状,涂在患处,每隔4~6小时涂1次,连用5日可愈。

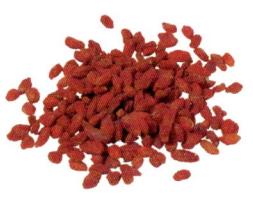

> 美食

枸杞韭菜炒虾仁

材料

枸杞10g,虾200g,韭菜250g,盐5g,味精3g,料酒、植物油、淀粉各适量。

制作方法

1. 虾去壳洗净,韭菜洗净切段,枸杞洗净。
2. 虾抽去泥肠,放淀粉、盐、料酒腌5分钟。
3. 锅置火上,油烧热,放入虾仁、韭菜、枸杞和调味料,炒至入味即可。

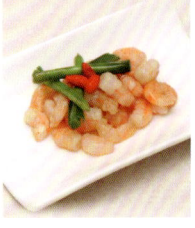

枸杞鱼片粥

材料

枸杞5g,鲷鱼30g,白饭100g,香菇丝10g,笋丝10g,高汤适量。

制作方法

1. 鲷鱼去内脏洗净,切薄片;枸杞泡温水备用。
2. 香菇丝、高汤、笋丝、白饭放入煮锅,倒入适量清水,熬成粥状。
3. 最后加入枸杞、鲷鱼片煮熟即可食用。调味料可根据个人口味适当添加。

枸杞地黄肠粉

材料

大枣2g,熟地黄5g,枸杞3g,虾仁20g,韭菜80g,猪肉丝4g,香菜适量,河粉100g。

制作方法

1. 大枣、熟地黄、枸杞入碗,加水用中火蒸煮30分钟,制成药汁备用。
2. 虾仁、猪肉丝放入碗里,腌渍15分钟。
3. 河粉切块,包入备好的材料,蒸6分钟,出锅时将药汁淋在肠粉上,撒上香菜即可。

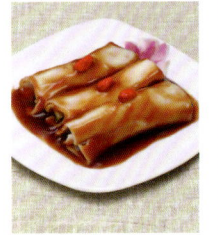

党参枸杞大枣汤

材料

党参20g,枸杞12g,大枣12g,白糖适量。

制作方法

1. 党参洗净切成段备用,再将大枣、枸杞放入清水中浸泡5分钟后捞出备用。
2. 将所有的材料放入砂锅中,然后放入适量清水,一起煮沸。
3. 煮沸后改用小火再煲10分钟左右,将党参挑出,喝汤时只吃枸杞、大枣。

参须枸杞炖河鳗

材料

参须15g,枸杞10g,河鳗500g,盐2小汤匙。

制作方法

1. 鳗鱼洗净,去鱼鳃、肠腹后切段,余烫去腥,捞出再冲净,盛入炖锅。参须冲洗干净,撒在鱼上,加水盖过材料。
2. 移入电饭锅,炖至开关跳起,揭开锅盖撒进枸杞,再按一次开关直至跳起,加盐调味即可。

枸杞黄芪蒸鳝片

材料

枸杞10g,麦门冬10g,黄芪10g,鳝鱼350g,姜10g,调料适量。

制作方法

1. 鳝鱼去头、去骨后剁段,黄芪、麦门冬洗净,枸杞洗净泡发;姜洗净切片。
2. 将鳝鱼用盐、味精、酱油腌5分钟至入味。
3. 将所有材料和调味料一起拌匀入锅中,蒸至熟烂即可。

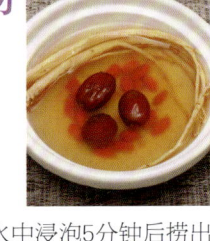

别名：红姑娘、挂金灯、灯笼草、洛神珠、泡泡草　　科属：茄科酸浆属　　英文名：Physalis

历史悠久的风味水果

酸浆在我国栽培历史较久，在公元前三百年，《尔雅》中即有酸浆的记载。酸浆果实成熟后呈红色，挂满枝头，如同一串串灯笼，别具特色，酸甜可口。民间有一种常用的保存方法：将采收的酸浆果实用线穿成串，每串数量可根据情况而定，将成串的酸浆挂在通风处，可保存几个月。

每100g酸浆含有

热量	218kcal
蛋白质	1.8g
碳水化合物	11.1g
维生素A	240μg
维生素C	49mg
钾	320mg

家族成员

红果酸浆，别名红姑娘，果形较小，果可鲜食，还可制成沙拉或果酱。果实和根可入药，果实有抗菌的作用，根有清热、利水的作用。

酸浆

浆果类水果

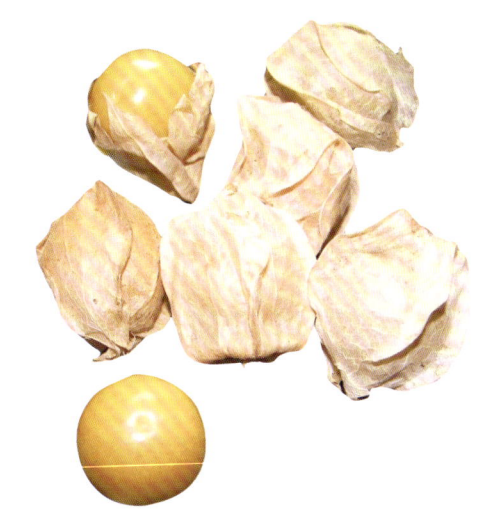

别名：醋栗、小果酸浆　　科属：醋栗科醋栗属　　英文名：Cape gooseberry

酸甜适口的开胃果品

灯笼果是一个套着灯笼型荚子的小圆果，比拇指大一点，里面有很多小籽。灯笼果未成熟时味极酸，成熟后呈黄绿色，完全成熟后呈紫红色，酸甜适口，别具一格，是初夏水果淡季的开胃食品，颇受消费者欢迎。

每100g灯笼果含有

热量	186kcal
蛋白质	0.9g
碳水化合物	10.2g
维生素C	28mg
钾	198mg
磷	27mg
钙	25mg
镁	10mg

灯笼果的食用

酸甜适口，开胃助消化

灯笼果营养丰富，含糖5%~11%、有机酸0.9%~2.3%，每100g鲜果中含维生素C28mg，还含有镁、磷、钾、钙等微量元素。灯笼果不仅可以鲜食，还可用来烤果饼，做果酱、罐头、果汁等多种食品。

灯笼果

| 英文名：Fig | 别名：天生子、文仙果、蜜果、奶浆果、隐花果、映日果 | 科属：桑科榕属 |

无花果

食之味美，药用更佳

无花果的花朵在果实的锥形里，在生长的过程中无法看到，故名。无花果皮薄无核，肉质松软，风味甘甜，具有很高的营养价值。除鲜食外，还可加工制干、制果脯、果酱、果汁、果茶、果酒、饮料、罐头等。中医认为，无花果入药，有润肺止咳、清热润肠的功效，可用于辅助治疗咳喘、咽喉肿痛、便秘、痔疮等。此外，无花果树枝繁叶茂，树态优雅，具有较好的观赏价值，是良好的园林及庭院绿化观赏树种。

每100g无花果含有

热量	65kcal
蛋白质	1.5g
脂肪	0.1g
碳水化合物	16g
膳食纤维	3g
维生素A	5μg
维生素C	2mg
维生素E	1.82mg
钙	67mg
镁	17mg
磷	18mg

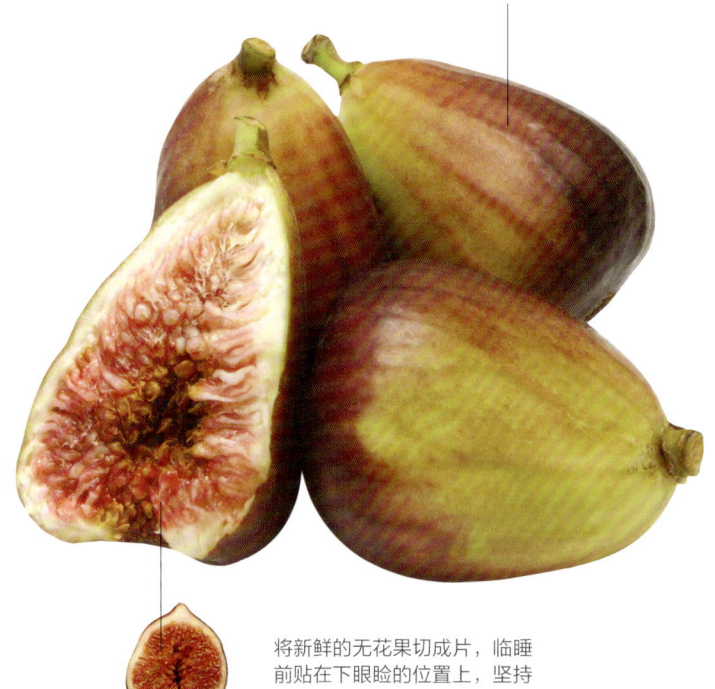

无花果的抗癌功效很强大

将新鲜的无花果切成片，临睡前贴在下眼睑的位置上，坚持使用可减轻眼袋

家族成员

布兰瑞克

倒圆锥形或倒卵形，果皮黄褐色，果顶不开裂，果实中空；果肉红褐色，味甜而芳香。

蓬莱柿

倒圆锥形或卵圆形，果顶圆而稍平且易开裂，果皮厚，紫红色；果肉鲜红色，较甜，肉质粗，无香气。

保存方法

用报纸包裹，放入冰箱冷藏，可以保存2～3日。新鲜的无花果极容易腐坏，最好即买即食，或者购买无花果干。

制品

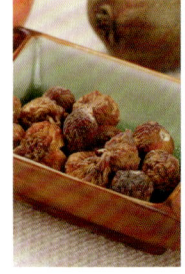

无花果干

无花果的果实极为鲜嫩，不易保存和运输，因此多晒制成果干。无花果干无任何化学添加剂，味道浓厚甘甜，在国内外市场极为畅销。

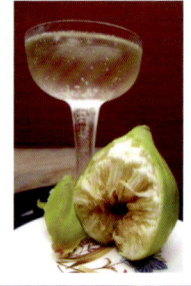

无花果汁

无花果含有较高的果糖、果酸、蛋白质、维生素等成分，用它加工成的果汁，具有独特的清香味，可生津止渴，老幼皆宜。

养生功效大搜索

无花果含有水溶性膳食纤维，具有促进胃肠蠕动的功效，可以健胃整肠、防治痔疮、消除便秘，还有消炎的作用。

无花果含有脂肪酶、水解酶等物质，具有降低血脂和分解血脂的作用，可减少脂肪在血管内沉积，从而能够稳定血压，预防冠心病。

未成熟和成熟的无花果中分别含有补骨脂素、佛柑内酯等活性成分和一种芳香物质苯甲醛，它们都具有增强人体抗病能力、防癌抗癌的作用。

特别介绍

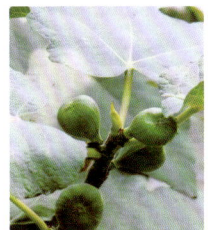

栽培近五千年的"圣果"

无花果是人类最早栽培的果树树种之一，至今已有近五千年的历史。据传说，古罗马时代有一株神圣的无花果树，它曾庇护罗马创立者罗穆路斯王子躲过了凶残的妖婆和啄木鸟的追赶，这株无花果树后来被命名为"守护之神"。在地中海沿岸国家的古老传说中，无花果被称为"圣果"，是祭祀用的果品。

美食

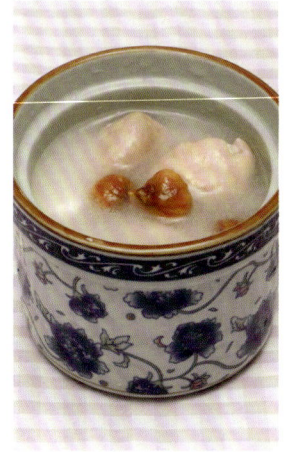

无花果木耳猪肠汤

材料

黑木耳20g，无花果50g，荸荠100g，猪肠400g，花生油、淀粉、盐各适量。

制作方法

1. 无花果、黑木耳和荸荠洗净，前两者浸泡1小时，荸荠去皮；猪肠用花生油、淀粉反复搓揉，去腥味和黏液，冲洗干净。
2. 取适量清水放入瓦煲内，煮沸后加入以上材料，煮沸后改用小火煲3小时，最后加盐调味即可。

无花果煎鸡肝

材料

无花果干3粒，鸡肝3副，白糖1大匙，植物油适量。

制作方法

1. 鸡肝洗净，放入沸水中氽烫，捞起沥干；无花果洗净切小片。
2. 平底锅加热，加1匙油，待油热后将鸡肝、无花果干倒入爆炒，直到鸡肝熟透、无花果飘香。
3. 白糖加1/3碗水，煮至溶化；待鸡肝煎熟盛起，淋上糖汁调味。

选购方法

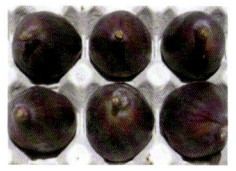

挑选无花果时，应选择果实为红褐色、头部出现龟裂、触感柔软的。新鲜的无花果不易保存，因此人们常常把它晒制成利于保存的无花果干，方便在任何时间食用。

吃无花果时请注意

1. 一般人群均可食用无花果，尤其适宜消化不良、食欲不佳，高脂血症、高血压、冠心病、主动脉硬化、癌症及便秘患者食用。
2. 有脂肪肝、脑血管意外、腹泻者不宜食用，大便溏薄者不宜生食。

祛病妙方

● 治脾胃虚弱，消化不良

无花果30g，切碎，炒至半焦。每次10g，加白糖适量，用沸水冲泡，代茶饮。

● 治产后气血不足，乳汁缺乏

无花果60g、猪蹄500g，加水适量，用小火炖至烂熟，加食盐少许调味服食。

浆果类水果

| 英文名： | Carambola | 别名：羊桃、杨梅桃 | 科属：酢浆草科杨桃属 |

杨桃

久负盛名的岭南佳果

杨桃是久负盛名的岭南佳果之一，横切面如五角星。杨桃的果皮呈蜡质，光滑鲜艳，果肉黄亮，细致脆嫩，爽甜多汁。杨桃含有多种营养素，以及大量挥发性成分，带有一股清香。在茶余饭后吃几片杨桃，会感到口爽神怡，别有一番风味。值得一提的是，杨桃不仅营养丰富，还具有利尿止痛、清热解毒、消食解酒、降压舒心等疗效。

除了鲜食，杨桃还可制成果脯、果干、蜜饯、果汁、罐头等，也可以作为烹调配料做菜或做汤。

每100g杨桃含有

热量	31kcal
蛋白质	0.6g
脂肪	0.2g
碳水化合物	7.4g
膳食纤维	1.2g
维生素A	7μg
维生素C	7mg
钙	4mg
铁	0.4mg
钠	1.4mg
锌	0.39mg

杨桃外形美观、独特，呈翠绿鹅黄色，皮薄，果肉脆滑鲜嫩，酸甜可口

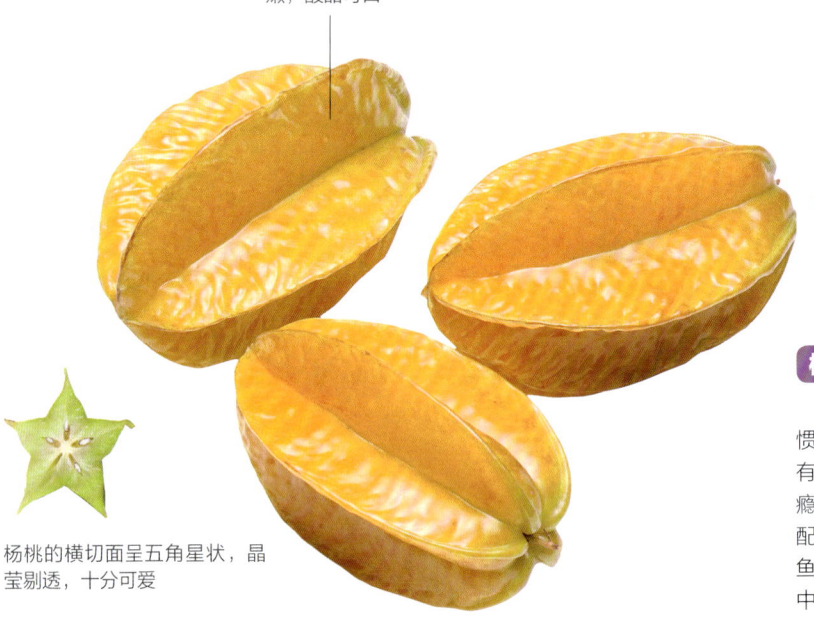

杨桃的横切面呈五角星状，晶莹剔透，十分可爱

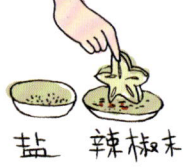

盐　辣椒末

杨桃独特食用法

海南人吃杨桃时习惯蘸上少许辣椒盐，别有一番风味，越吃越上瘾。三亚人常用酸杨桃配鲜鱼同煮，既可去除鱼的腥味，又可使汤甜中带酸，非常美味。

选购方法

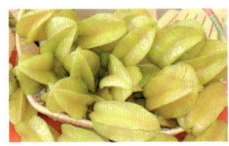

选购杨桃时应挑选外观清洁，果肉肥厚，果色较金黄，棱边青绿，且富光泽有透明感的。如果棱边变黑，皮色接近橙黄，表明已熟透多时；皮色太青则可能过酸。

美食

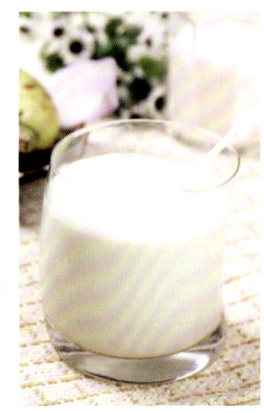

杨桃牛奶香蕉蜜

材料

杨桃80g，牛奶200ml，香蕉100g，柠檬30g，冰糖10g。

制作方法

❶ 杨桃洗净切块，香蕉去皮，柠檬切片。
❷ 杨桃、香蕉、柠檬、牛奶放入果汁机中，搅打均匀。
❸ 最后在果汁中加入少许冰糖调味即可。

养生功效大搜索

杨桃中含有丰富的糖类、维生素C及有机酸,果汁充沛,能迅速为人体补充水分,生津止渴,并能使体内的热或酒毒随小便排出体外,消除疲劳感和消解酒毒。大量的有机酸还可以提高胃液的酸度,促进食物的消化。

杨桃还含有大量挥发性成分、胡萝卜素、有机酸及B族维生素、维生素C等,可缓解咽喉炎症及口腔溃疡,防治风火牙痛。

美食

拔丝杨桃

材料

杨桃2个,自发粉(或面粉)1杯,白糖5匙,糖胶(或麦芽糖)2匙。

制作方法

1. 杨桃洗净去硬边拭干,切厚片。
2. 自发粉中加入3/4杯水拌成脆浆,杨桃片放入,蘸满脆浆。
3. 将杨桃放在热油中炸至金黄,捞起沥油备用。
4. 放适量植物油,小火把白糖、糖胶、半杯水煮至浓稠近乎起胶,熄火,放入炸脆的杨桃拌匀即可。

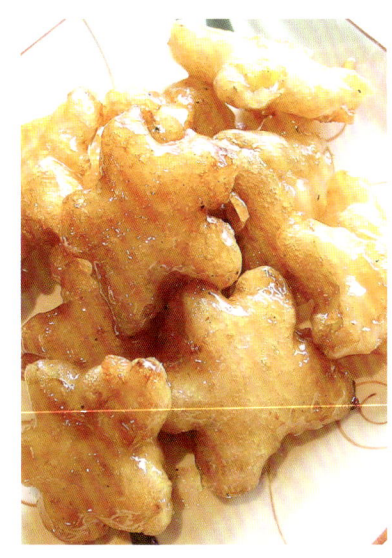

洛神杨桃汁

材料

干洛神花15g,杨桃1个,水500ml,冰糖1大匙。

制作方法

1. 干洛神洗净沥干,放入锅中,加水,小火煮至沸腾加入冰糖搅拌至糖溶解后熄火,透过细滤网滤出纯净的洛神花汤汁,晾凉备用。
2. 将杨桃表皮洗净后擦干水分,切成长条,放入榨汁机内榨成汁。
3. 将杨桃汁与50毫升洛神花汁搅拌均匀即可。

吃杨桃时请注意

1. 杨桃适合一般人食用,尤其适合患有心血管疾病或肥胖的人食用。
2. 杨桃每次不宜多吃,每日1~2个为宜。
3. 杨桃性寒,凡是脾胃虚寒者或腹泻的人应少食。

家族成员

杨桃主要分为酸杨桃和甜杨桃两大类。甜杨桃清甜爽脆,无渣,品味绝佳,适宜鲜吃或加工成杨桃汁、罐头。酸杨桃俗称三稔,果实大而酸,带有涩味,不宜生吃,多作烹调配料或加工蜜饯。

浆果类水果

保存方法

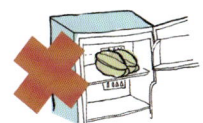

杨桃买回来后,装在塑料袋里,放在阴凉通风处即可,不要放进冰箱,否则容易产生褐变。

祛病妙方

●治疗风热咳嗽、咽喉痛

杨桃2个,榨汁。马蹄草60g,榨汁。两汁混合饮,每日2~3次。

●治小便热涩、痔疮出血

杨桃3个,切碎捣烂,用凉开水冲服。每日2次。

| 英文名: | Pitaya | 别名: | 红龙果、青龙果、仙蜜果、玉龙果 | 科属: | 仙人掌科量天尺属 |

火龙果

色泽鲜艳、肉质饱满的热带水果

火龙果是广受欢迎的一种热带水果，其果实呈椭圆形，外观为红色或黄色，有绿色、三角形的叶片，果肉一般为白色、红色或黄色，其中布满黑色的小籽。火龙果属于凉性水果，在自然状态下，果实于夏秋成熟，味甜，多汁。火龙果营养丰富、功能独特，它含有一般植物少有的植物性白蛋白、花青素以及丰富的维生素和水溶性膳食纤维，能够增强血管弹性，保护动脉血管内壁，降低血压。火龙果还具有减肥、降低胆固醇，预防便秘、大肠癌等功效。

每100g火龙果含有

热量	50kcal
蛋白质	1.4g
脂肪	0.3g
碳水化合物	11.8g
膳食纤维	1.9g
维生素A	18μg
维生素C	7mg
钙	6mg
硒	3.36mg
磷	29mg
锌	2.28mg

祛病妙方

火龙果花

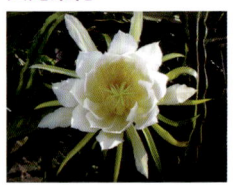

● 治高血压、胆固醇过高、糖尿病、血尿、肺炎、支气管炎、肺结核、淋巴结核

直接炖服或与猪瘦肉、排骨炖食，还可与其他药同用；此外，还可捣烂外敷患处。

火龙果的果肉呈半透明状，并嵌有黑色芝麻状的籽

食用指南

吃火龙果时，尽量不要丢弃内层的粉红色果皮，因为其中含有非常珍贵的营养物质——花青素。花青素能够保护人体免受自由基的损伤，有助于预防多种与自由基有关的疾病，还能增强血管弹性，降低血压，减少炎症和过敏反应，预防关节炎，改善视力，抗辐射等。

火龙果茎

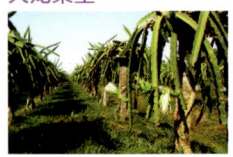

● 治高尿酸血症、胆固醇过高、肾炎、高血压、便秘、腮腺炎、火烫伤

茎常用鲜品煮汤饮服；此外，还可捣汁外敷患处。

美容

火龙果滋养祛皱面膜

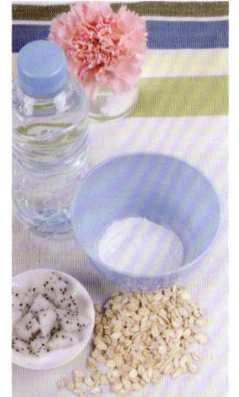

材料

火龙果50g，珍珠粉10g，燕麦片10g，纯净水适量。

说明

由火龙果、珍珠粉、燕麦片、纯净水制成的滋养祛皱面膜，富含营养美肤元素，能促进肌肤的新陈代谢，补充肌肤细胞更新所需的养分，迅速提升肌肤的弹性，延缓肌肤衰老，淡化细纹。

养生功效大搜索

火龙果富含一般蔬果中较少有的植物性白蛋白，它会自动与人体内的重金属离子结合，通过排泄系统排出体外，从而起到解毒的作用。此外，白蛋白对胃壁还有保护作用。

火龙果富含维生素C，可以消除自由基，美白皮肤。同时，火龙果是一种低能量、高纤维的水果，水溶性膳食纤维含量非常丰富，因此具有减肥、降低胆固醇、润肠、预防大肠癌等功效。

火龙果中花青素含量较高。花青素是一种效用明显的抗氧化剂，它有抗氧化、抗衰老的作用，还具有抑制脑细胞变性、预防痴呆症的作用。

DIY蔬果汁

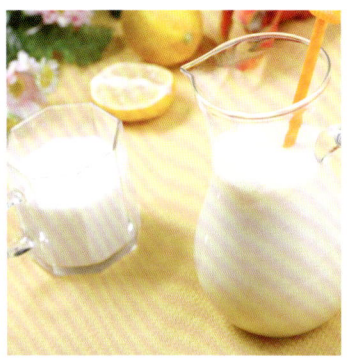

火龙果降压果汁

材料
火龙果200g，柠檬30g，酸奶200ml。

制作方法
① 火龙果去皮，切成小块备用。
② 柠檬洗净，连皮切成小块。
③ 将所有材料倒入果汁机打成果汁即可。

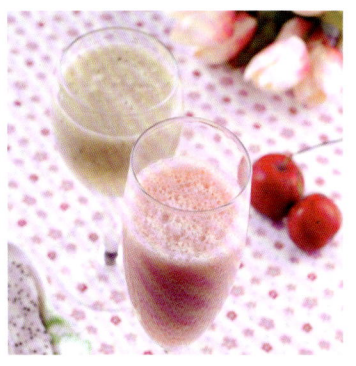

卷心菜火龙果汁

材料
卷心菜100g，火龙果120g，冰糖10g，开水适量。

制作方法
① 火龙果洗净去皮，切碎块；卷心菜洗净，剥成小片。
② 上述材料放入榨汁机，加开水、冰糖，打成汁即可。

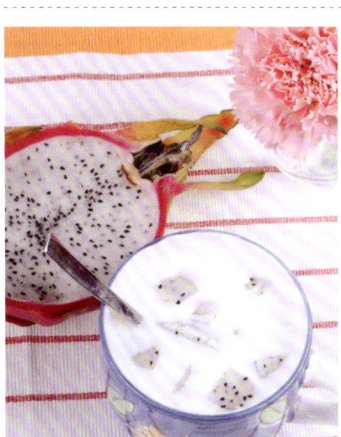

火龙果酸奶汁

材料
火龙果150g，酸奶1瓶，柠檬1个。

制作方法
① 火龙果去皮切小块待用。
② 柠檬去皮榨成汁。
③ 将柠檬汁倒入搅拌器中，再加入火龙果、酸奶拌匀即可。

选购方法

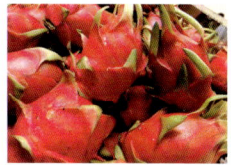

购买火龙果时，要选择那些外观光滑亮丽、果身饱满、颜色深紫红、大小均匀、略发软的，可以用手掂掂每个火龙果的重量，一般认为越重的越好，代表汁多、果肉丰满。

保存方法

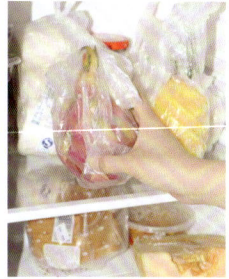

火龙果是热带水果，最好现买现吃。也可放入冰箱冷藏，5℃~9℃的低温中，保存期可超过1个月。

吃火龙果时请注意

① 身体虚寒者宜少吃。
② 饭后饮用火龙果汁比较适宜。
③ 痢疾者不宜用鲜品。
④ 胃寒者不宜多食。
⑤ 糖尿病患者可少量食用火龙果。

浆果类水果

| 英文名: Blueberry | 别名: 笃斯、笃柿、甸果 | 科属: 杜鹃花科越橘属 |

蓝莓

富含花青素的蓝色浆果

蓝莓是一种蓝色小浆果，果实色泽美丽、悦目，外表披一层白色果粉，果肉细腻，种子极小，可食用率高达百分之百，甜酸适口，且具有清爽宜人的香气，是鲜果中不可多得的佳品。蓝莓果实除供鲜食外，还有较佳的药用价值及良好的营养保健功能，具有防止脑神经老化、强心、抗癌、软化血管、增强人机体免疫力等作用。国际粮农组织将其列为人类五大健康食品之一。

每100g蓝莓含有

热量	49kcal
蛋白质	0.5g
脂肪	0.1g
碳水化合物	12.9g
膳食纤维	3.3g
维生素A	9mg
维生素C	9mg
钙	8mg
磷	9mg
镁	5mg

家族成员

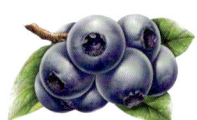

蓝莓的栽培种类有三大类，即高丛蓝莓、矮丛蓝莓和兔眼蓝莓。其中高丛蓝莓又分为北高丛蓝莓、南高丛蓝莓和半高丛蓝莓三类，适宜在暖温带地区和亚热带地区种植，主要有康维尔、达柔、蓝丰三种。矮丛蓝莓适宜在温带寒冷地区种植，主要有美登、芬蒂两种。兔眼蓝莓主要有芭尔德温、园蓝、粉蓝等种类，适宜在亚热带地区种植。

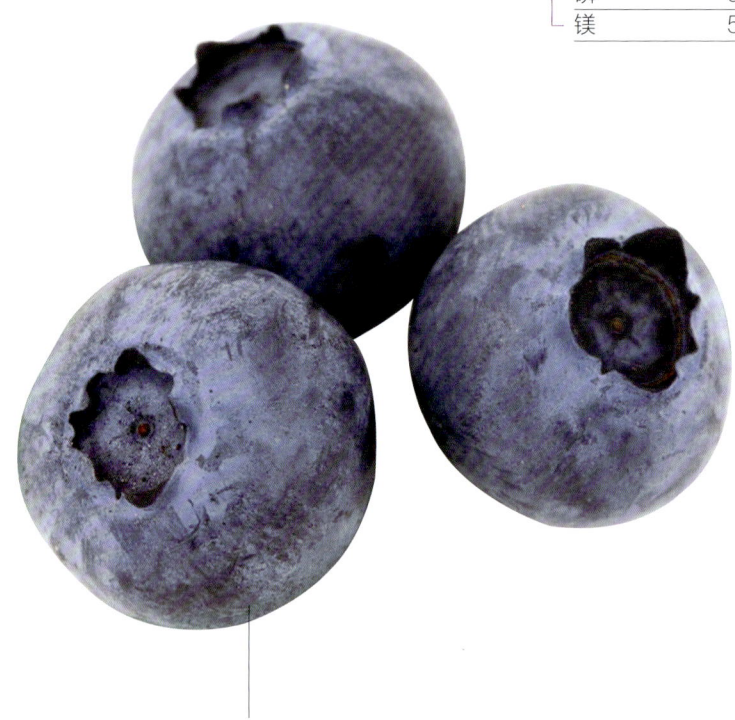

蓝莓常用在果冻、果酱、冰激凌与派等甜点上，也会加入点心中烘焙，是许多点心与佳肴的成分之一

选购方法

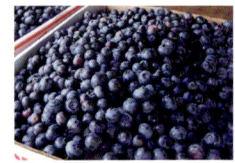

挑选蓝莓时，以果实紧致，饱满，表皮细滑，相对来说不带树叶和梗的为佳。一般成熟的蓝莓应该在深紫色和蓝黑色之间。红色的蓝莓没有成熟，但可以用于菜肴中。

美食

蓝莓莲藕泥

材料

莲藕、芒果、蓝莓酱、白糖、巧克力各适量。

制作方法

❶ 莲藕去表皮洗净，放入高压锅，加水煮成软糯状。

❷ 将煮好的莲藕切成大块，搅打成莲藕泥，加入少许白糖和蓝莓酱拌匀，放冰箱中冷藏1小时左右备用。

❸ 将芒果立起来，切两刀，去除中间扁平的核。取半个芒果，平行划若干刀，不要切断。换个方向，划若干刀，也不要切断。最后的刀纹成十字花刀状，从下面顶一下，芒果片就成了一朵花。从冰箱取出冷藏的蓝莓莲藕泥，放在芒果花上，撒少许巧克力装饰即可。

养生功效大搜索

蓝莓含有花青素,具有保护视网膜的功效,可以保护视力,防止眼球疲劳。

研究表明,蓝莓能够抗氧化,具有美容养颜的功效。其极强的抗氧化能力可减少人体代谢副产物自由基的生成,延缓衰老。

蓝莓中果胶和维生素C的含量很高,能有效降低胆固醇、增强心脏功能,防止动脉粥样硬化,预防癌症,延缓脑神经衰老,增进脑力。

美食

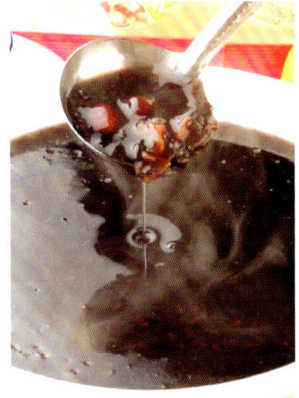

蓝莓果酱

材料

冷冻蓝莓600g,麦芽糖150g,白糖120g,柠檬1个,水100ml。

制作方法

1. 柠檬洗净榨汁,备用。
2. 蓝莓放入锅中,加入水及柠檬汁用中火煮沸,再转成小火,并加入麦芽糖继续熬煮,不时搅拌,待麦芽糖完全溶化后加入白糖,煮至酱汁呈浓稠状即可。

美容

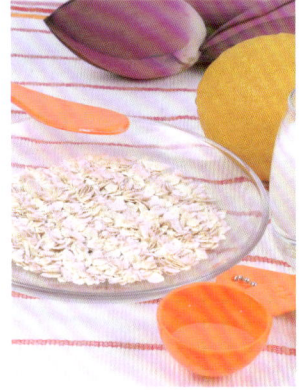

蓝莓抗衰老祛痘面膜

材料

蓝莓10个,酸奶1大匙,柠檬1个,蜂蜜1大匙,燕麦片适量。

说明

由蓝莓、酸奶、柠檬、蜂蜜、燕麦片制成的抗衰老祛痘面膜,果酸、维生素、矿物质等营养元素含量丰富,能深层滋养肌肤,改善粗糙、细纹等肌肤问题,并能有效洁净肌肤,排除毒素,帮助去除痘痘,改善粉刺问题。

保存方法

新鲜蓝莓不易保存,最好冷藏。冷藏的秘诀是放入冷柜之前不要清洗,保持充分干燥;用塑料保鲜膜把盛放蓝莓的盘子完全裹住,真空包装,再覆盖上一个塑料袋,然后放入冰箱的冷冻层中。当冰冻后,再把蓝莓转入塑料袋里或冰冻集装箱里。

祛病妙方

● **预防结肠癌**

多吃蓝莓或饮用蓝莓汁。

● **缓解眼睛疲劳**

每日喝1杯蓝莓汁,能有效缓解眼睛疲劳。

吃蓝莓时请注意

1. 蓝莓尤其适合心脏功能不佳患者食用。
2. 新鲜蓝莓有轻泻作用,腹泻患者勿食。

蓝莓紧致眼膜

材料

新鲜蓝莓10个。

制作方法

1. 蓝莓洗净,放入面膜碗中捣成果泥,待用。
2. 用温水洁面后,取适量调制好的眼膜涂抹眼部及周围肌肤上。
3. 静敷15~20分钟,用清水洗净,并进行眼部肌肤的日常保养。

* 小贴士:宜选用成熟新鲜的蓝莓作为自制眼膜的材料。

| 英文名：Tomato | 别名：西红柿、洋柿 | 科属：茄科番茄属 |

番茄

神奇的菜中之果

番茄营养丰富，风味独特，又有多种功用，被称为"神奇的菜中之果"。它含有丰富的胡萝卜素、维生素C。据营养学家研究测定，每人每日食用50～100g鲜番茄，即可满足人体对多种维生素和矿物质的需要。此外，番茄的果皮上有大量的茄红素，它不仅可以抑制体内黑色素的形成，其超强的抗氧化能力，还可以预防动脉硬化和癌症等顽固性疾病。

每100g番茄含有

热量	20kcal
蛋白质	2g
脂肪	0.6g
碳水化合物	2.6g
膳食纤维	0.8g
维生素A	192μg
维生素C	5mg
胡萝卜素	375μg
钾	163mg
钙	10mg
磷	23mg
镁	9mg

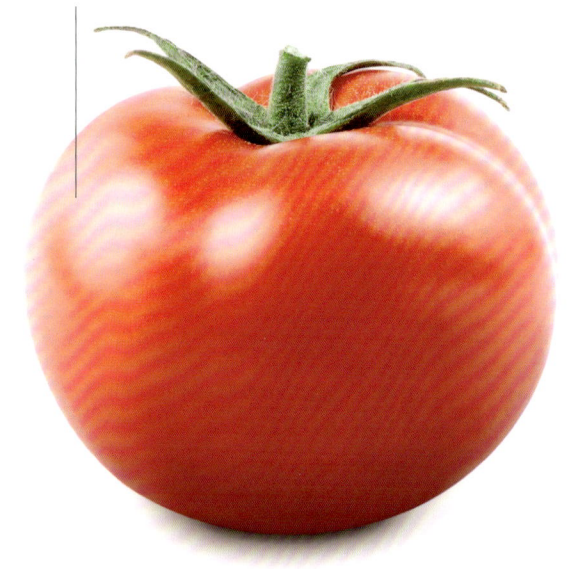

番茄中的番茄红素可抵抗衰老，增强免疫力

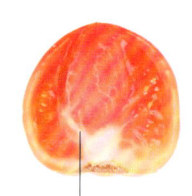

茄红素还能延缓眼睛黄斑的退化，减少色素沉着。

番茄剖析

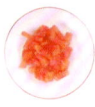
果肉 肉质多汁，口感酸甜，营养丰富。

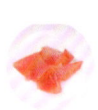
果皮 呈橘黄色或鲜红色，光滑，含有丰富的茄红素。

种子 多数扁平，呈肾形，灰黄色，寿命3～4年。

DIY蔬果汁

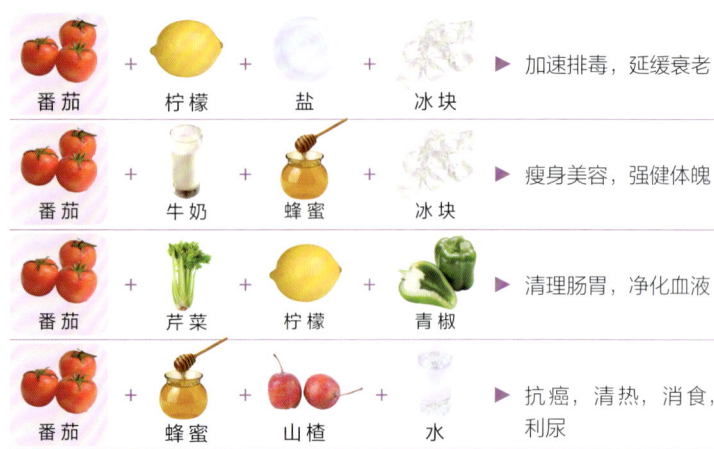

番茄 + 柠檬 + 盐 + 冰块 ▶ 加速排毒，延缓衰老

番茄 + 牛奶 + 蜂蜜 + 冰块 ▶ 瘦身美容，强健体魄

番茄 + 芹菜 + 柠檬 + 青椒 ▶ 清理肠胃，净化血液

番茄 + 蜂蜜 + 山楂 + 水 ▶ 抗癌，清热，消食，利尿

养生功效大搜索

番茄所含的柠檬酸及苹果酸能促进唾液和胃液分泌，有助消化。

番茄含有丰富的维生素C，能整合细胞之间的关系，促进骨胶原合成，可以强健血管。

番茄中的矿物质以钾含量最丰富，由于钾元素有助于排出血液中的盐分，因此番茄具有降血压的功效。此外，番茄中的番茄红素具有防癌抗癌的效果。

美食

番茄肉馅饺子

用番茄肉馅包饺子味道特别鲜美，具体做法：

首先，将番茄去外皮，去籽，切成小丁，剁碎挤出汁，把番茄汁和剁碎的番茄分别放在碗里备用。

其次，把肥瘦适宜的猪肉剁成细泥。

最后，在打肉馅时，先加点酱油、料酒、姜末等，再放入番茄汁，打馅时要顺着一个方向，先轻后重，先慢后快，直至肉馅变成黏糊状，再把剁碎的番茄倒入调匀即成。

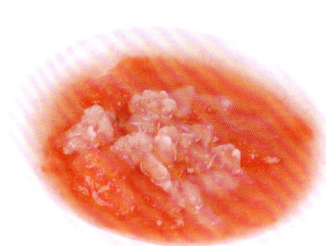

美容

番茄冬瓜祛痘面膜

材料

冬瓜100g，番茄1个，奶酪1大匙。

说明

由冬瓜、番茄、奶酪制成的祛痘面膜，具有良好的清热祛痘功效，能促进肌肤新陈代谢，改善肌肤的水油平衡，令肌肤水嫩清爽，有效祛除痘痘。

* 适合肤质：适用于痘痘、暗疮肤质的肌肤。

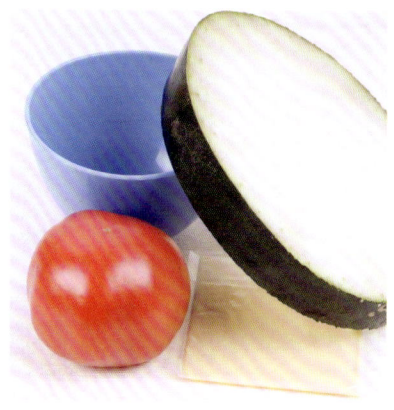

选购方法

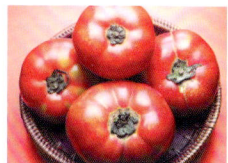

选购番茄时，中大型番茄以形状丰圆、颜色绿，但果肩青色、果顶已变红者为佳；若完全红，反而口感不好。中小型番茄以形状丰圆或长圆、颜色鲜红者为佳。食用没有成熟的番茄易引起中毒。

识别催熟番茄的窍门：

催熟番茄多为反季节上市，其特点是无论大小全是红的，但手感很硬。将番茄掰开，可发现籽呈绿色或尚未长籽，皮内发空，果肉无汁无沙，且尝之无酸甜感，反而发涩。

保存方法

选青红色番茄放进塑料袋，扎紧开口，放在阴凉通风处。隔一天打开一次，揩去袋里的水和泥，5分钟后重新扎紧口袋。以后可陆续把红熟的取出食用，待全部转红以后，就不要再扎口袋。此法一般可贮藏番茄1个月左右。

浆果类水果

番茄去皮分步详解

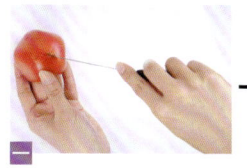

一

第一步：用刀在番茄底部划个小"十"字。

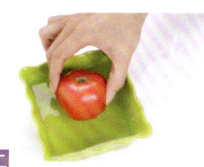

二

第二步：将番茄放入沸水中烫5~6秒钟。

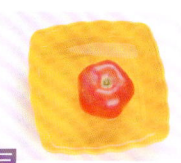

三

第三步：立即取出番茄浸入冷水中。

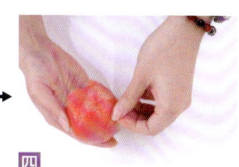

四

第四步：从"十"字形部位开始剥皮。

祛病妙方

- **退热**

  番茄汁和西瓜汁各半杯混合饮用，每小时饮1次。

- **缓解咽喉疼痛**

  半杯番茄汁、半杯温水混合，用来漱喉。

- **降血压**

  每天早晨选1～2个鲜熟番茄空腹蘸白糖吃，降血压效果明显。

- **防治真菌、感染性皮肤病**

  将鲜熟的番茄去皮和籽，捣烂敷在患处，每日2～3次。

- **防治贫血**

  番茄、苹果各1个，芝麻15g，一次吃完。每日吃1～2次，长期坚持食用。

吃番茄时请注意

1. 番茄性寒，不宜生吃，尤其是脾胃虚寒及月经期间的妇女。
2. 番茄不宜空腹食用，易引起胃肠、胃痛。
3. 番茄不宜长时间高温加热，否则容易失去保健作用。
4. 不宜食用未成熟的青色番茄，有小毒，严重的会有生命危险。
5. 番茄不能与石榴同食。

特别介绍

食用生番茄可以补充维生素C，熟番茄则能补充抗氧化剂。

据最新的研究结果称，熟吃番茄比生吃番茄总体营养价值高。番茄虽然在加热的过程会损失一部分维生素C，但其中的茄红素和其他抗氧化剂含量却显著上升，而且煮熟加工还有消毒、灭菌的作用。

美食

芦荟番茄汤

材料

芦荟叶肉100g，番茄2个，鸡蛋1个，香菜2根，淀粉、葱丝、生姜、盐、味精、香油各适量。

制作方法

番茄切片，芦荟叶肉切丝，鸡蛋加入盐、味精等调料搅匀，香菜切末；砂锅倒入少许油，放入生姜丝、葱丝煸香，放入芦荟、番茄翻炒，倒入清水，水开后加入淀粉，倒入鸡蛋，搅拌均匀即可。

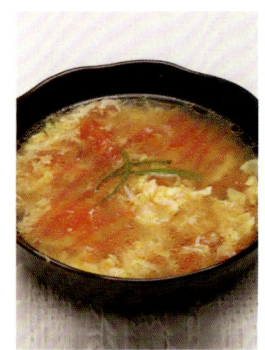

补气人参茄红面

材料

人参须5g，麦门冬15g，五味子2.5g，面条90g，番茄150g，秋葵100g，低脂火腿肉60g，高汤800ml，盐2小匙，香油2小匙，胡椒粉1小匙。

制作方法

将人参须、麦门冬、五味子放入高汤中做成药膳高汤，再放入番茄、秋葵、火腿肉煮熟；面条放入开水中煮熟后捞入面碗，加盐、香油、胡椒粉及药膳高汤拌匀即可。

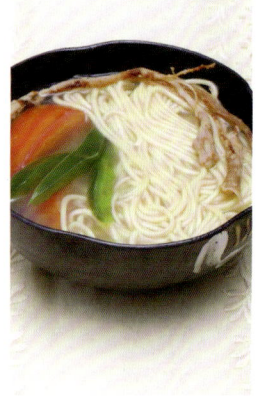

番茄肉酱烩豆腐

材料

石斛10g，白术10g，甘草5g，豆腐、番茄各150g，蘑菇50g，猪绞肉200g，洋葱末1大匙，植物油适量。

制作方法

1. 石斛、白术、甘草洗净煎汤，滤汤汁备用。
2. 豆腐切块，番茄、蘑菇分别切末；炒锅放油加热，倒入洋葱末炒香，再倒入猪绞肉、番茄末、蘑菇末炒熟，然后放入豆腐块，加药汁以及调味料烩5分钟即可。

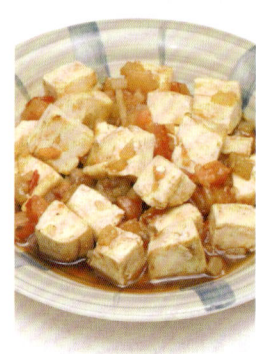

家族成员

番茄为多汁的浆果,风味独特,酸甜适口。它的品种极多,各地均有不同的品种栽培。按果实的形状,可分为圆形的、扁圆形的、长圆形的、尖圆形的;按果皮的颜色,有大红、粉红和黄色番茄之分。

密植红番茄

果实近圆形,大红色,肉厚,味道沙甜,汁多爽口,单果重130g左右。

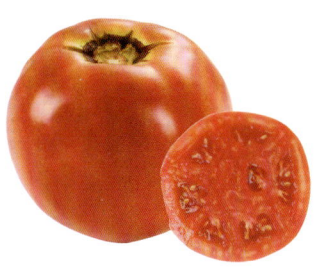

鸡心番茄

果实桃形,红色,果面平滑,果脐小,果肉红色,单果重40~50g。

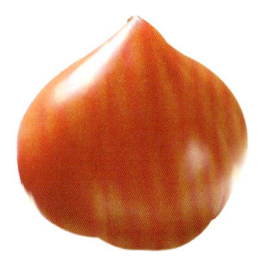

花皮球番茄

果实上有红、黄、绿三色相间的花纹,外观美丽,味甜适口,有果酸味,品质佳。单果重100g左右。

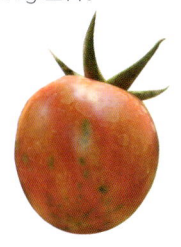

黄牛奶番茄

果实黄色,卵圆形,果面平滑,果脐小,果肉淡黄色,单果重45g左右。

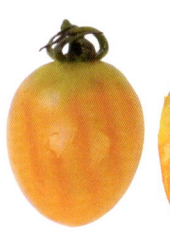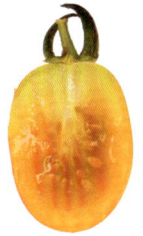

圣女果

果实圆形,外形美观,果面平滑,成熟果实鲜红色,无核,口感好,单果重12~15g。

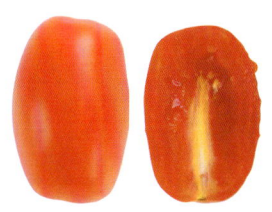

霞粉番茄

果实圆形,粉红色,单果重180~200g,极早熟,口感佳,风味好。

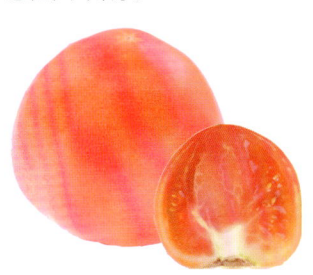

浆果类水果

制品

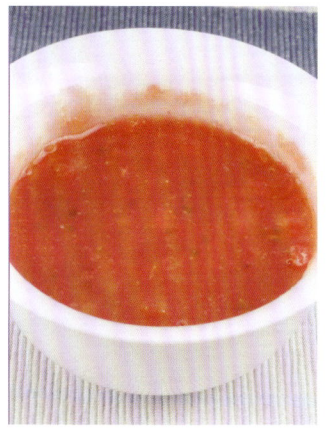

番茄酱

番茄酱是鲜番茄的酱状浓缩制品,酱体呈鲜红色,具有番茄的特殊风味,常用作鱼、肉等食物的烹饪作料,是增色、添酸、助鲜、增香的调味佳品。

番茄酱解析

❶ 番茄酱中除了番茄红素外,还有B族维生素、膳食纤维、蛋白质及天然果胶等。和新鲜番茄相比较,番茄酱里的营养成分更容易被人体吸收。

❷ 番茄酱味道酸甜可口,可增进食欲。

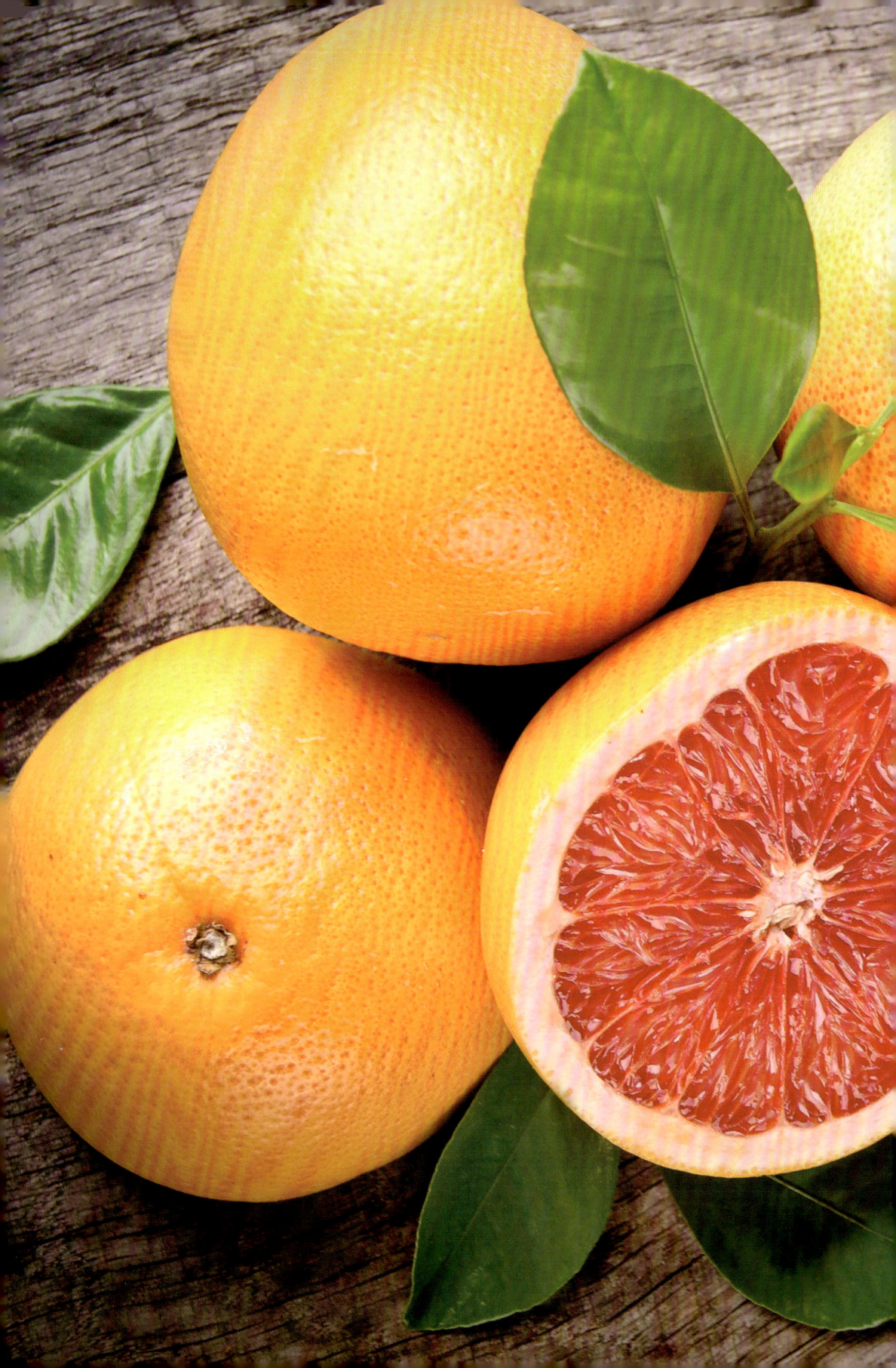

第四章

柑橘类水果

　　柑橘类水果是另一种类型的浆果，多属于芸香科。主要分布在福建、广东、台湾、浙江、四川、湖南、江西等省。这类果实都是由果皮、瓤瓣和种子组成，其特点是外果皮革质，上有油囊；中果皮疏松，其中的维管系统即为橘络；内果皮膜质，分若干室，室内生出无数肉质多汁的汁囊，也就是人们食用的橘瓣。柑橘类水果的果皮和种子均可入药或提炼香料。

　　柑橘类水果包括柑、橘、橙、柚、柠檬五大品种。果实味美，富含糖分、有机酸和多种维生素，其中烟酸和维生素C含量在所有水果中名列前茅。

| 英文名：Tangerine | 别名：桔子 | 科属：芸香科柑橘属 |

橘子

天然的抗氧化剂

橘子色彩鲜艳，酸甜可口，是秋冬季常见的美味佳果。橘子营养丰富，一个橘子几乎可以满足人体一天所需的维生素C。橘子还含有170余种植物化合物和60余种黄酮类化合物，其中的大多数物质均是天然抗氧化剂，对于预防心血管疾病的发生大有益处。橘子全身是宝，其果肉、皮、核、络均可入药。橘子可加工成罐头、蜜饯、果糕、果冻、果糖，还可以制成果汁、果酒等饮料。

每100g橘子含有

热量	51kcal
蛋白质	0.7g
脂肪	0.2g
碳水化合物	11.9g
膳食纤维	0.4g
维生素A	148μg
维生素C	11mg
维生素P	350mg
钙	24mg
磷	18mg
镁	1.4mg

祛病妙方

●治妊娠发热

橘子2个，黄瓜1个，两者洗净后捣汁饮用，每日2～3次。

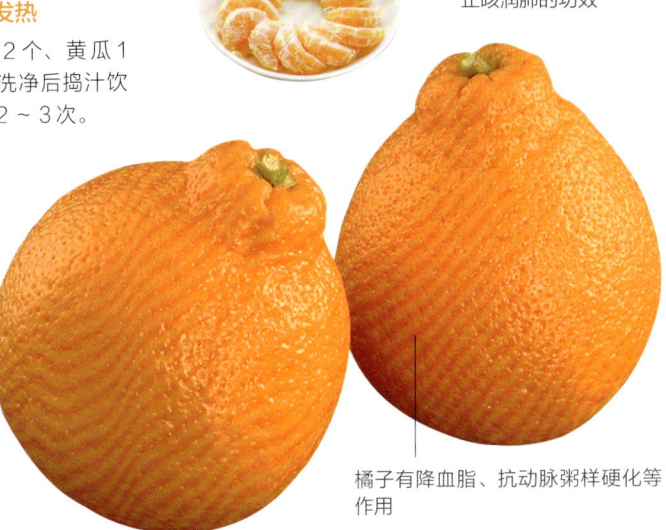

橘子有开胃、理气、止咳润肺的功效

橘子有降血脂、抗动脉粥样硬化等作用

吃橘子时请注意

风寒咳嗽、痰饮咳嗽者不宜食用橘子。肠胃功能欠佳者不宜吃太多橘子。一次吃太多橘子容易上火，诱发口腔炎、牙周炎等症。橘子不宜与螃蟹、獭肉、槟榔同食。

橘子剖析

橘皮 又称陈皮，是一味重要的中药。

橘络 橘瓣上的筋膜称为橘络，有通经络、消痰积的作用。

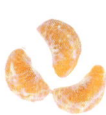

橘肉 具有开胃理气、止咳润肺的作用。

橘核 可用于治疗腰痛、疝气痛等症。

DIY蔬果汁

可防止胃癌的橘汁

橘汁即橘子加工成的果汁，橘汁中含有一种名为诺米林的物质，具有抑制癌细胞的能力，对胃癌有防治作用。橘子与其他水果蔬菜搭配制成的蔬果汁，风味独特，有良好的养生保健作用。

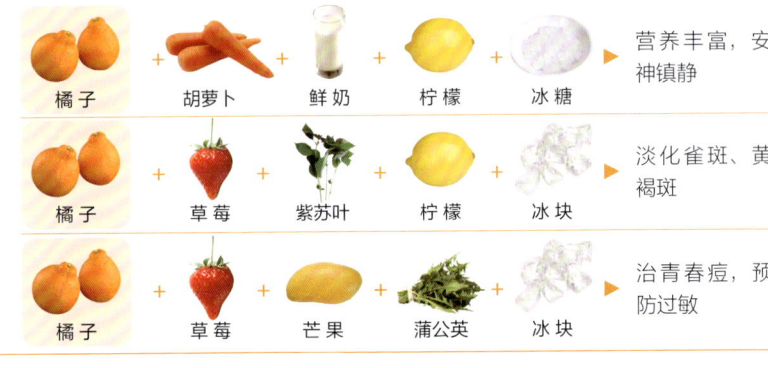

橘子 + 胡萝卜 + 鲜奶 + 柠檬 + 冰糖 → 营养丰富，安神镇静

橘子 + 草莓 + 紫苏叶 + 柠檬 + 冰块 → 淡化雀斑、黄褐斑

橘子 + 草莓 + 芒果 + 蒲公英 + 冰块 → 治青春痘，预防过敏

养生功效大搜索

橘子营养价值较高，还具有理气化痰、润肺清肠、健脾开胃等功效，能帮助消化、除痰止咳、理气散结，可促进伤口愈合，对败血病等有良好的辅助治疗效果。此外，橘子含有生理活性物质橘皮苷，可降低血液黏稠度，减少血栓的形成，因此对心脑血管疾病也有较好的预防作用。

美食

银耳橘子汤

材料

银耳75g，橘子半个，冰糖2大匙。

制作方法

1. 银耳泡软后，洗净去硬蒂，切小片备用；橘子剥开取瓣。
2. 往锅内倒入3杯水，再放入银耳煮开后，改小火再煮30分钟。
3. 加冰糖拌匀，放橘子略煮，即可熄火。

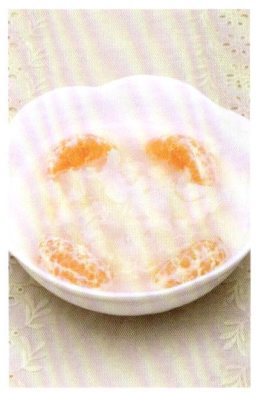

美容

橘子洁面保湿面膜

材料

橘子1个，蜂蜜2小匙，伏特加酒适量。

说明

适用于油性及混合性肤质，但对酒精过敏及易敏感的肌肤要慎用。建议每星期使用2～3次。

* 小贴士：如果没有伏特加酒，可以用低度白酒代替。

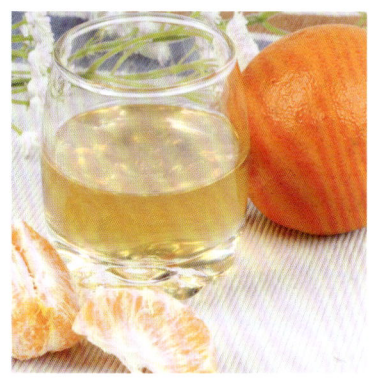

橘子金银花美白祛痘面膜

材料

橘子1/2个，金银花1/2大匙，土豆1个。

说明

土豆、橘子去皮，与金银花一同打成泥状，搅拌均匀。建议每星期使用1～2次。

* 适用肤质：适用于各种类型的肌肤，尤其是痘痘肤质。

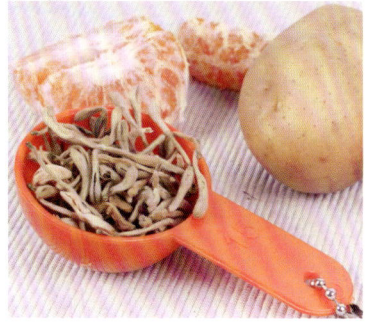

选购方法

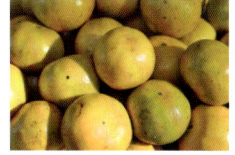

一看：大小和颜色。

橘子个头以中等为最佳；通常颜色越红，味道越甜。

二摸：光滑程度。

甜酸适中的橘子大都表皮光滑，且上面的油胞点比较细密。

三捏：测试弹性。

皮薄肉厚水分多的橘子都会有很好的弹性，捏一下会立刻恢复回原状。

保存方法

苏打浸泡、冰箱保存

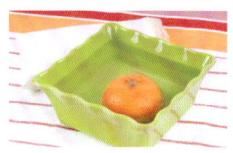

取半盆凉水，加入2小勺小苏打，搅匀，放入橘子，浸泡10分钟，取出，自然晾干，然后放进塑料袋里，袋口扎紧，再放进冰箱。

蒜汁浸泡法

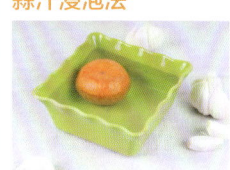

将大蒜去皮拍碎，制成蒜末，加热水，使其均匀融合。待蒜汁热水冷却后，放入橘子，浸泡30秒捞出，自然晾干，可在10℃左右的环境中储存。

柑橘类水果

养生功效大搜索

橘皮（晒干之后称为陈皮）含有大量的维生素C和香精油，味清香，具有理气化痰、健胃除湿、降低血压等功效，是一种常用的中药材。橘皮还有很多奇妙的功用：将其烘干压成粉末装进玻璃瓶里，炒菜、做汤、蒸馒头时添加少量橘皮粉可调味；将其放进冰箱，能够排除异味；将其泡在热水里洗头发，头发会光滑柔软。

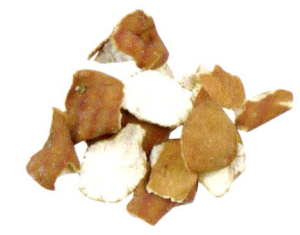

美食

灵芝炖猪尾

材料

灵芝5g，陈皮3g，猪尾1条，鸡肉200g，猪瘦肉50g，鸡汤1000ml，生姜、葱、料酒、白糖、食盐各适量。

制作方法

1. 猪尾洗净剁成段，猪瘦肉切成块，鸡肉切块，灵芝洗净切成细丝；
2. 锅中加水，放入猪尾段、瘦肉、鸡肉氽烫，去除血水。
3. 鸡汤倒入锅内，煮沸后加入猪尾段、瘦肉、鸡肉、灵芝，炖熟后加生姜、葱、料酒、白糖、食盐即可。

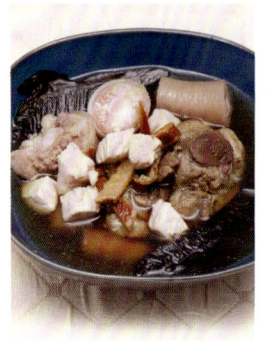

陈皮鸽子汤

材料

陈皮10g，山药30g，干贝15g，鸽子1只，猪瘦肉150g，大枣3枚，盐适量。

制作方法

1. 陈皮、山药、干贝洗净，浸泡；猪瘦肉、大枣洗净。
2. 鸽子去内脏，洗净，斩件，焯水。
3. 将2000ml清水放入砂煲内，煮沸后加入以上材料，大火煮沸后，改用小火煲3小时，加盐调味即可。

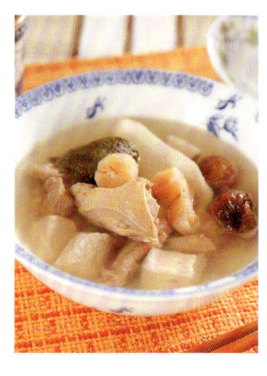

陈皮绿豆汤

材料

陈皮5g，绿豆30g，绿茶包1袋，白糖10g。

制作方法

1. 陈皮洗净，切成小块；绿豆洗净，浸泡2小时。
2. 砂锅洗净，将绿茶包与陈皮放入，先加水800ml，煮沸后小火再煮5分钟，滤渣取汤。
3. 在汤内加入泡软的绿豆与少许白糖，续煮10分钟，滤出汤可饮用；剩余的绿豆可留待以后进食。

陈皮丝里脊肉

材料

陈皮5g，猪里脊肉60g，葱5g，辣椒2g，淀粉5g，葡萄酒和植物油各5ml，冰糖10g。

制作方法

1. 陈皮用温水泡10分钟，切丝；猪里脊肉切成肉丝后加入葡萄酒，用淀粉拌匀，放入植物油搅匀。
2. 起油锅，转中火，放入猪肉丝拌炒略熟，加入冰糖、陈皮丝炒匀，勾薄芡，起锅前撒入葱丝、辣椒丝即成。

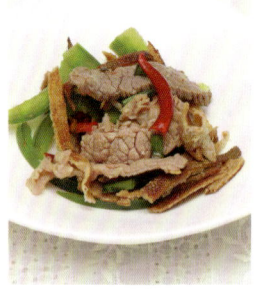

别名：金桔、四季橘　　科属：芸香科柑橘属　　英文名：Kumquat

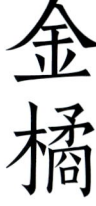

金橘

柑橘类水果

每100g金橘含有

热量	242kcal
蛋白质	1.0g
碳水化合物	13.7g
脂肪	0.2g
维生素A	62μg
维生素C	35mg
维生素E	1.58mg
钾	144mg
磷	20mg
钙	56mg

小巧金黄、果皮果肉皆可食用

金橘果肉虽少，但可带皮吃。果皮营养价值极高，富含维生素C，不仅利于对肝脏发挥解毒功能，还能养护眼睛、保护免疫系统等。金橘果皮肉质厚、光滑，按压会产生芳香性气味。除了带皮鲜食外，它还常被用来制作蜜饯、饮料、果酒等休闲食品。

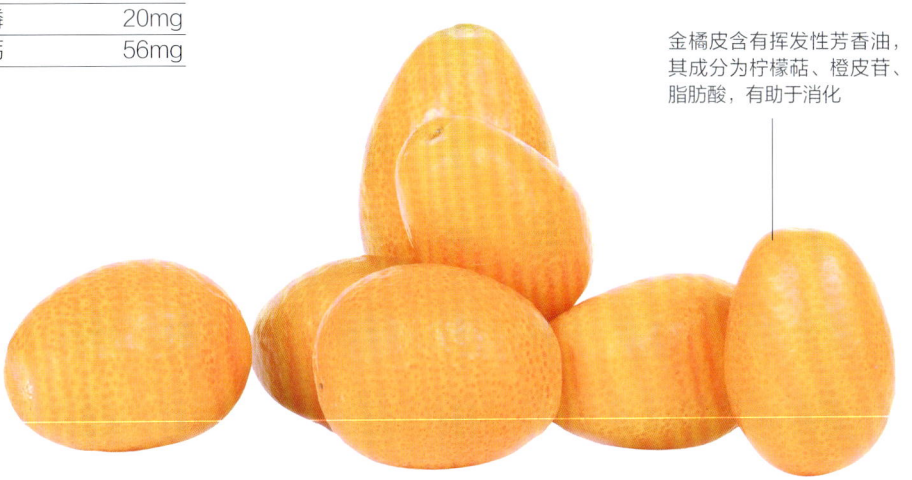

金橘皮含有挥发性芳香油，其成分为柠檬萜、橙皮苷、脂肪酸，有助于消化

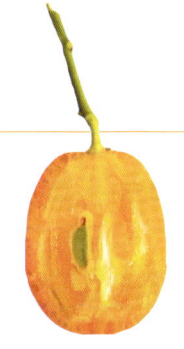

选购方法

挑选金橘首先要观看果皮，看看有没有腐烂的斑点，如果有，那么可能是桔小实蝇排卵留下的痕迹。然后要揉捏一下，如果捏上去很软，则里面很可能有蛆虫。

吃金橘时请注意

吃金橘前后1小时不可喝牛奶，否则会腹胀难受；饭前或空腹时亦不宜多吃金橘，否则会造成胃部不适；喉痛发痒、咳嗽时，喝金橘茶不宜加糖，糖多易生痰。

养生功效大搜索

中医认为，金橘有理气、补中、解郁、消食、散寒、化痰、醒酒等作用。日本的医学杂志介绍，金橘能增强机体抗寒能力，可防治感冒、降低血脂，对防治老年性疾病有益。

美食

消脂金橘茶

材料

山楂6g，决明子9g，大枣15g，金橘5颗，话梅2颗，红茶包1包，冰糖适量。

制作方法

① 决明子、山楂、话梅、大枣、金橘洗净备用。

② 决明子、大枣加水500ml，用大火煮开后，加入山楂、话梅、冰糖煮约15分钟，将所有材料捞起丢弃，放入红茶包稍微泡过捞出；再将切对半的金橘挤汁带皮放入稍浸，捞起丢掉，装壶与茶匙，饭后饮用。

| 英文名：Orange | 别名：柳橙、甜橙、黄果、金环、柳丁 | 科属：芸香科柑橘属 |

橙子

颜色橙黄、酸甜多汁

橙子颜色鲜艳，酸甜可口，含有丰富的维生素C、钙、磷、胡萝卜素、柠檬酸、橙皮苷及醛、醇、烯类等物质，维生素C含量尤其丰富，能增强人体抵抗力，补充能量，还能将脂溶性有害物质排出体外，美容养颜，是名副其实的安全抗氧化剂，被称为"疗疾佳果"。橙皮则富含胡萝卜素，可作为健胃剂、芳香调味剂；其中的橙皮油对慢性支气管炎有效。

每100g橙子含有

热量	47kcal
蛋白质	0.8g
脂肪	0.2g
碳水化合物	11.1g
膳食纤维	0.6g
维生素A	27μg
维生素C	33mg
维生素P	500mg
钙	20mg
磷	22mg
镁	14mg
胡萝卜素	160mg

好的橙子一般果皮颜色鲜亮，个头中等，糖度略高

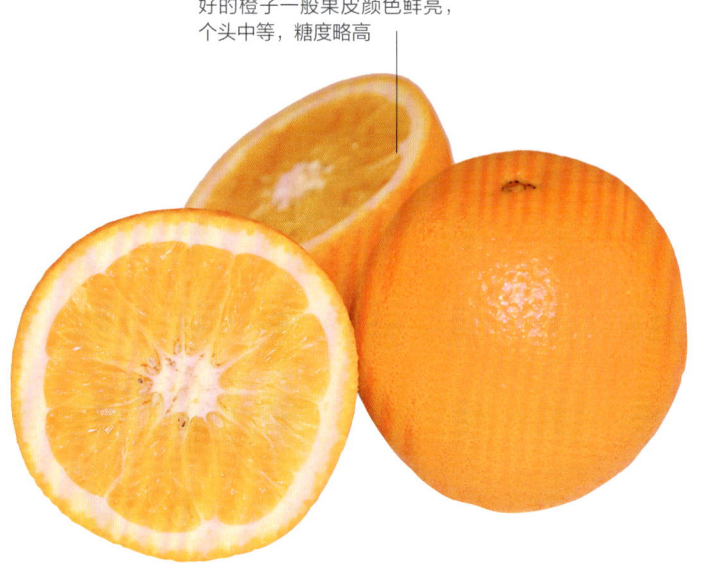

吃橙子时请注意

饭前或空腹时不宜食用；吃橙子前后1小时内不要喝牛奶，因为牛奶中的蛋白质遇到果酸会凝固，影响消化吸收；不宜一次吃得过多；吃完应及时刷牙漱口，以免对口腔牙齿有害。

DIY蔬果汁

可降低心脏病发病率的橙汁

橙汁中的黄酮类物质能有效降低乳腺癌、肺癌的发生概率。经常饮用橙汁也可以有效预防某些慢性疾病、维持心肌功能及降低血压。研究显示，每日喝3杯橙汁可以增加体内高密度脂蛋白（HDL）的含量，从而降低患心脏病的风险。此外，在服药期间吃一些橙子或饮橙汁，可增加机体对药物的吸收量，从而使药效加倍。

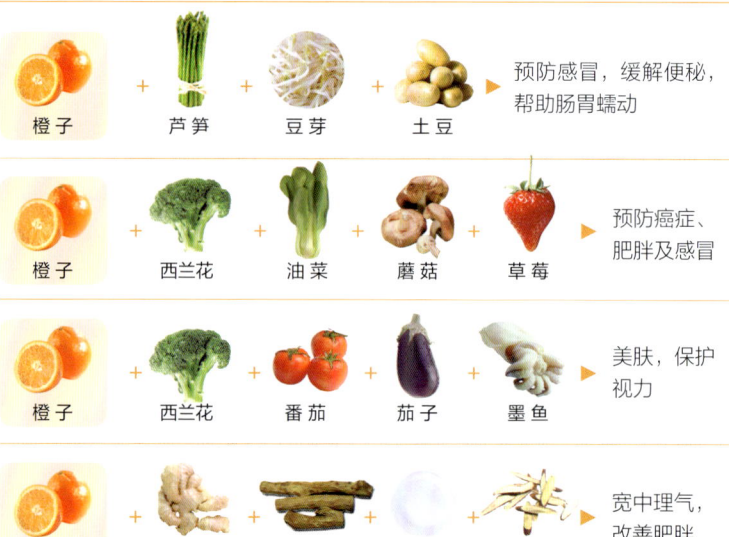

橙子 + 芦笋 + 豆芽 + 土豆 ▶ 预防感冒，缓解便秘，帮助肠胃蠕动

橙子 + 西兰花 + 油菜 + 蘑菇 + 草莓 ▶ 预防癌症、肥胖及感冒

橙子 + 西兰花 + 番茄 + 茄子 + 墨鱼 ▶ 美肤，保护视力

橙子 + 生姜 + 檀香 + 盐 + 甘草 ▶ 宽中理气，改善肥胖

养生功效大搜索

橙子中丰富的维生素 C 和维生素 P,善疏肝理气,能增强机体抵抗力,增加毛细血管弹性,还能将脂溶性有害物质排出体外。维生素 C 还可抑制胆结石的形成,因此,常食橙子可降低胆结石的发病率。橙子所含的果胶能帮助尽快排泄脂类及胆固醇,具有降低血脂的作用。

橙子中的黄酮类物质具有抗炎、强化血管和抗凝血的作用,可抑制多种癌症的发生。橙皮含有较多的胡萝卜素,有止咳化痰的功效。

美容

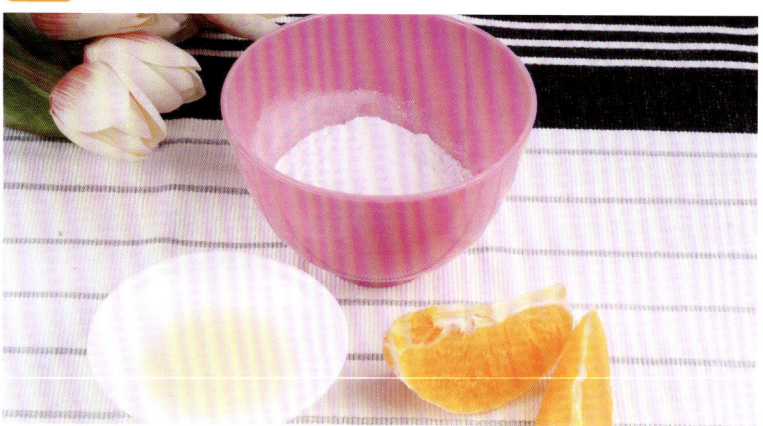

选购方法

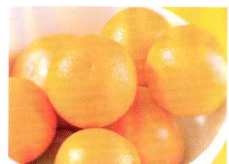

选购橙子时,可用湿纸巾在橙子表面擦一擦,如果上了色素,会在纸上留下颜色。橙子并不是越光滑越好,进口橙子往往表皮孔隙较多,比较粗糙,而经过"美容"的橙子非常光滑,几乎没有孔隙。

保存方法

将橙子放在装有马尾松针状叶的纸盒中,密封,放在干燥通风处,可保存 3 个月。

甜橙祛皱滋养面膜

材料

甜橙1个,维生素E油1小匙,面粉3小匙。

制作方法

甜橙洗净切成小块,榨汁;将甜橙汁、维生素E油、面粉一同倒在面膜碗中,充分搅拌,调和成面膜糊状,待用。

敷法

用温水洁面后,用热毛巾敷脸5分钟,取适量调制好的面膜涂抹在脸部,待八成干时洗净即可。

剥皮妙招一点通

❶ 用手按住橙子,在桌子上揉几遍后,橙子皮与肉会比较容易剥离。这种方法比较慢。

❷ 用刀像削苹果等一样把皮一圈圈削下来,最后整个吃。

❸ 最方便也是最快最常用的方法:用刀从中间切开,大的切6瓣,小的切4瓣;然后每瓣将皮从一端分开。

❹ 冬天的时候,可以把橙子放到暖气片上烤一会,温热后就比较好剥皮了。

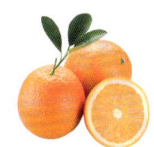

橙子剖析

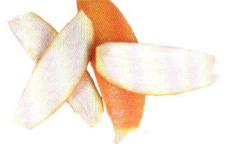

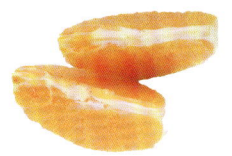

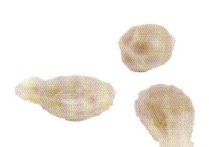

橙皮

橙皮能磨去死皮,抗"橘皮组织",促进皮肤新陈代谢,提高皮肤毛细血管的抵抗力。橙皮泡水喝,能软化血管、降低血脂,日常饮用可预防心血管系统疾病;饭前饮用1杯,还有增强食欲的功效。

橙瓣

橙瓣中几乎含有水果能提供的所有营养成分,能增强人体免疫力、促进病体恢复、加速伤口愈合。橙瓣还可以切成薄片当眼膜使用,用手指轻轻地按压以助吸收,能补充眼部水分,长久滋润肌肤。

橙籽

将橙籽打成粉末,混合蒸馏水制成面膜,能提高皮肤的弹性,达到紧致肌肤的目的。将风干的橙籽放入锅中焙炒后,打成粉末,用开水冲服,饭后饮用,长期坚持能在一定程度上辅助治疗风湿病。

柑橘类水果

美容

橙汁是普遍受到人们喜爱的一种饮品,运动后饮用橙汁,能迅速补充体力,解渴提神。如果加点盐,效果更明显。橙子与其他蔬果搭配而成的果汁,营养配比更合理,养生效果更全面。另外,橙汁还可以用来卸妆,能彻底清洁面部污垢和油脂,发挥深层洁肤功效。

清爽柳橙蜜汁

本饮品味道酸甜适口,柳橙能生津止渴,蜂蜜能润燥通便。二者合一,各取其长,能够帮助人体排出肠道内的宿便。

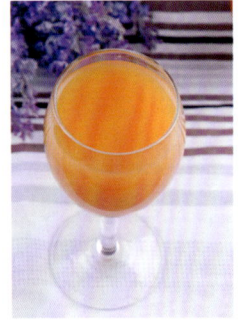

草莓柳橙汁

草莓能利尿消肿、改善便秘,柳橙能降低胆固醇和血脂,改善皮肤干燥,故此饮品可美白消脂、润肤丰胸,是纤体佳品之一。

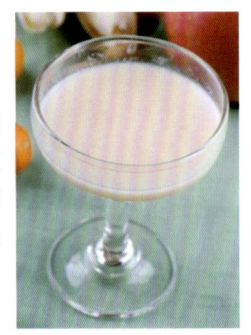

猕猴桃柳橙汁

此饮有解热、止渴的功效,能增加食欲,促进消化,还可以抑制致癌物质的产生。

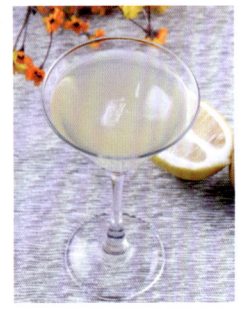

柳橙卷心菜汁

柳橙可疏肝理气、消食开胃,卷心菜可改善内热引起的不适。将柳橙与卷心菜一起榨汁饮用有利于肠道的消化吸收。

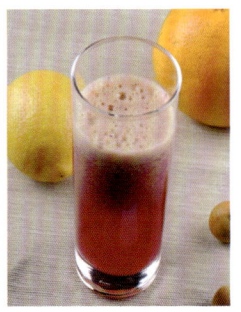

南瓜柳橙牛奶

南瓜含有丰富的微量元素、果胶,柳橙富含维生素A和维生素C,均可以改善肝功能,常喝此果汁可有效提高免疫力。

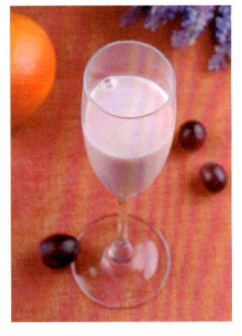

柳橙柠檬蜜汁

此果汁能预防雀斑、降火解渴。但缺铁性贫血者不宜饮此果汁,因为柳橙会影响人体对铁的吸收。

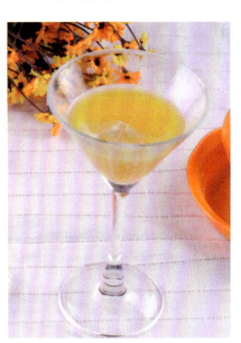

柠檬柳橙瓜汁

此饮具有滋润皮肤,预防肾病的功效,同时还有利尿功效。将几种瓜果组合在一起榨汁饮用,营养更加全面。

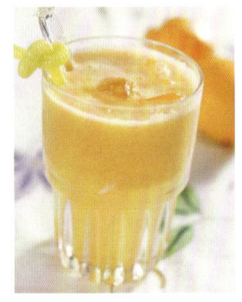

菠萝草莓橙汁

用草莓和菠萝及柳橙制成的果汁酸甜可口,尤其适合夏季饮用,可解暑止渴。

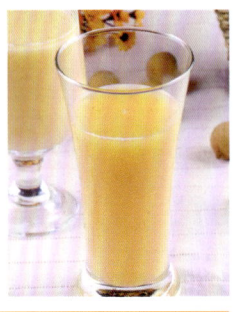

家族成员

血橙
新鲜的血橙红或橙色，有明亮的红色条纹，果肉呈血液的鲜红色，汁多，且有一种芬芳的香气，大都无核。

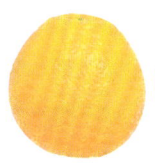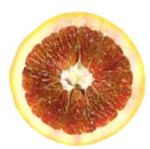

脐橙
底部有个"圆圆"的凸起是脐橙的主要特征，脐橙果肉细嫩而脆，化渣，汁多，无核，一般二、三月上市。

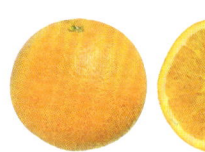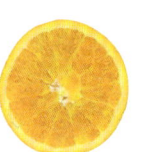

清见
橘子和橙子的杂交品种，不仅具有橙子诱人的香味，更具有橘子的甘甜，而且可以连皮一块吃。

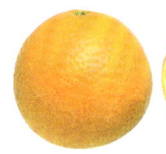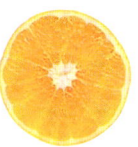

日向夏
又称小夏，果皮颜色较浅，呈柠檬黄色，主要特点是汁多皮薄，且有一种清爽的酸味。

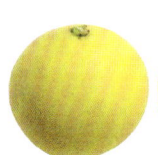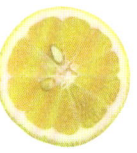

夏橘
夏橘果皮呈柠檬黄色，不光滑，微有褶皱，核多，味酸带苦，一般多用于蜜饯果脯的加工，少鲜食。

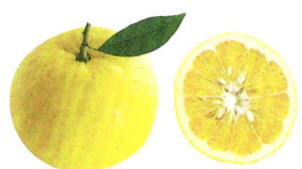

黄金橙
果实金黄色，呈削去上端的水滴状，果皮中等薄厚，多数无核，略微带苦，果汁含量丰富。

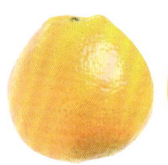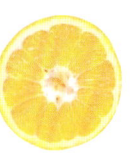

柑橘类水果

药膳食疗

橙子蟹肉膏

材料
净蟹膏肉300g，鸡蛋3个，猪肥膘肉、荸荠各30g，橙子8个，生姜末、胡椒粉、盐、味精、料酒少许。

制作方法
❶ 将橙子的上部1/4处截顶，将橙瓤挖出，留部分橙肉。猪肥膘肉汆熟、切丁，荸荠切丁。
❷ 蟹膏肉、猪肥膘肉丁、荸荠丁，加鸡蛋液、生姜末、胡椒粉、盐、味精、料酒拌好，分10份装入橙内，用橙皮盖住蒸30分钟即可。

功效
开胃消食、理气化痰、补益身体。

| 英文名: Trifoliate Orange | 别名：铁篱寨、臭橘、枸橘、臭杞 | 科属：芸香科枳属 |

枳

橘生淮北为枳

枳一般生长在淮北，相对耐寒。枳很像橘，但比橘要小一些。中医认为，枳性温、味辛、苦，有疏肝和胃、理气止痛、消积化滞的功效，可治疗胸胁胀满、脘腹胀痛、乳房结块、疝气疼痛、睾丸肿痛、跌打损伤、食积、便秘、子宫脱垂等。

每100g枳含有

热量	42kcal
蛋白质	0.7g
脂肪	0.4g
碳水化合物	6.9g
膳食纤维	4.4g
维生素A	226mg
维生素B_1	0.06mg
维生素B_2	0.04mg
维生素B_6	0.12mg

枳实呈球形，直径2～5cm，熟时橙黄色，芳香，柄粗短

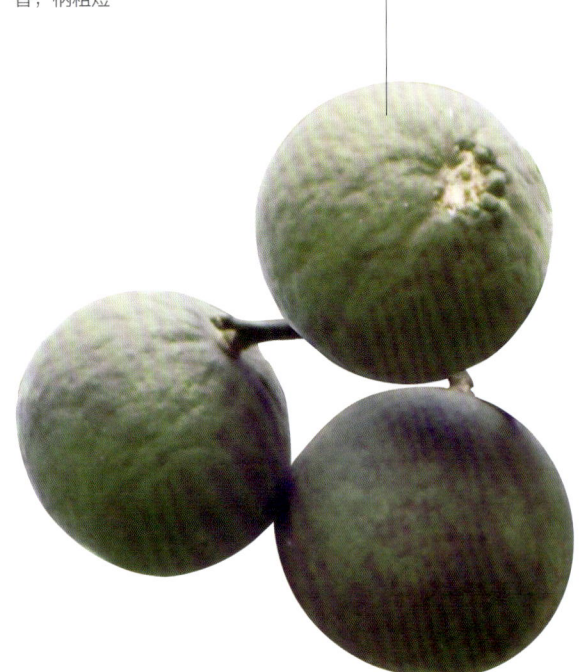

枳药用知识

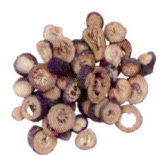

枳实入药时呈半球形，外果皮暗棕绿色，具颗粒状凸起和皱纹，切面中果皮略隆起，黄白色或黄褐色。质坚硬，气清香，味苦、微酸。

祛病妙方

●**治牙痛**

枳实6g，小茴香9g，水煎服。

●**治咽喉痛、扁桃体炎**

枳4个，竹子叶7片，槐蛾1块，或加望江南3～6g，水煎，代茶饮。

●**治对口疮**

枳3个，焙黄，酒冲服，盖被取汗。

养生茶饮

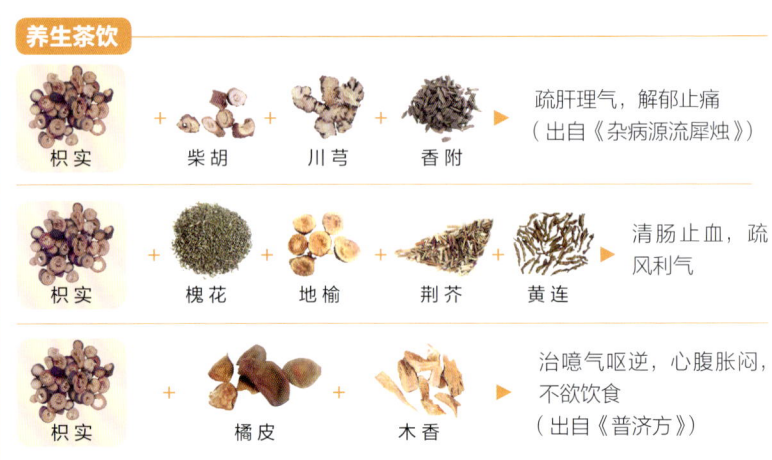

枳实 + 柴胡 + 川芎 + 香附 ▶ 疏肝理气，解郁止痛（出自《杂病源流犀烛》）

枳实 + 槐花 + 地榆 + 荆芥 + 黄连 ▶ 清肠止血，疏风利气

枳实 + 橘皮 + 木香 ▶ 治噫气呕逆，心腹胀闷，不欲饮食（出自《普济方》）

| 别名：柑果 | 科属：芸香科柑橘属 | 英文名：Mandarin |

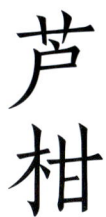

芦柑

皮松易剥、甘甜多汁

芦柑性凉，味甘、酸，有理气健胃、燥湿化痰、下气平喘、散结止痛、促进食欲、醒酒及抗疟等多种功效。芦柑中富含维生素C与柠檬酸，可美容养颜、消除疲劳。芦柑内侧薄皮含有膳食纤维，可以通便，降低胆固醇。

每100g芦柑含有

水分	88.5g
蛋白质	0.6g
脂肪	0.2g
膳食纤维	0.6g
维生素B_1	0.02mg
维生素C	0.02mg
尼克酸	19mg
钙	45mg
磷	25mg
铁	1.3mg

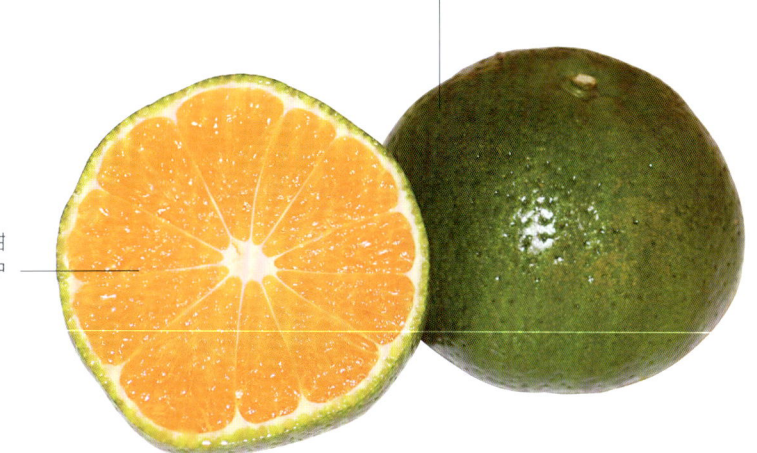

芦柑果实一般较大，但比柚小，圆形而稍扁，皮较厚，凸凹粗糙，果皮较易剥离，肉质脆嫩，汁多化渣，种子大部分为白色

芦柑颜色鲜艳，酸甜可口，是日常生活中最常见的水果之一

柑橘类水果

相关诗句

陈秀冬《芦柑赋》

盛言百果之中，皆云荔枝果王，众说纷纭，有曰香蕉兮，有言榴梿兮，有曰木瓜兮。余意不然，果之美者，当以芦柑，于形于味，无一可比。故论香蕉则不及荔枝，其荔枝甜而不及橘甘。吾之家乡，泉州永春，芦柑盛产，远销四海。

特别介绍

芦柑栽培已达1100多年

芦柑栽培历史悠久。据福建龙海县志载，唐大中年间（公元847年～860年），九湖七首岩第九代住持中理禅师，常用八泉浇灌1株橘树，结果大、皮粗、色橙、汁甜、味香，果蒂微，有6～8条放射纹，形如卦。其性状描述，正是现今的芦柑。又明朝末年，凌登名撰《榕城随笔》载有"闽南产柑橘，其种不一，而颗皆硕大，芦柑为最，红橘次之。芦柑色稍黄，红橘则正赤，皆佳种也"，说明芦柑栽培已达1100年以上。

芦柑其他用途

芦柑果实一般鲜食，也可加工成糖水罐头、果汁、果酱、果酒、果冻等；果皮和果渣可提取果胶、酒精和柠檬酸；果肉加工后的残渣，通过发酵、干制可作饲料；白色的络富有营养，又可药用。

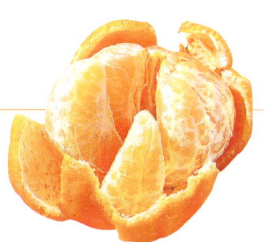

英文名：Grapefruit　　别名：文旦　　科属：芸香科柑橘属

柚子

皮厚肉多、酸甜适口

柚子是漳州六大名果之一。柚子果实大，球形或近于梨形，呈柠檬黄色；果肉白或红色，隔分成瓣，瓣间易分离，酸甜可口。在众多的秋令水果中，柚子算是个头最大的，一般都在1kg以上。它皮厚耐藏，可存放3个月而不失香味，因此有"天然水果罐头"之称。

柚子清香、酸甜、凉润，营养丰富，药用价值很高，也是食疗价值颇高的水果。

每100g柚子含有

热量	41kcal
蛋白质	0.8g
脂肪	0.2g
碳水化合物	9.1g
膳食纤维	0.4g
维生素A	2mg
维生素C	110mg
维生素P	480mg
钙	12mg
磷	24mg

柚子膳食纤维含量很多，易产生饱腹感，热量却很低，较其他水果而言，减肥效果更佳

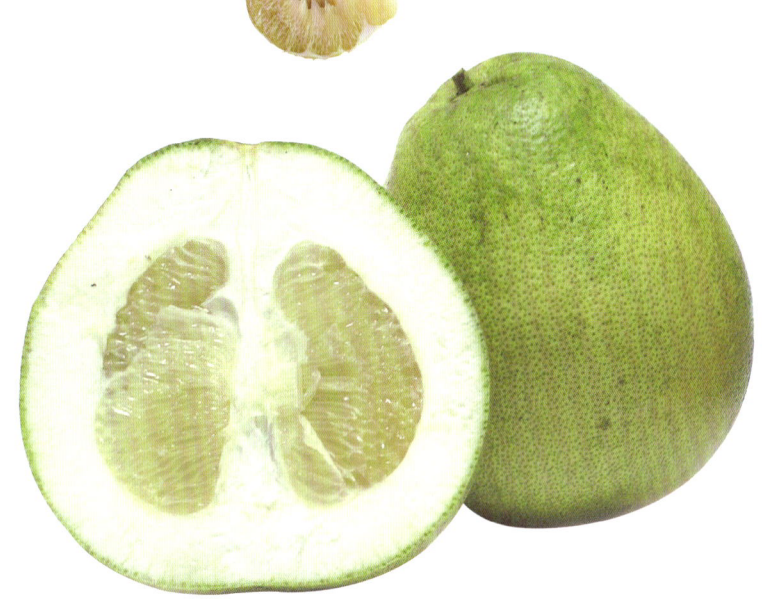

家族成员

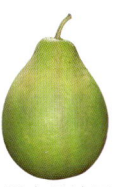

沙田柚

原产广西容县沙田。果实梨形或葫芦形，果肉脆嫩爽口，白色或虾肉色，味浓甜。

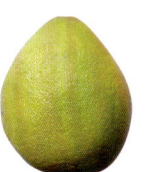

文旦柚

原产浙江玉环市。果大，扁圆锥形或高圆锥形，肉质脆嫩，无核或少核。

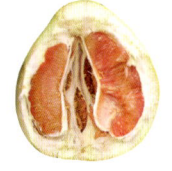

红心蜜柚

红肉蜜柚果肉为淡紫红色，丰产、优质。

DIY蔬果汁

柚子 + 白萝卜 + 蜂蜜	▶	清洁血液，美容养颜，增强免疫力	
柚子 + 梨 + 蜂蜜	▶	滋润肌肤，润肺，解酒，降低胆固醇含量	
沙田柚 + 草莓 + 酸奶	▶	清除体内的自由基，延缓衰老，美白皮肤	

养生功效大搜索

柚子具有增强体质的功效，它能帮助身体吸收更多的钙及铁质。柚子所含的天然叶酸可以预防贫血的发生，并促进胎儿发育，因此特别适合孕妇食用。

柚子的果肉中含有非常丰富的维生素C及类胰岛素物质等成分，具有降低血液中胆固醇的含量、降血糖、降血脂、减肥、养颜等功效，经常食用，对高血压、糖尿病、血管硬化等疾病都有辅助治疗作用。

常食柚子能促进伤口愈合，对败血症等有良好的辅助治疗效果。

选购方法

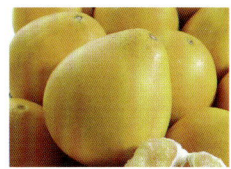

选购柚子时，首先可以闻一下，熟透了的柚子，味道芳香；其次，按压果实外皮，若果皮下陷，没有弹性，则质量较差。最好选择上尖下宽的标准型，表皮需薄而光润，并且色泽呈淡绿或淡黄色。如要购买沙田柚，需要观察柚子底部是否有一个淡土红色的线圈，有圈的就是沙田柚。

特别介绍

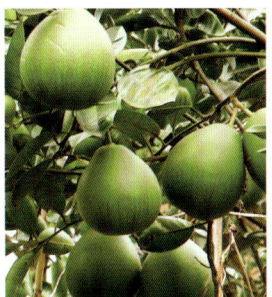

柚子的象征意义

柚子外形浑圆，象征团圆之意，因此是中秋节的应景水果。更重要的是"柚"与"佑"同音，柚子即"佑子"，被人们赋予了吉祥的含义。过年的时候吃柚子象征金玉满堂，柚和"有"谐音，是大有的意思，预示除去霉运，来年好运势。

祛病妙方

● 治老年性咳嗽气喘

将柚子皮洗净，切小块，用开水泡，代茶饮用。

● 治肺热咳嗽

柚子、梨各100g，蜂蜜少许。柚子和梨洗净后煮烂，加蜂蜜或冰糖调服。

● 治痰气咳嗽

柚子、酒、蜂蜜各适量，将柚子去皮除核，切成片放入酒内浸泡一夜。煮烂，拌蜂蜜，时时含咽。

● 治冻疮

柚子皮50g，水煎后，浸泡患处，每日数次。

美容

柚皮水排毒法

材料

柚子皮（不带白瓤，以1个柚子为准），清水2000ml，合金锅1口（铁锅或铝锅易与柚子皮发生化学反应，影响效果）。

制作方法

❶ 柚子皮洗净，切成小块，备用。
❷ 锅中加清水，煮至50℃左右，放入柚子皮，再小火煮半小时左右，直到水呈淡黄色，有柚子味道为止。
❸ 冷却后把柚子水倒入预先准备的温水中，搅拌到颜色均匀即可。

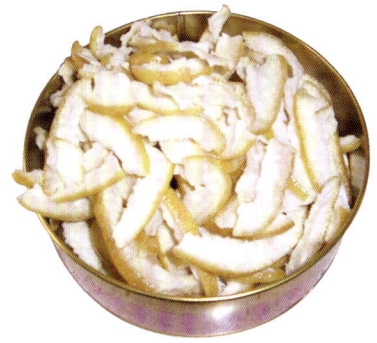

使用方法

全身浸浴，用柚子皮按摩身体各个部位；最好有小型蒸汽机或加湿器，保留一点柚子水，对身体进行喷雾；可留500ml柚子水，加入蔗糖，在沐浴后饮用。

吃柚子时请注意

❶ 痰多气喘、咳嗽者，慢性支气管炎、胃病、心脑肾病患者宜食。
❷ 脾虚便溏者慎食。
❸ 服药期间忌食柚子；服用抗过敏药时吃柚子，轻则会出现头昏、心悸、心律失常等症状，严重的会导致猝死。

| 英文名：Grapefruit | 别名：朱栾、西柚 | 科属：芸香科柑橘属 |

葡萄柚

心血管疾病的食疗佳果

葡萄柚中含有钾，却不含钠，而且还含有能降低血液中胆固醇的天然果胶，因此是心血管疾病患者的食疗佳果。葡萄柚中含有的维生素C可参与人体胶原蛋白合成，促进抗体的生成，增强机体的解毒功能。葡萄柚中的酸性物质可以促进消化液分泌，提高消化功能，而且也会使营养更容易被吸收。

葡萄柚还能帮助人体吸收钙和铁质，这是两种维持人体正常代谢所必需的重要矿物质。葡萄柚还含有天然叶酸，可以预防服用避孕药的妇女及孕妇贫血，降低孕妇生育畸形婴儿的概率。

每100g葡萄柚含有

热量	138kcal
蛋白质	0.7g
碳水化合物	7.8g
脂肪	0.3g
膳食纤维	1.2g
维生素A	47μg
维生素B_1	0.05mg
维生素C	38mg
维生素E	0.17mg
钾	60mg
磷	17mg
钙	21mg

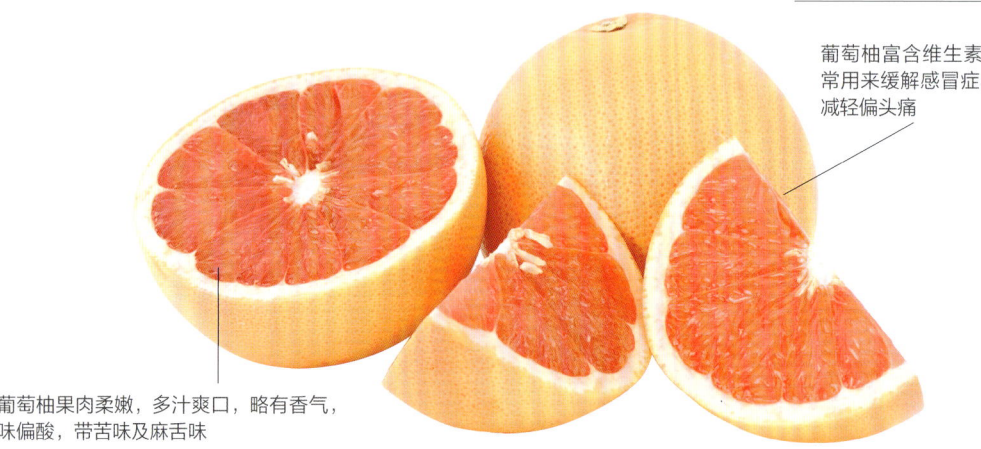

葡萄柚富含维生素C，常用来缓解感冒症状，减轻偏头痛

葡萄柚果肉柔嫩，多汁爽口，略有香气，味偏酸，带苦味及麻舌味

葡萄柚的减肥美容功效

葡萄柚中有一种酶，它能影响人体利用和吸收糖分的方式，使糖分不会轻易转化为脂肪贮存。葡萄柚的果肉中含有丰富的维生素C、维生素E及叶酸、水溶性纤维，对混合性、油性等容易长痘痘的肌肤有非常好的控油、收缩毛孔及爽肤的效果。

DIY蔬果汁

草莓菠萝葡萄柚汁

材料
菠萝100g，草莓5个，韭菜50g，葡萄柚80g，柠檬50g。

功效
缓解高血压，帮助身体排出多余水分，进而防止水肿，并改善便秘症状。另外，对于晒伤也有一定的恢复作用。

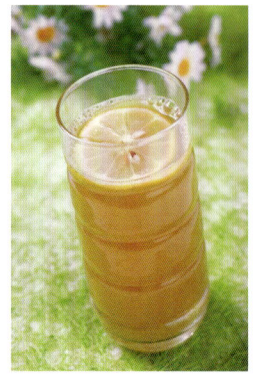

柠檬葡萄柚汁

材料
柠檬30g，葡萄柚100g，冰块适量。

功效
柠檬与葡萄柚一起榨汁饮用，有助于消除疲劳、缓解便秘、排毒养颜。

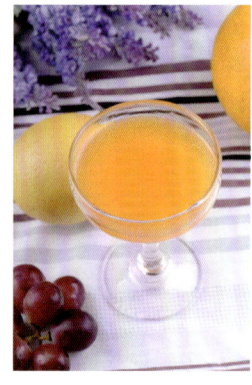

DIY蔬果汁

番茄芒果葡萄柚汁

材料
草莓50g，番茄、芒果各100g，葡萄柚70g，冰块适量。

功效
消除疲劳，缓解便秘，改善食欲不佳等症。苹果能安眠养神，将它与几种水果放在一起榨汁饮用，营养更加丰富。

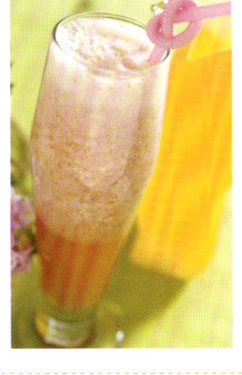

番茄葡萄柚优酪乳

材料
番茄200g，葡萄柚300g，柠檬30g，酸奶240ml，冰糖20g。

功效
番茄营养丰富，搭配钙质丰富的酸奶，可以抑制因为盐分摄取过量所导致的血压升高。

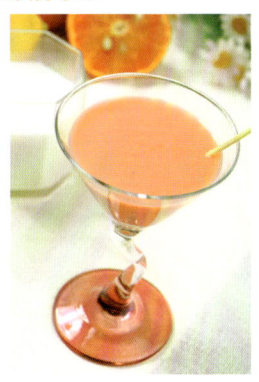

蒲公英葡萄柚汁

材料
柠檬50g，鲜蒲公英叶50g，葡萄柚80g，冰块适量。

功效
有清热解毒、消肿散结、利尿等作用。

做法
柠檬洗净切片；蒲公英叶子洗净煮汁去渣备用；葡萄柚剥皮，去果瓤。将柠檬、葡萄柚依次放入榨汁机中榨成汁，加入蒲公英汁加冰搅匀即可。

草莓葡萄柚黄瓜汁

材料
草莓50g，黄瓜50g，葡萄柚80g，柠檬50g。

功效
有助于肉类的消化，能有效抑制正常细胞发生癌变，可增强身体抵抗力。

做法
将草莓洗净、去蒂；去除葡萄柚的果瓤，去种子，留果肉；黄瓜洗净，切块。将草莓、黄瓜、葡萄柚、柠檬放入榨汁机中榨成汁即可。

柑橘类水果

美容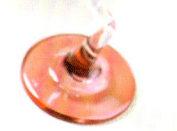

芹菜葡萄柚控油净颜面膜

材料
芹菜1根，葡萄柚1/2个。

制作方法
1. 葡萄柚去皮，去籽，留取果肉；芹菜洗净。
2. 将葡萄柚、芹菜均放入榨汁机中榨取汁液。
3. 用无菌滤布将残渣滤掉，留取汁液。

使用方法
1. 用温水润湿脸，再将本款洁面水喷洒在脸上，用手指打圈轻轻按摩。
2. 约3分钟后，用温水洗净即可。

＊适用肤质：适用于油性皮肤。

葡萄柚收缩毛孔面膜

材料
葡萄柚1/2个，面粉80g，清水适量。

制作方法
1. 葡萄柚洗净去皮，放入搅拌机中打成果泥，盛入干净的容器中备用。
2. 果泥中加入面粉和清水，搅拌均匀。

使用方法
温水洁面后，将面膜均匀地涂在脸上，避开口、眼、眉毛等处，约30分钟后用清水将面膜洗去。每周1～2次。

＊适用肤质：适用于各种肤质，尤其适合夜间敷用。

| 英文名: Lemon | 别名: 柠果、黎檬、洋柠檬、益母果 | 科属: 芸香科柑橘属 |

柠檬

果汁饱满，食用方法多样

柠檬味极酸，孕妇最喜食，因此又被称为"益母果"。柠檬芳香浓郁，果汁较酸，一般不鲜食，多用来配制饮料。柠檬汁制作方便，鲜美爽口，是一种广受欢迎的饮品。柠檬还可提炼成香料，有时也用作烹饪调料。柠檬有"神秘的药果"之称，是世界上药用价值颇高的水果之一。它富含维生素C、柠檬酸、苹果酸和高量钾元素等，经常食用可有效防治坏血病。

每100g柠檬含有

热量	37kcal
蛋白质	1.1g
脂肪	1.2g
碳水化合物	6.2g
膳食纤维	1.3g
维生素B_1	0.05mg
维生素C	22mg
钙	101mg
磷	22mg
镁	37mg
钾	209mg

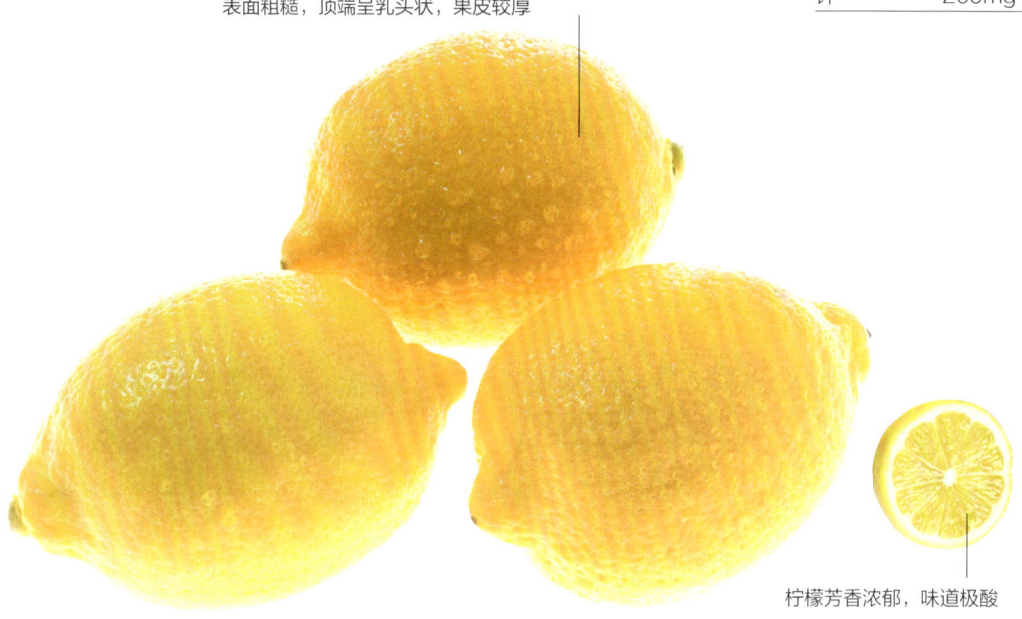

柠檬果实长圆形或卵圆形，大小如鸡蛋，淡黄色，表面粗糙，顶端呈乳头状，果皮较厚

柠檬芳香浓郁，味道极酸

家族成员

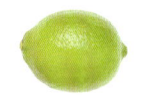

青柠檬

青柠檬与黄柠檬是同族姐妹，并不是未成熟的黄柠檬。青柠檬碧绿通透如玉色，表皮光滑似橘，饱满圆润，层次分明，酸味浓烈，香味较浅淡。

DIY蔬果汁

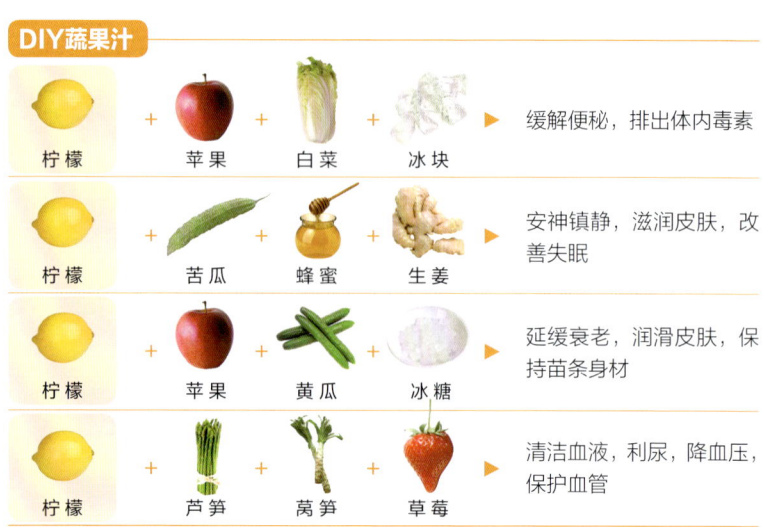

柠檬 + 苹果 + 白菜 + 冰块	缓解便秘，排出体内毒素
柠檬 + 苦瓜 + 蜂蜜 + 生姜	安神镇静，滋润皮肤，改善失眠
柠檬 + 苹果 + 黄瓜 + 冰糖	延缓衰老，润滑皮肤，保持苗条身材
柠檬 + 芦笋 + 莴笋 + 草莓	清洁血液，利尿，降血压，保护血管

养生功效大搜索

柠檬味酸,入肝,能开胃健脾,生津止渴,可做夏天清凉饮料。适量的果汁加冷开水及白糖服用,可消暑生津,除烦安神,对治疗食欲不佳、维生素C缺乏症、中暑烦渴、暑热呕吐等有明显的效果。

柠檬的强烈酸味源自其所含的维生素C与柠檬酸,它们都具有美白肌肤的功效,能有效促进皮肤的新陈代谢,预防黑斑或雀斑的生成。

柠檬中含有的柠檬酸不仅可以止血,还具有缓解疲劳的作用。柠檬生食还可安胎止呕,是最适合孕期女性的水果之一。

特别介绍

关于柠檬的故事

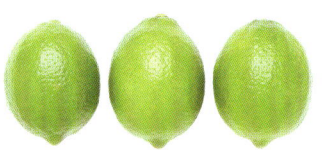

柠檬可治疗坏血病,是18世纪中叶英国医生林德的研究成果。40多年后,英国海军采用这种方法,规定水兵入海期间,每人每天要饮用定量的柠檬叶子水。只过了两年,英国海军中的坏血病就绝迹了。因此英国人常用"柠檬人"这个有趣的雅号来称呼自己的水兵和水手。

制品

柠檬汁

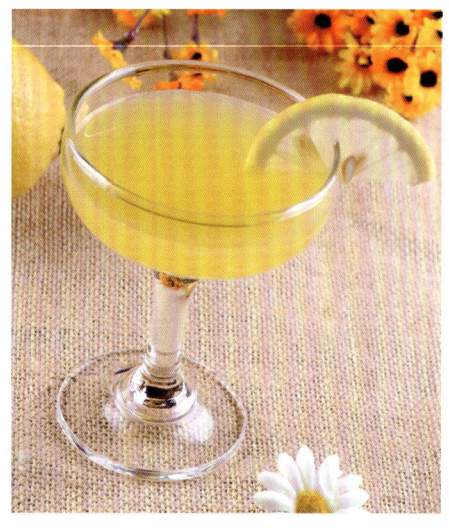

柠檬汁是一种鲜美爽口的饮料,制作方法十分简单便捷,直接用鲜果压榨出果汁,再配以糖、冰块、蜂蜜等符合个人口味的配料,搅拌后即可饮用。柠檬汁酸甜可口,沁人心脾,令人心神清爽,唇齿留香。

柠檬汁中含有大量的柠檬酸盐,可以防止肾结石的形成,甚至可以辅助溶解已形成的结石。

柠檬汁妙用

① 为卷心菜提色:烹调紫色卷心菜时,加一匙柠檬汁,可使菜色鲜艳。
② 除鱼虾、肉类腥味:柠檬汁可除鱼虾和肉类的腥味,且能使鱼虾的鲜味更佳,肉质更松软细嫩。
③ 除食物中异味:烹饪洋葱等强烈气味的蔬菜时,可加入少许柠檬汁,减少异味。
④ 使蛋清变稠:在蛋清内放入几滴柠檬汁,可使其变稠,并显得特别洁白;如果用来制作蛋糕,还可使蛋糕易切开。
⑤ 代盐作为调味品:患有肾脏病或高血压的人应少吃盐。此时,可用柠檬汁代替盐来调味,新鲜蔬菜或肉里面滴几滴柠檬汁,可使淡而无味的食物成为风味极佳的菜肴。
⑥ 去焦痕:熨衣服时不小心留下的焦痕,涂上柠檬汁晾干即可除去。

选购方法

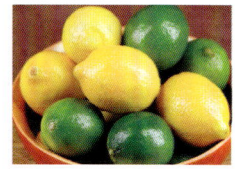

挑选柠檬应以色泽鲜亮滋润,果形正常,果蒂新鲜完整,果面清洁,无褐色斑块及其他疤痕,果皮较薄,果身无萎蔫现象,捏起来比较厚实,有浓郁的柠檬香者为佳。

保存方法

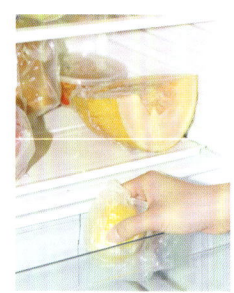

完整的柠檬在常温下可以保存1个月左右。食后剩余的柠檬可用保鲜纸包好放进冰箱。如果想储存更久些,可把切片后的柠檬放入密封容器,加入蜂蜜放入冰箱即可。

柠檬的美容用途

柠檬中的有机酸能与肌肤表面的碱性物中和,防止和清除肌肤中的色素沉淀,去除油脂污垢。

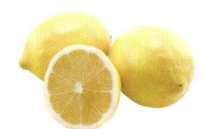

柑橘类水果

> 美容

柠檬润肤
说明

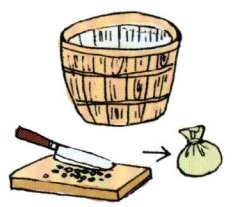

鲜柠檬2个,切碎用消毒纱布包扎成袋,放入浴盆中浸泡20分钟,再沐浴,有助于清除汗液、异味、油脂,润泽全身肌肤。脚掌心有厚皮者可用柠檬皮搓揉,使之软化逐渐脱落。

柠檬美发
说明

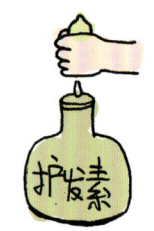

洗头发时,在护发素中滴入几滴柠檬汁,拌匀,抹在头发上,并用浴帽将头发裹住,20~30分钟后用温水清洗干净。每月使用1次,可使头发光洁柔软。

柠檬洁肤除斑
说明

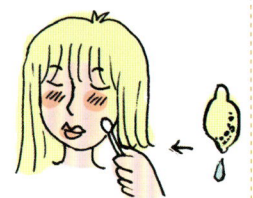

将1茶匙蜂蜜加热,加入同量柠檬汁,调匀,均匀涂在面部,30分钟后用清水洗净,可使皮肤白净。晚上用棉签浸柠檬汁涂在色素斑上,然后搽护肤霜,有祛斑功效。

柠檬美唇
说明

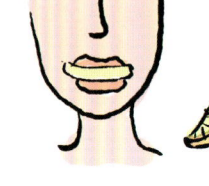

唇部经常含一片柠檬,可使嘴唇自然红润,血液流畅,而且可呼吸到柠檬清香,帮助提神醒脑。

柠檬洁齿
说明

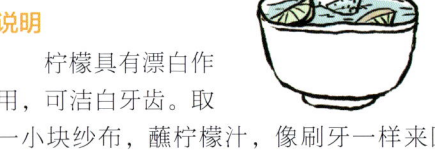

柠檬具有漂白作用,可洁白牙齿。取一小块纱布,蘸柠檬汁,像刷牙一样来回摩擦牙齿,既可洁齿,又可预防牙疾,还可清除口臭。

柠檬美手
说明

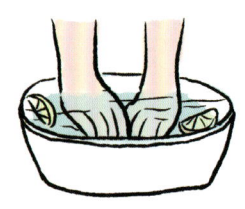

用柠檬肉摩擦手部,有助于消除皮肤中不健康的颜色。用柠檬皮擦手,其中所含的柠檬油可使皮肤细腻,光滑。在水中放1~2片柠檬,将手浸洗一下,可洁手消毒。

柠檬美甲
说明

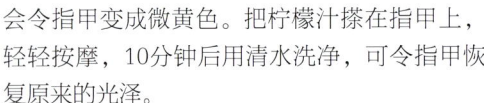

指甲油内极高含量的铅及其他化学成分会令指甲变成微黄色。把柠檬汁搽在指甲上,轻轻按摩,10分钟后用清水洗净,可令指甲恢复原来的光泽。

★ 注意事项

❶ 柠檬具吸光作用,敷过柠檬汁后一遇阳光皮肤就会容易变黑,甚至出现斑点。因此,用柠檬护肤后,不要立即外出晒太阳。
❷ 柠檬较适合护理油性皮肤,敏感皮肤和干性皮肤不宜多用。

别名：九爪木、五指橘、佛手柑　　科属：芸香科柑橘属　　英文名：Bergamot

果中之仙品，世上之奇卉

佛手被誉为"果中之仙品，世上之奇卉"，其叶色泽苍翠，四季常青。果实色泽金黄，香气浓郁，形状奇特似手，千姿百态，妙趣横生。佛手不仅有较高的观赏价值，而且具有较高的药用价值、经济价值。

佛手的果皮和叶中含有芳香油，有强烈的鲜果清香，可作为调香原料；果实及花朵均供药用。佛手也可制成各种药酒，芳香扑鼻，甘纯味美。

每100g佛手含有

热量	228kcal
蛋白质	3.2g
碳水化合物	10.4g
脂肪	0.4g
膳食纤维	4.1g
维生素B₁	0.03mg
维生素B₂	0.06mg
维生素C	280μg
钾	170mg
磷	44mg
钙	257mg

佛手药用知识

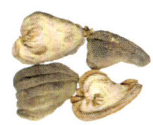

佛手入药时常皱缩或卷曲。顶端稍宽，常有3～5个手指状的裂瓣，可见果梗痕；外皮黄绿色或橙黄色，有皱纹及油点；果肉浅黄或白色。

祛病妙方

● 治恶心呕吐

佛手15g、陈皮9g、生姜3g，水煎服。

● 治哮喘

佛手15g、藿香9g、生姜皮3g，水煎服。

● 治白带过多

佛手20g、猪小肠适量共炖，食肉饮汤。

● 治老年人胃弱、消化不良

佛手30g，粳米100g，共煮粥，早晚分食。

● 治肝气郁结、胃腹疼痛

佛手10g、青皮9g、川楝子6g，水煎服。

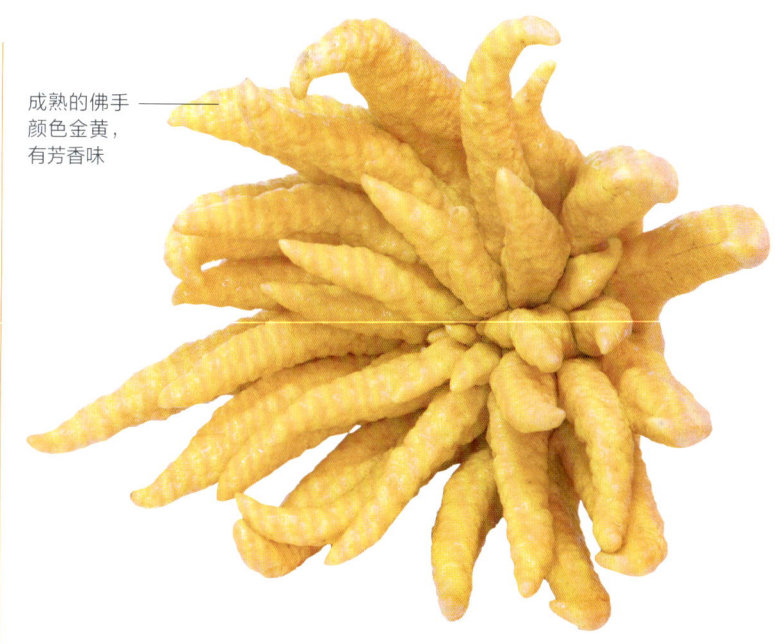

成熟的佛手颜色金黄，有芳香味

柑橘类水果

养生功效大搜索

佛手的根、茎、叶、花、果均可入药，有理气化痰、止呕消胀、疏肝健脾的功效。对老年人的气管炎、哮喘有明显的缓解作用；对消化不良、胸腹胀闷也有一定的疗效。

养生茶饮

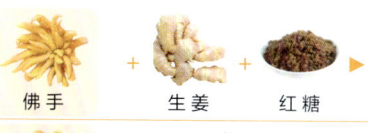

佛手 + 生姜 + 红糖 ▶ 疏肝理气，用于肝郁气滞、胸胁胀痛、饮食减少

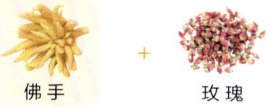

佛手 + 玫瑰 ▶ 用于气滞、胁肋或脘腹胀痛、呕逆少食等

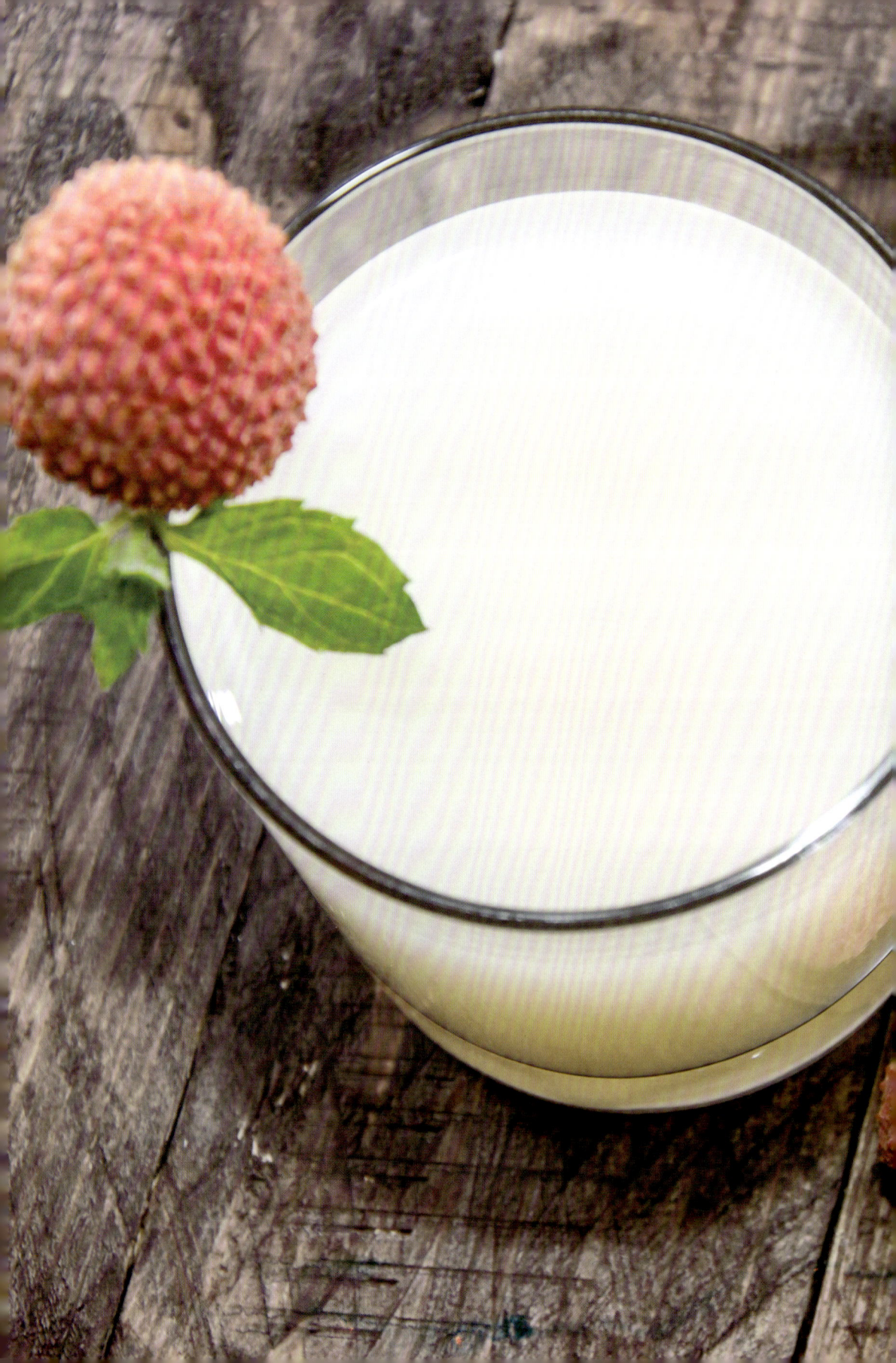

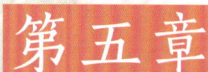

第五章

热带及亚热带水果

　　热带及亚热带水果，顾名思义，就是生长在热带及亚热带温度和湿度较高地区的水果，在我国主要分布在海南和台湾地区。

　　海南和台湾的热带及亚热带水果种类繁多，品质优良。有些热带水果为两地特产，有些亚热带水果比国内其他地区上市早1~2个月。海南岛栽培和野生的果树有29个科、53个属、400余个品种，为世界上其他果区所罕见。其中属本岛原产的果树品种有龙眼、荔枝、芭蕉、橄榄、杨梅等，从南洋群岛和外地引进的品种有榴梿、人心果、鳄梨、番石榴、菠萝蜜、芒果、山竹、红毛丹等。

菠萝

英文名: Pineapple　**别名:** 地菠萝、凤梨　**科属:** 凤梨科凤梨属

果形美观、汁多味甜

菠萝果形美观，汁多味甜，营养极为丰富。果肉中含有还原糖、蔗糖、蛋白质、粗纤维和有机酸、维生素C、胡萝卜素、维生素B_1、烟酸等。菠萝果汁、果皮及茎所含有的蛋白酶，能帮助蛋白质的消化，增进食欲，还能治疗多种炎症、利尿、通经、驱寄生虫等。

另外，菠萝也是重要的经济作物。除食用外，还可加工制作成罐头及饮料、果酱等。

每100g菠萝含有

热量	44kcal
蛋白质	0.5g
脂肪	0.1g
碳水化合物	10.8g
膳食纤维	1.3g
维生素B_1	1.3mg
维生素C	0.06mg
钾	113mg
钙	12mg
磷	9mg
胡萝卜素	20mg

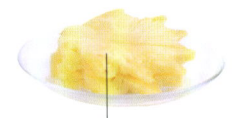

菠萝的果肉是金黄色的，水分多，营养丰富，味道香甜

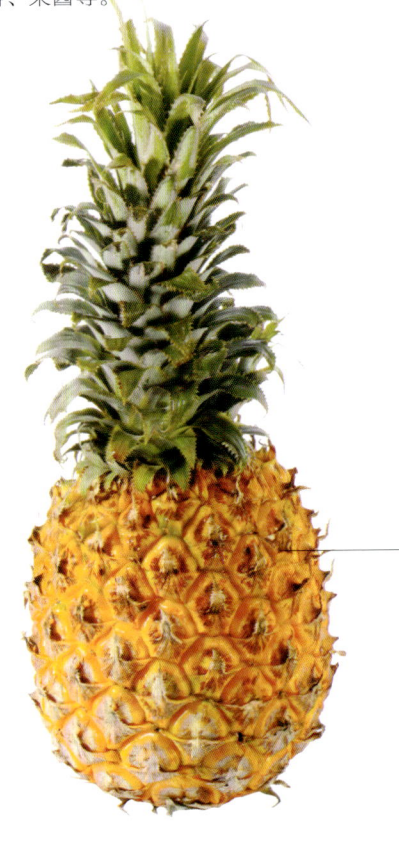

菠萝能清除室内异味

* 小窍门

把切好的菠萝放在盐水里浸泡30分钟左右，再用凉开水浸洗去咸味，可以达到防过敏的目的。

家族成员

菠萝的品种分为卡因类、皇后类、西班牙类和杂交种类。我国栽培的主要是前三类。卡因类果形大，长圆筒形，味甜多汁。皇后类果眼深，较甜。西班牙类小果大而扁平，果眼深，香味浓。

DIY蔬果汁

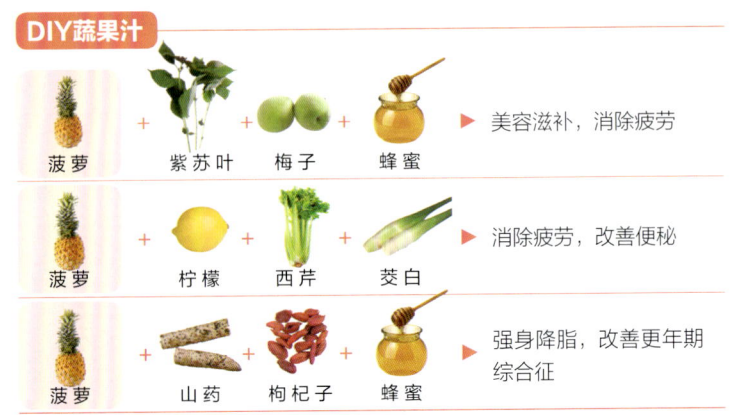

菠萝 + 紫苏叶 + 梅子 + 蜂蜜 ▶ 美容滋补，消除疲劳

菠萝 + 柠檬 + 西芹 + 茭白 ▶ 消除疲劳，改善便秘

菠萝 + 山药 + 枸杞子 + 蜂蜜 ▶ 强身降脂，改善更年期综合征

养生功效大搜索

菠萝中含有丰富的柠檬酸和菠萝蛋白酶,能软化肉类、促进胃液分泌、帮助消化,并促进营养吸收。菠萝蛋白酶还具有消炎、消肿和分解肠内腐败物质的作用,因此有利尿、局部抗炎、消水肿的功效。

菠萝所含的维生素B_1能减缓衰老、消除疲劳。菠萝含有的微量矿物质——锰,能促进钙的吸收,预防骨质疏松。

菠萝所含的菠萝蛋白酶、生物苷能抑制血凝块形成,使血凝块消退,对冠状动脉和脑动脉血栓引起的心脏病有预防作用。

美容

菠萝金银花祛痘面膜

材料

菠萝50g,金银花1大匙,面粉1大匙。

制作方法

① 菠萝去皮洗净,切小块,放入榨汁机中榨取菠萝汁。
② 金银花碾细末,与菠萝汁、面粉一同倒在面膜碗中。
③ 充分搅拌,调和成稀薄适中、易于敷用的面膜糊状,待用。

* 适用肤质:适用于油性及痘痘肤质。

菠萝淡斑祛痘面膜

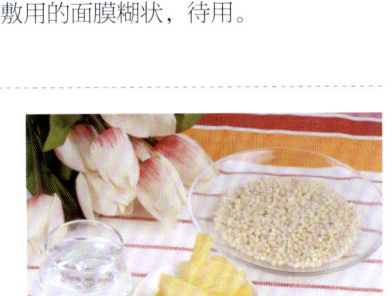

材料

菠萝果肉1小块,高粱米1大匙,甘油1小匙。

制作方法

① 菠萝果肉切小块,放入果汁机中榨汁;高粱米泡软,捣成泥。
② 将菠萝汁、高粱米泥、甘油一同倒在面膜碗中。
③ 充分搅拌,调和成稀薄适中、易于敷用的面膜糊状,待用。

* 适用肤质:适用于各种肤质。

选购方法

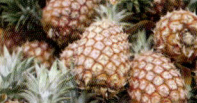

选购菠萝时,应选择个大饱满,皮黄中带青,色泽鲜艳,硬度适中,香味足,汁多味甜的。成熟的菠萝皮色黄而鲜艳,果眼下陷较浅,果皮老结易剥,果实饱满味香,口感细嫩。若皮色青绿,手按有坚硬感,果实无香味,口感酸涩,则尚未成熟。

保存方法

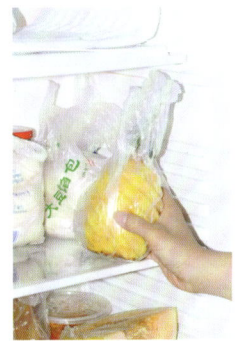

未削皮的菠萝可在常温下保存,已经削皮的可以用保鲜膜包好放在冰箱里,但最好不要超过两天,吃时用盐水浸泡一下。

热带及亚热带水果

菠萝去皮分步详解

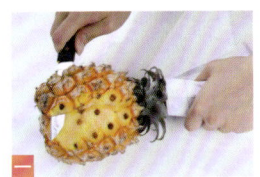

一 平削菠萝外层的表皮。

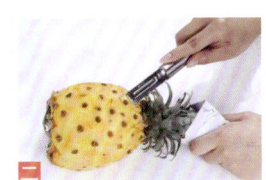

二 用凹行刀剜掉果眼。

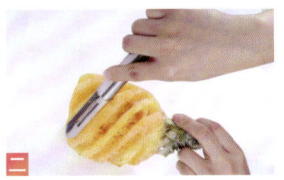

三 或用小刀呈螺旋线切割果眼,此法会损失一小部分果肉。

| 英文名: | Mango | 别名: | 抹猛果、望果 | 科属: | 漆树科芒果属 |

芒果

肉质细腻、香甜多汁

芒果可以说是百搭的水果，不仅单独食用很美味，而且加工成酸奶、布丁等食品也别具风味。芒果还有解晕船症的作用，在古代人们在漂洋过海时就随身带着它。现在人们发现晕车的时候它也能派上用场，而且能缓解孕妇呕吐。芒果果肉中丰富的维生素A，对视力和皮肤都大有好处。芒果在降低血脂、防治心血管疾病，以及治疗咳嗽、痰多、气喘等疾病方面有不可忽视的功效。

每100g芒果含有

热量	35kcal
蛋白质	0.6g
脂肪	0.2g
碳水化合物	8.3g
膳食纤维	1.3g
维生素A	150μg
维生素C	23mg
维生素P	120mg
钙	17mg
磷	12mg
镁	9mg

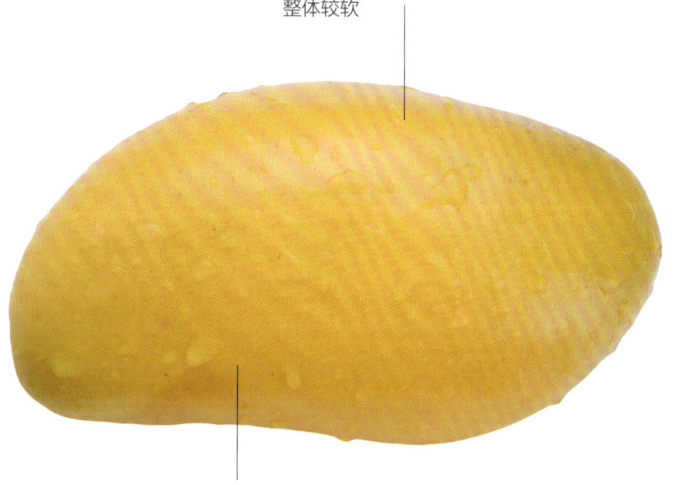

自然成熟的芒果有硬度、有弹性，催熟的芒果整体较软

自然成熟的芒果颜色不十分均匀，而催熟的芒果只有小头尖处果皮翠绿，其他部位果皮均发黄

芒果剖析

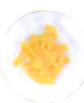

果肉
有黄、绿、橙等不同颜色，味道有酸、甜、微甜、酸甜等。

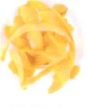

果皮
因品种不同，果皮颜色有青、绿、黄、红等颜色。

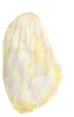

果核
扁平，木质，不易与果肉分离。

吃芒果时请注意

1. 皮肤病、肿瘤、糖尿病患者忌食。
2. 过敏体质的人食用芒果易引起皮炎，要慎食。
3. 饱饭后不可食用。
4. 不可与大蒜等辛辣食物同食。

家族成员

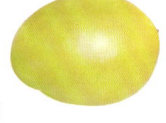

澳芒
个头大，外表光滑靓丽，青果黄绿色，熟透时呈现金黄色，带有红色霞晕，是世界闻名的芒果品种之一。

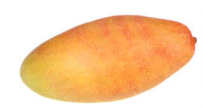

象牙芒
果实象牙形，果皮向阳面鲜红色，外形美观。果大，果肉细嫩坚实，纤维少，有蜜味，香气浓郁。

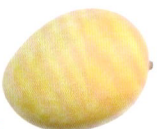

鸡蛋芒
果实卵圆形，较小，果皮光滑美观，成熟时黄色。果肉橙黄色，肉细汁多，纤维较少，风味偏淡。

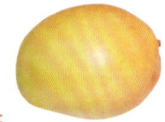

苹果芒
又叫爱文芒，果实长卵形，成熟时底色深黄,盖色鲜红。肉质细腻，纤维少。味甜，鲜食品质好。

养生功效大搜索

芒果能健脾开胃、防止呕吐、增进食欲、祛痰止咳，而且具有益胃、解渴、利尿、清肠胃的功效，对于晕车、晕船有一定的止吐作用，可用于治疗慢性胃炎、消化不良、呕吐等症。

芒果含有大量维生素，常食可滋润肌肤，美容养颜。其中维生素A的含量较高，有明目作用。

芒果中的大量维生素A、芒果酮酸、异芒果醇酸等三醋酸和多酚类化合物，具有抗癌作用。芒果汁可促进胃肠蠕动，排除体内废物，对防治结肠癌有很大益处。

美食

芒果茭白牛奶

材料

芒果150g，茭白100g，柠檬30g，鲜奶200ml，蜂蜜10ml。

制作方法

❶ 芒果洗净，去皮去核，取果肉。
❷ 茭白洗净，柠檬去皮切小块。
❸ 把芒果、茭白、鲜奶、柠檬、蜂蜜放入搅拌机内打碎搅匀即可。

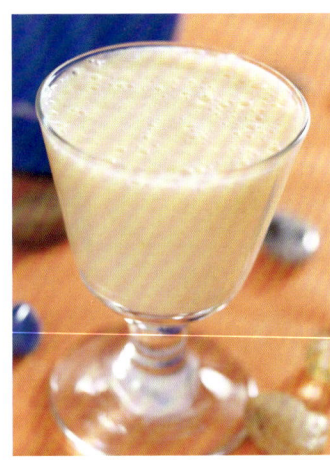

芒果飘雪凉饮

材料

芒果150g，冷开水100ml，冰块120g，冰糖5g。

制作方法

❶ 芒果洗净，削去外皮，去核切块，备用。
❷ 准备好的冰块、芒果肉放入搅拌器中搅拌。
❸ 果肉倒入容器中，加入冰糖和冷开水一起搅拌，呈细冰状即可。也可根据个人口味加入酸奶或其他水果。

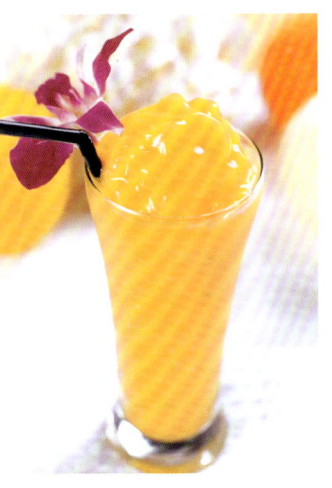

选购方法

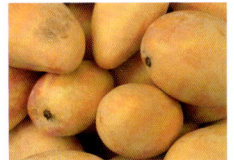

选购芒果时，一般以果粒较大，果色鲜艳均匀，表皮无黑斑、无伤疤者为佳。首先闻味道，好的芒果味道浓郁；其次掂重量，较重的芒果水分多，口感好；第三按果肉，不要选择太硬或太软的，近蒂头处感觉硬实、富有弹性的成熟度刚刚好。另外，外表变色、腐烂的芒果千万不要食用。

保存方法

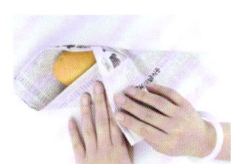

芒果不适合放在冰箱里冷藏，否则会加速其变质。可将芒果用报纸包好，然后放在阴凉通风的地方贮存。

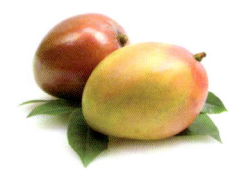

热带及亚热带水果

祛病妙方

● **治小便不利**

生食芒果，或是用水浸泡芒果后代茶饮用。

● **治闭经**

芒果片20g、桃仁9g、红花9g、当归9g、赤芍9g、熟地30g，一同水煎后服用。每日1剂。

| 英文名: Durian | 别名: 韶子、麝香猫果、金枕头 | 科属: 木棉科榴梿属 |

榴梿

闻起来臭吃起来香

榴梿含有多种营养素，被视为"热带果王"。榴梿的果实有足球大小，果皮坚实，密生三角形刺，果肉淡黄色，黏性多汁，酥软味甜，吃起来有雪糕的口感。初尝有异味，继而清凉甜美，回味无穷。其气味浓烈，爱之者赞其香，厌之者恶其臭，因此旅馆、火车、飞机和公共场所是不准带榴梿入内的。从未吃过榴梿的人只要大胆尝试第一口，甜美沁心的味道会让你越吃越想吃。

每100g榴梿含有

热量	133kcal
蛋白质	2.3g
脂肪	3.3g
碳水化合物	27.1g
膳食纤维	2.1g
维生素A	6mg
维生素C	31mg
钙	5mg
钠	35mg
磷	36mg
镁	27mg

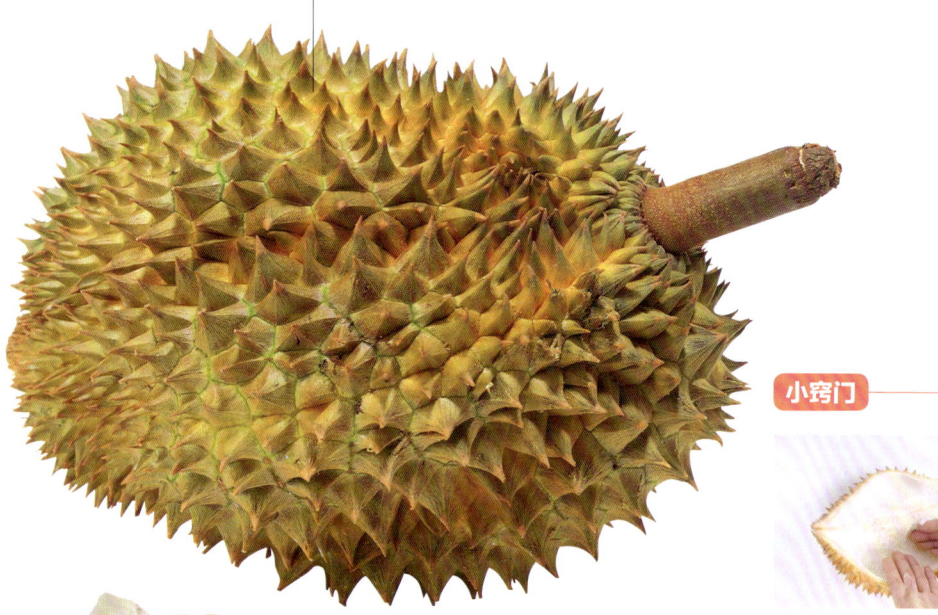

榴梿为卵圆球形，一般重约2kg，外面是木质状硬壳，壳上密生三角形刺

硬壳内的一层软膏就是果肉，为乳黄色，味道甜而喷香

小窍门

如何去掉手上榴梿味

食用完榴梿后手上会有一股臭味，用榴梿外壳装水清洗，异味即可去除。

去榴梿壳分步详解

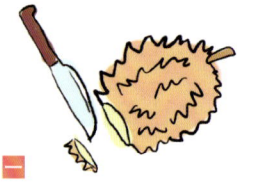

一、用刀把榴梿底部的凸起部位切离。

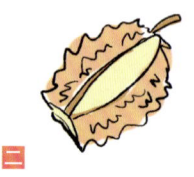

二、在榴梿侧面纵向依其纹路切一刀。

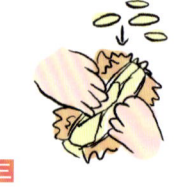

三、用手掰开，取出榴梿肉瓣。

养生功效大搜索

榴梿性热，有活血散寒的作用，可以缓解痛经，特别适合经常痛经的女性食用。它还能有效改善腹部寒凉的症状，使其温热，寒性体质者食用对身体有温补作用。

榴梿含有极为丰富的蛋白质和脂类，对机体有很好的补养作用，被认为是体虚患者、产后妇女补养身体的食疗佳品。

榴梿壳可以用来做皮肤病药材，对皮肤敏感性疮疡有很好的治疗效果，还可以与其他化合物合成肥皂。

特别介绍

榴梿与郑和

明朝时，三宝太监郑和率船队三下南洋。相传有一次由于出海时间太长，许多船员都思乡心切，无心游历。一天，郑和在某个不知名的小岛上发现一种奇果，周身长满刺，有种又臭又香的气味。他捡了几个和船员一起品尝。多数船员竟然对它的味道称赞不已，一时把思家的念头都淡化了。有人问郑和："这果叫什么名字？"他随口答道："流连。"后世不断演变，就成了"榴梿"。

美食

榴梿乌鸡汤

材料

乌鸡1只，榴梿芯、黄芪、桂圆肉、枸杞子、生姜片、料酒、盐各适量。

制作方法

1. 乌鸡清洗干净，切成小块备用。
2. 乌鸡肉放进开水中，用料酒焯一下，去掉鸡肉的血沫和腥味。
3. 将其他材料和调料一起放进砂锅中，加水，用小火煨3~4个小时。
4. 捞出榴梿芯，即可食用。

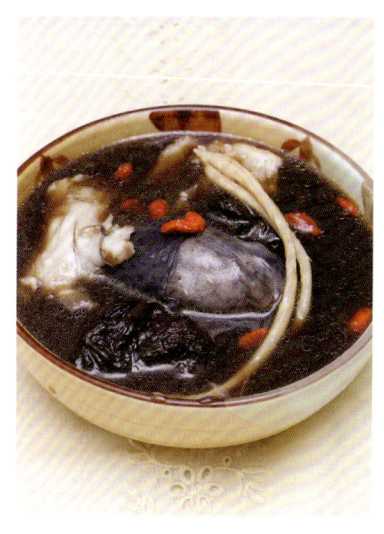

家族成员

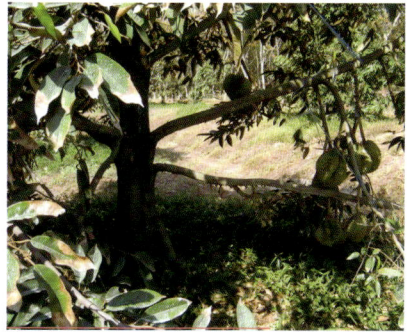

榴梿有200个品种，目前普遍种植的有60~80种，其中最著名的有三类：轻型种有伊鎏、胶伦通、春富诗、金枕和差尼，中型种有长柄和谷夜套，重型种有甘邦和伊纳。它们每年结果一次，成熟时间先后相差一两个月。

选购方法

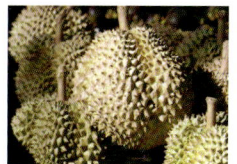

选购榴梿时，首先看颜色，黄色是熟的，青色是生的。其次是手触，用手指按住榴梿的刺往内挤一下，如果两棵刺能相靠拢，榴梿就是熟的。最后还可以闻一下，熟的榴梿闻起来很香，而有酒味的则表示熟过头了，不好吃。

催熟方法

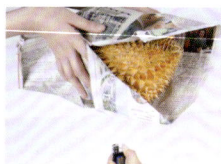

如果购买了未成熟的榴梿，可将其用报纸包住，放在温暖通风处，一两天后能闻到香味则证明已经成熟。想吃时轻摔出裂口，从裂口处撬开即可。

吃榴梿时请注意

肾病、心脏病者不可多食；皮肤病者不宜食；癌症或疾病初愈者勿食用，以免导致病情恶化。吃榴梿后9个小时内忌饮酒。

热带及亚热带水果

| 英文名： | Mangosteen | 别名： 莽吉柿、凤果 | 科属： 金丝桃科藤黄属 |

山竹

雪白嫩软、清甜甘香

山竹是名副其实的绿色水果，与榴梿齐名，号称"果中皇后"。山竹扁圆形，壳厚硬呈深紫色，由四片果蒂盖顶，酷似柿样。果皮又硬又实，用筷子敲之"梆梆"有声。剥开其壳，可见7～8瓣洁白晶莹的果肉，如同剥了皮的大蒜瓣儿，相互围成一团。山竹果肉雪白嫩软，味道清甜甘香，微酸而凉，幽香气爽，润滑可口而不腻滞，是热带水果中的珍品。

每100g山竹含有

热量	67kcal
蛋白质	0.6g
脂肪	0.2g
碳水化合物	17.5g
膳食纤维	1.4g
维生素A	5mg
维生素C	3mg
维生素B_1	0.08mg
维生素B_2	0.02mg
钙	6mg
磷	12mg
镁	18mg

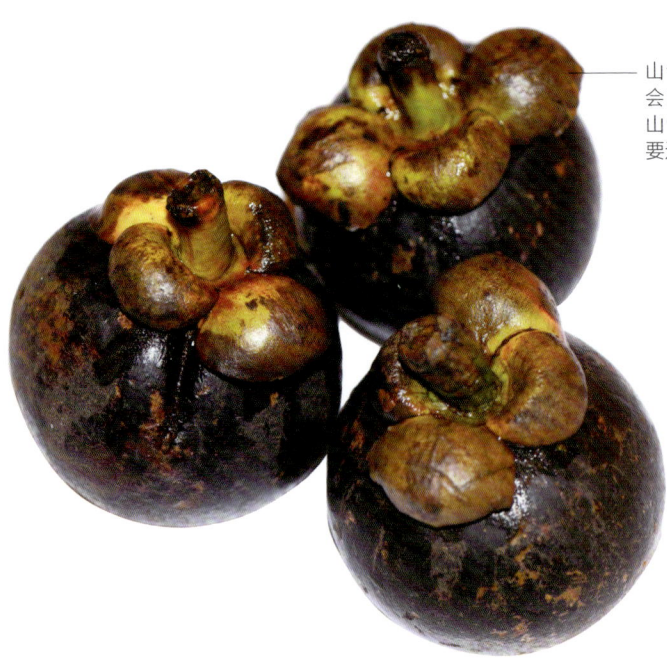

山竹中所含的纤维素在肠胃中会因为吸水而膨胀，过量食用山竹会引起便秘，所以吃山竹要适量，不要一次吃得过多

山竹剖析

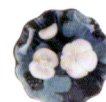

果肉 山竹果肉雪白嫩软，润滑可口。

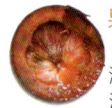

果壳 山竹壳有清热解毒、利湿止泻的作用。

保存方法

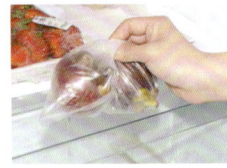

把山竹用保鲜袋装好，放入冰箱冷藏。但冷藏时间久了会影响山竹的口味。通常存放5日后风味越来越差，最多只能贮藏10日。

美食

养阴清热烩海参

材料

海参1碗，山药半碗，黄芪、山竹、桑葚、石斛各9g，生姜3片，鲜干贝、虾仁、香菇、小玉米、植物油、盐、鸡精、酒各适量。

制作方法

❶ 黄芪、山竹、桑葚、石斛放入纱布袋中，加入清水1500ml，熬煮45分钟，取药汁备用。

❷ 以热油将虾仁及鲜干贝爆炒后，备用。

❸ 将海参、香菇、小玉米、山药与药汁一起炖煮，熟后加入虾仁及鲜干贝，快炒数下，加酒及调味料，勾芡后即可。

养生功效大搜索

山竹中所含的蛋白质与脂类非常丰富，对于人体具有很好的补充营养的作用，尤其对于营养不良，体质虚弱及病后的人群都能起到很好的保健作用。

山竹果肉含可溶性固形物16.8%、柠檬酸0.63%，还含有维生素B_1、维生素B_2和矿物质，具有降燥、清凉、解热的作用，因此，山竹不仅味美，而且有降火的功效，能克榴梿之燥热。

特别介绍

夫妻果

山竹和榴梿被称为"夫妻果"，因为山竹能克榴梿的燥热，如果吃了过多榴梿上了火，吃上几个山竹就能缓解。

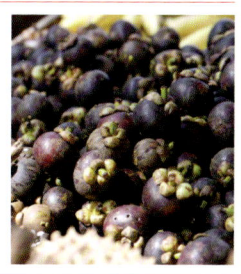

DIY蔬果汁

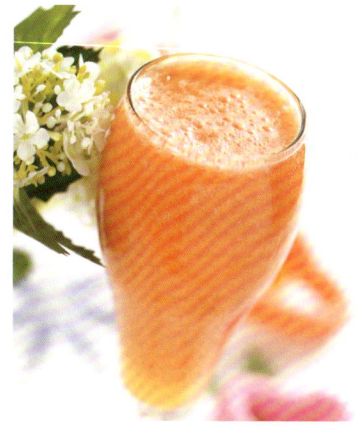

胡萝卜山竹汁

材料

胡萝卜50g，山竹100g，柠檬50g，清水100ml。

制作方法

1. 胡萝卜洗干净，去掉外皮，切成薄片。
2. 山竹洗净，去掉外皮；柠檬切成小片。
3. 将准备好的材料放入果汁机，加100ml清水打成汁即可。

美味小窍门

吃山竹时注意不要把有色外皮上的液体沾到果肉上，这种液体十分涩，会影响山竹的味道。

祛病妙方

- **治口腔炎、牙周炎**

  鲜山竹15g，捣烂，加水煎并过滤，取煎液含漱，每日数次。

- **治月经不调**

  山竹根15g、益母草12g、香附9g、普刺特草15g，一同用水煎2次，早晚各服1次。

- **治高血压**

  山竹5个，榨汁，每日分3次服用。

- **治烧伤、烫伤**

  山竹果皮适量，外敷在伤口上即可，热后揭下重换。

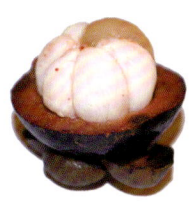

选购方法

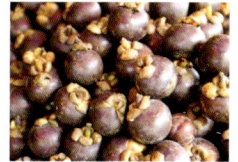

购买山竹时一定要选蒂绿、果软的新鲜果实，否则会买到"死竹"。可用手指轻压表壳，如果表皮很硬，手指用力仍无法使表皮凹陷，则表明此山竹太老；表壳软则表示尚新鲜，可食。另外，如果山竹的蒂瓣有6瓣，表示果实甘甜不酸，核非常小。

吃山竹时请注意

1. 一般人都可食用山竹，体弱、病后的人更适合，但要适量，每天3个足矣。山竹含糖分较高，肥胖者少食，糖尿病者应忌食；钾元素含量也较高，因此肾病及心脏病患者应少食。
2. 山竹富含纤维素，在肠胃中会吸水膨胀，过多食用易引起便秘。
3. 山竹属寒性水果，切勿和西瓜、冬瓜、白菜、芥菜、苦瓜等寒凉食物同食。

热带及亚热带水果

| 英文名： | Coconut | 别名：胥椰、胥余、椰僳、越王头、椰樆 | 科属：棕榈科椰属 |

椰子

汁液清甜、解渴祛暑的"生命树"

椰子是典型的热带水果，是海南省的著名特产，其汁液多，营养丰富，可解渴祛暑、生津利尿，主治热病；果肉有益气、祛风、驱毒、润颜的功效。

椰子的外形很像西瓜，果内有一个很大的空腔，成熟时其内贮有椰汁，清如水，甜如蜜，是极好的清凉解渴之品。而椰肉芳香滑脆，柔若奶油，可以直接食用，也可制作成菜肴、蜜饯或做成椰丝、椰蓉。

每100g椰子含有

热量	241kcal
蛋白质	4g
脂肪	12.1g
碳水化合物	31.3g
膳食纤维	4.7g
维生素B_1	0.01mg
维生素C	6mg
钙	2mg
铁	1.8mg
锌	0.92mg

椰肉即椰子的胚乳，又称椰子瓤。取用椰子浆后，剥开内果皮即得

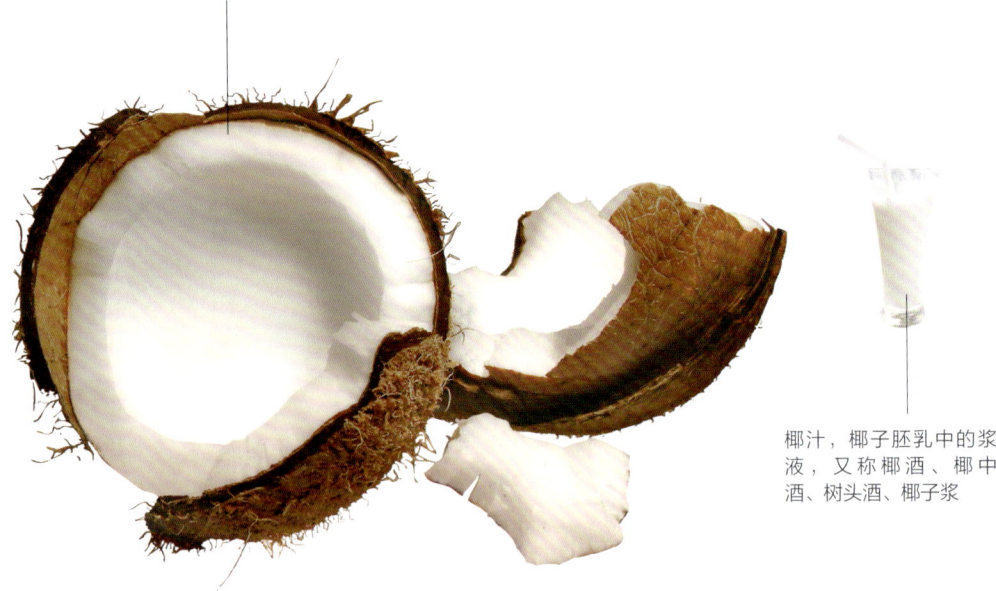

椰汁，椰子胚乳中的浆液，又称椰酒、椰中酒、树头酒、椰子浆

家族成员

椰子分为高种椰子和矮种椰子，其中高种椰子是目前世界上大量种植的商品性椰子。高种椰子根据叶片和果实颜色的差异可分为红椰和绿椰，按果实形状和体积又可分为大圆果、中圆果、小圆果三个类型。

养生茶饮

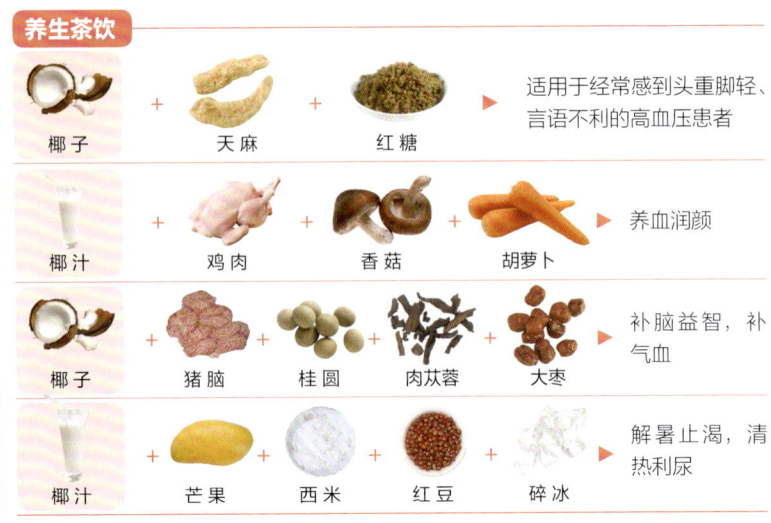

椰子 + 天麻 + 红糖 ▶ 适用于经常感到头重脚轻、言语不利的高血压患者

椰汁 + 鸡肉 + 香菇 + 胡萝卜 ▶ 养血润颜

椰子 + 猪脑 + 桂圆 + 肉苁蓉 + 大枣 ▶ 补脑益智，补气血

椰汁 + 芒果 + 西米 + 红豆 + 碎冰 ▶ 解暑止渴，清热利尿

养生功效大搜索

椰子是一种药食兼具的食疗佳品。椰汁有生津利尿等功效,能缓解暑热、津液不足引起的口渴。水肿者饮用可利尿消肿;吐血者饮用有凉血止血的功效。

椰肉善健脾益气,经常食用能令人面部润泽,增强体质及耐受饥饿,对脾虚乏力、食欲不佳、四肢疲倦、小儿疳积等有调治作用。中医则认为,椰肉性平,味甘,具有益气祛风、杀虫消疳的功效,还可以治疗小儿绦虫病、姜片虫、疥癣和杨梅疮等病。

美食

雪蛤椰子鹌鹑汤

材料

椰子300g,鹌鹑肉400g,雪蛤膏12g,党参20g,大枣100g,盐4g,生姜4g。

制作方法

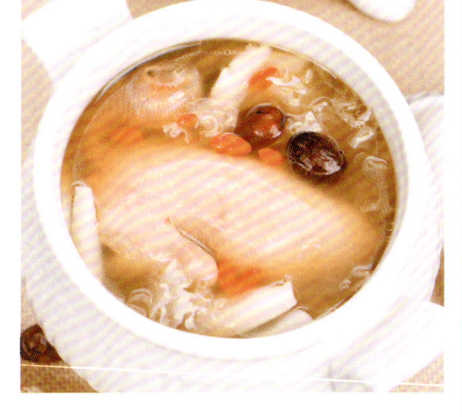

① 雪蛤膏隔晚用水浸透发开,拣去黑子和杂物,用水漂洗净;椰子果肉和椰汁分离;鹌鹑肉、党参、大枣、生姜分别洗净;大枣去核,生姜去皮切片。

② 往砂锅内加入清水和椰汁,大火烧至水沸,放入全部材料。

③ 中火煲3小时左右后,加盐调味即可。

美容

椰汁去角质面膜

材料

椰子汁3大匙,蜂蜜1大匙。

使用频率:建议每个星期使用1~2次。

＊适用肤质:适用于各种肤质。

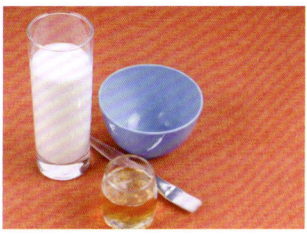

喝椰汁的好处

椰汁含有的B族维生素和维生素C是天然补剂,尤其是维生素C,含有抗氧化成分,在与日光接触中发挥中和游离基的作用,促进新陈代谢,避免黑斑和雀斑的产生;改变肌肤因血液循环变差而出现的暗沉现象,使肌肤美白;可促进胶原蛋白及弹力纤维再生,更新老旧的细胞角质,增添肌肤光滑度。

剥皮妙招一点通

先用大刀顺着纤维将椰棕砍下,如果想喝椰汁,可以找到椰子上面的3个小孔,把与其他两个不一样的小孔表面用刀刮一下,然后插入吸管即可。如果想吃椰肉,剥开椰棕后找到有"品"字形的地方,用筷子或小刀将其戳穿,倒出里面的椰汁,再用锤子把椰子敲开,拿小刀将椰子肉剥下来即可。

选购方法

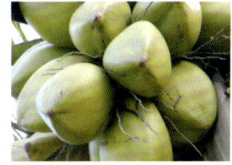

选购椰子时应挑选皮色呈黑褐色或黄褐色,外形饱满,呈圆形或长圆形的,还要双手捧起椰子,摇晃听其声音,如果水声清晰,则品质较好;若喜欢吃椰子肉,则应选择摇起来声音较沉的。而皮色灰黑,外形呈梭形、三角形,摇晃时汁液撞击声小的果子则品质较差。

吃椰子时请注意

脑血管疾病、高血压、糖尿病患者忌食;脂肪肝、支气管哮喘、病毒性肝炎、胰腺炎等患者忌食;大便清稀者忌食椰肉。

祛病妙方

● **治热病口、中暑发热**

椰子1个,取汁喝,早晚各1次。

● **治皮肤湿疹**

椰壳1枚,打碎加水煮浓汁,洗患处。

● **治四肢乏力、食欲不佳**

椰肉切小块,与适量糯米、鸡肉同蒸。

| 英文名：Wax Apple | 别名：洋蒲桃、紫蒲桃、爪哇蒲桃、水石榴、天桃、辇雾、琏雾 | 科属：桃金娘科赤楠属 |

莲雾

可治疗多种疾病的佳果

莲雾的果实呈钟形，果色鲜艳夺目，果肉海绵质，略有苹果香气，味道清甜，清凉爽口，颜色有乳白、青绿、粉红、深红几种。莲雾富含蛋白质、膳食纤维、碳水化合物、B族维生素、维生素C等，带有特殊香味，是天然的解热剂。莲雾水分含量丰富，还有解热、利尿、宁心安神的作用。

每100g莲雾含有

热量	234kcal
蛋白质	0.7g
碳水化合物	12.4g
脂肪	0.3g
膳食纤维	4.1g
维生素B_1	0.01mg
维生素B_2	0.04mg
维生素C	12mg
钾	55mg
磷	13mg
镁	35mg

人们把莲雾视为消暑解渴的佳果，习惯用它煮冰糖治干咳无痰或痰难咯出

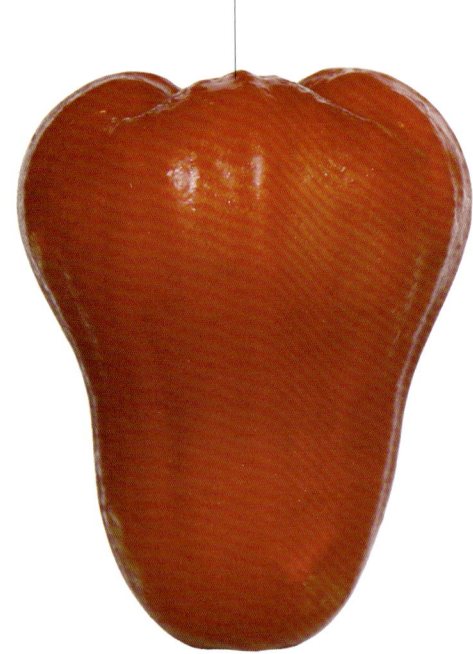

食用指南

食用莲雾时，可以将果实底部的果脐切掉，放入盐水中泡一会儿，口感会更好。注意不要剖半，要整颗食用，咀嚼时会听到清脆的声响，从尖端往下越来越甜。

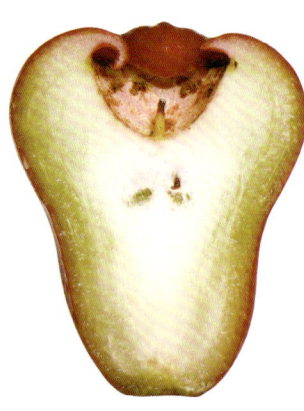

选购方法

莲雾的好坏，主要是以甜度、肉质、色泽、大小来区分。选购莲雾时，可以从外形上识别其成熟度，莲雾的底部张开程度越大表示越成熟。以果实大、饱满端正、果色暗红为佳，红得发黑的黑珍珠最甜。还可以用刀片将莲雾从中间横切，果肉越厚，海绵质（即中间海绵状）越少，则品质越优。

美味小妙招

将莲雾切片放盐水中浸泡一段时间，然后连同小黄瓜、胡萝卜片同炒，不但色、形、味俱佳，而且清脆可口，是一道不可多得的夏令食疗佳肴。

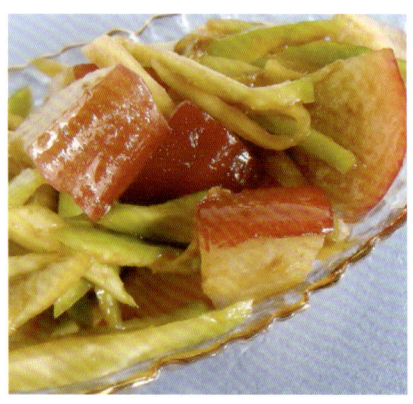

别名：苞萝、木菠萝、蜜冬瓜、牛肚子果　　科属：桑科菠萝密属　　英文名：Jackfruit

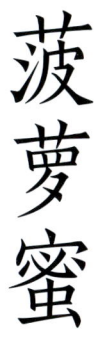

菠萝蜜

每100g菠萝蜜含有

热量	397kcal
蛋白质	1.7g
碳水化合物	23.2g
脂肪	0.6g
膳食纤维	1.5g
维生素A	5μg
维生素C	13.7mg
维生素E	0.34mg
钾	448mg
磷	21mg
钙	9mg

补中益气齿留香

菠萝蜜果实大若冬瓜，形如牛肚，皮似锯齿，成熟时香味四溢，分外诱人，黄灿灿的果肉浓香味美，富含碳水化合物及钙、磷、铁等，有止渴、通乳、补中益气的功效。菠萝蜜的浓香可谓一绝，吃完后不仅口齿留芳，手上香味更是洗之不去，久久不退。因此，菠萝蜜又有一个好听的名字——齿留香。菠萝蜜中的营养成分可改善局部血液、体液循环，对脑血栓有一定的辅助治疗作用。用菠萝蜜树汁直接外涂局部，还可辅助治疗淋巴管炎、痔疮等疾病。

吃菠萝蜜之前，先将其果肉放在淡盐水中浸泡数分钟，食用时可防过敏，还可使果肉的味道更加醇美。

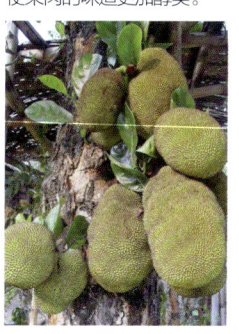

我国栽培的菠萝蜜主要有四季菠萝蜜和红肉菠萝蜜

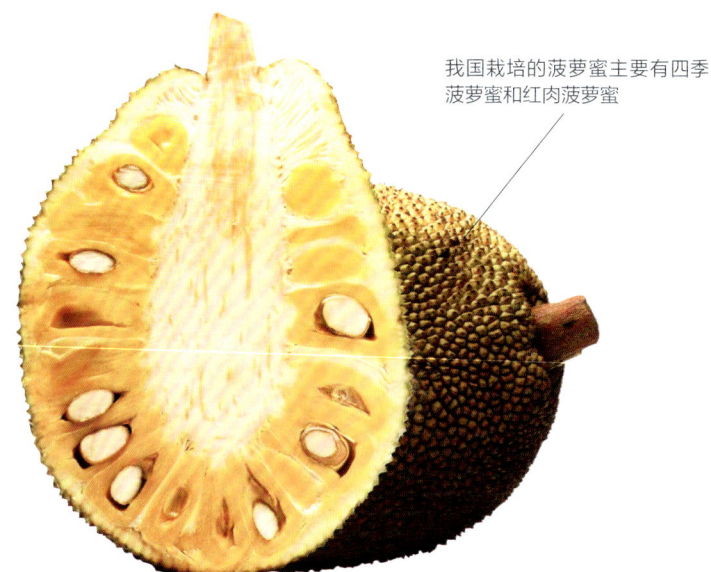

热带及亚热带水果

选购方法

选购时要注意，外形浑圆饱满的菠萝蜜果肉较多。可用擦皮法判断是否成熟，若擦皮时果壳瘤状凸起物硬脆易断，无乳汁，声音混浊，为熟果。

保存方法

用箩筐包装，内衬蕉叶或竹叶、碎纸。存放阴凉通风处，在温度11℃～13℃、湿度85%～95%的条件下，可保存1个月。

美食

菠萝蜜炒猪肚

材料

菠萝蜜肉150g，猪肚半副，洋葱1个，色拉油、番茄汁、生粉各适量。

制作方法

① 猪肚洗净并焯水，切条状；洋葱洗净切块。
② 锅中倒入适量色拉油，放入猪肚翻炒片刻，然后将菠萝蜜肉和洋葱也倒进锅内，同猪肚一起翻炒几分钟。
③ 加入适量番茄汁，并用生粉勾芡，煮一会儿即可装盘。

特别介绍

广东省湛江市有一道用百合、腰果、酥炸花生配合菠萝蜜一起制作的名菜。百合清香，菠萝蜜淡香，花生、腰果幽香，可谓香味浓郁，是盛宴的必备佳肴。福建著名的小吃——菠萝蜜糕，质感较硬，有菠萝蜜的香甜，美味清新。

| 英文名： | Guava | 别名：秋果、鸡矢果、林拔、拔仔、罗拔、芭乐 | 科属：桃金娘科番石榴属 |

番石榴

皮青肉白、细腻可口

番石榴目前是我国港澳台地区以及东南亚地区最畅销的水果之一。它营养丰富，食疗和药用价值高，可增加食欲，促进儿童生长发育，防治高血压、糖尿病等，也是肥胖及肠胃功能不佳者理想的水果之一。番石榴的叶片和幼果切片晒干泡茶饮用，可用于糖尿病的辅助治疗。番石榴不仅可以鲜食，还可以加工为果汁、果酱、果脯，番石榴汁是当前东南亚非常畅销的果汁饮料。

每100g番石榴含有

热量	222kcal
蛋白质	1.1g
碳水化合物	14.2g
脂肪	0.4g
维生素B_1	0.02mg
维生素B_2	0.05mg
维生素C	68mg
钾	235mg
磷	16mg
钙	13mg
铁	0.2mg

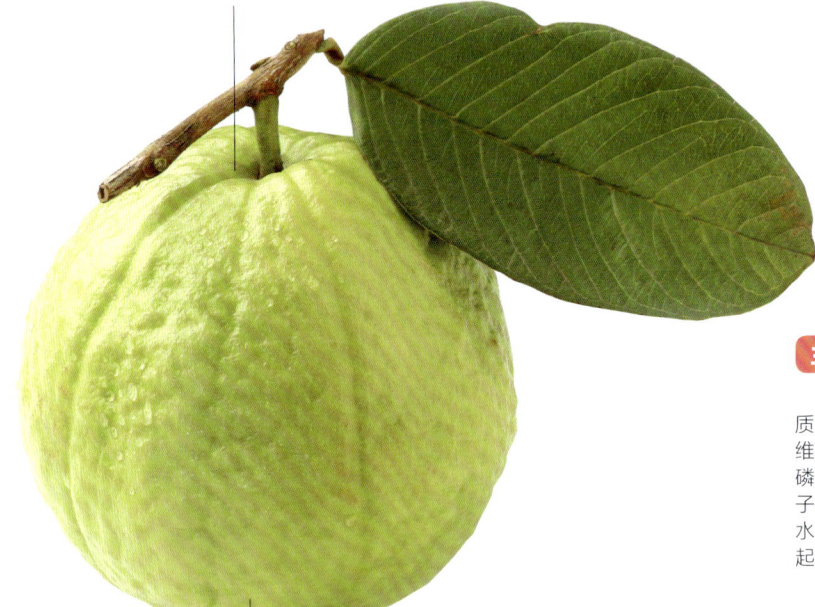

番石榴的种子多数或无，细小，黄褐色，含铁量丰富

番石榴呈球形、倒卵形或洋梨形；未熟果绿色，成熟果淡黄色、粉红色或全红色；果肉白色、淡黄色或淡红色

主要营养成分

番石榴中含有蛋白质、脂肪、糖类、B族维生素、维生素C，钙、磷、铁等矿物质。它的种子中铁的含量更胜于其他水果，因此最好连种子一起食用。

食用指南

生食不用削皮，肉质细嫩，清脆香甜，爽口舒心，常吃不腻。可切块置于碟上，撒少许酸梅粉或盐巴，风味独特；也可榨汁饮用。

吃番石榴时请注意

❶ 儿童及有便秘或有内热的人不宜多吃，因为番石榴具有收敛止泻作用。
❷ 番石榴果实富含蛋白质和脂质，多吃易便秘。

选购方法

番石榴的大小对其口味没有什么影响，选购时尽量挑选偏绿色、放在手里有点重量的，也可以捏一下，手感相对较硬的比较新鲜。

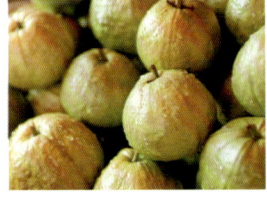

别名：香瓜茄、仙果、香艳梨、艳果　　科属：茄科茄属　　英文名：Ginseng Fruit

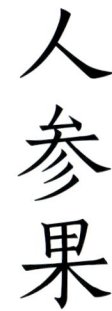

每100g人参果含有

热量	362kcal
蛋白质	0.6g
碳水化合物	21.2g
脂肪	0.7g
维生素A	8μg
维生素B_2	0.25mg
维生素C	12mg
钾	100mg
磷	7mg
钙	13mg
硒	1.86mg

抗衰老、降压降糖的长寿果

人参果是一种原产我国武威地区的水果，果实形状多似心脏形或椭圆形，成熟时果皮呈金黄色，有的带有紫色条纹，有淡雅的清香，果肉清爽多汁，风味独特。人参果含高蛋白，低糖低脂，还富含维生素C，以及多种人体所必需的微量元素，硒、钙的含量尤其丰富。人参果有抗癌、抗衰老、降血压、降血糖、消炎、补钙、美容等功效，可加工成果汁、饮料、口服液、罐头等。

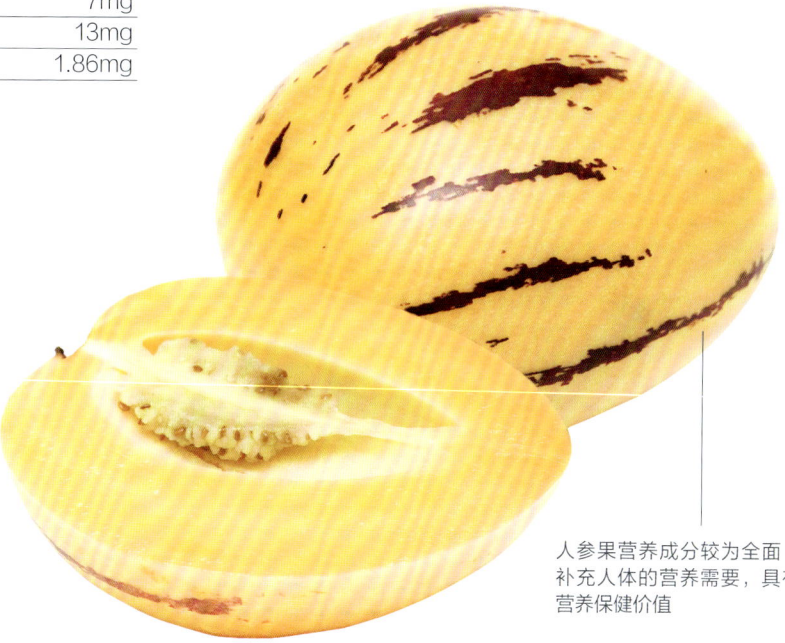

人参果营养成分较为全面，食后能补充人体的营养需要，具有较高的营养保健价值

热带及亚热带水果

养生功效大搜索

人参果有"抗癌之王"的美誉，因其富含多种微量元素，能够激活人体免疫细胞，增强人体免疫力，维持免疫细胞的正常功能，促进多种维生素及营养物质的吸收，抑制恶性肿瘤细胞的裂变。

美食

人参果炒肉片

材料

人参果250g，猪瘦肉100g，盐、味精、植物油、料酒、葱花、生姜末、酱油各适量。

制作方法

❶ 人参果去蒂洗净，切片；猪瘦肉洗净，切薄片。

❷ 油锅烧热后下猪瘦肉片煸炒，七八成熟时加入人参果片和作料，炒熟装盘即可。

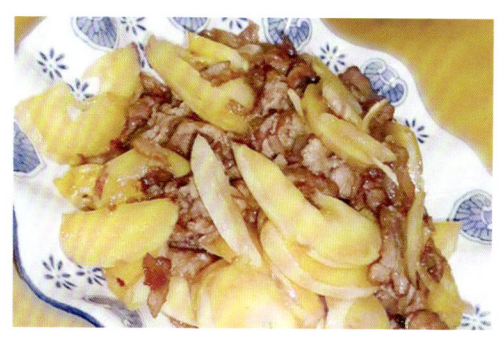

英文名：Sugar Cane　　别名：薯蔗、糖蔗、黄皮果蔗　　科属：禾本科甘蔗属

甘蔗

甘甜多汁、可用来榨糖

甘蔗是清润、甘凉滋养的食疗佳品，古往今来广为人称道。它不仅含有丰富的糖类，还含有钙、磷、锌等人体必需的矿物质。除此之外，果蔗还富含18种氨基酸，具有生津止咳、清热解毒、润肺止咳、健胃的功效。甘蔗不仅可以生食，还可榨汁加工成各类饮料，用途广泛。我国广东产的果蔗皮薄汁足，清甜而带花香，口感好，不上火，是深受人们喜爱的冬令水果之一。

每100g甘蔗含有

热量	64kcal
蛋白质	0.4g
脂肪	0.1g
碳水化合物	15.4g
膳食纤维	0.6g
维生素A	2mg
维生素C	2mg
胡萝卜素	10mg
视黄醇	83.1mg
钙	14mg
磷	14mg
锌	1mg

吃甘蔗时请注意

一般人均可食用，脾胃虚寒、胃腹寒痛者不宜食用甘蔗。

勿食用霉变的甘蔗：若保管欠妥，甘蔗容易发生霉变。霉变的甘蔗表面带"死色"，切开后，断面呈黄色或猪肝色，闻之有霉味，咬一口带酸味或酒糟味。这样的甘蔗误食后容易引起中毒，损害视神经或中枢神经系统。

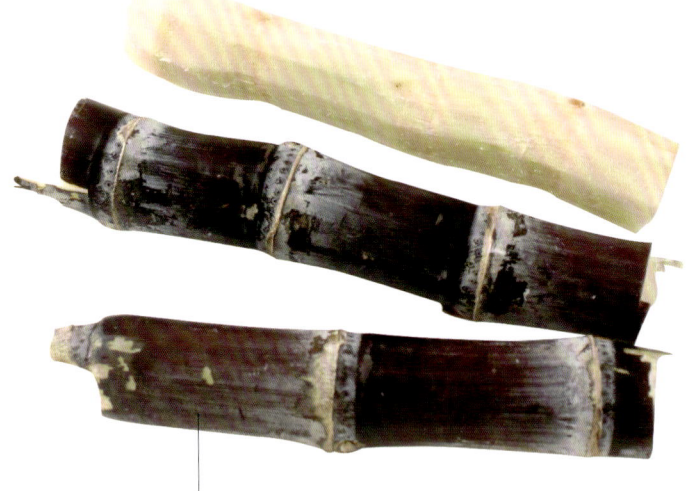

甘蔗最好是现买现吃，如果吃不完，直接放进冰箱保存即可

家族成员

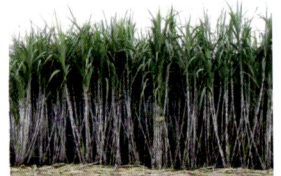

甘蔗有两类：一类是糖蔗，质较硬，糖分高，专供榨糖之用；另一类是果蔗，质较松，糖分亦高，可作为果品供人们生食。从外表看，甘蔗有紫皮蔗和青皮蔗两种，紫皮蔗表皮紫色或紫黑色，有光泽；青皮蔗表皮青黄色或青绿色，平滑有光泽。

DIY蔬果汁

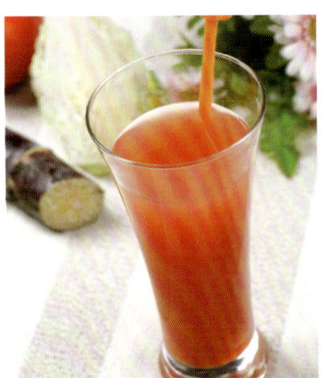

番茄甘蔗卷心菜汁

材料

番茄200g，卷心菜100g，甘蔗汁250ml。

制作方法

番茄洗净，切成小块；卷心菜洗净，撕成小块，备用；所有材料倒入果汁机内搅打2分钟即可。

说明

卷心菜汁加入番茄汁后可改善口感，并增加维生素、矿物质含量，还有助于改善肝功能。甘蔗汁则具有保肝、清热解毒等功效。

养生功效大搜索

自古以来，众多医家都将甘蔗列入补益药，他们认为，甘蔗有清热生津、下气润燥、补肺益胃的功效，对因热病引起的伤津有很好的治疗作用。

甘蔗茎中的汁液可清凉消炎，能消渴除烦、泻火热，并有祛痰功效，对反胃呕吐、心烦口渴、肺燥引发的咳嗽气喘也有一定的效果。

甘蔗还可以通便解结，其汁可缓解酒精中毒。不仅如此，甘蔗皮对皮肤瘙痒溃烂、小儿口疳、秃疮、坐板疮等疾病也有不错的治疗效果。

美食

甘蔗蜜瓜瘦身汤

材料

甘蔗500g，蜜瓜半个（不要太熟的），猪瘦肉50g，南杏仁12g，北杏仁12g。

制作方法

① 所有材料洗净去皮，甘蔗切大段，蜜瓜切块。
② 猪瘦肉切成块后，放入滚水余烫，去血水及腥味。
③ 锅内注入适量水，煮沸后放入所有材料，先大火煮20~30分钟，再转小火炖约2.5小时即可。

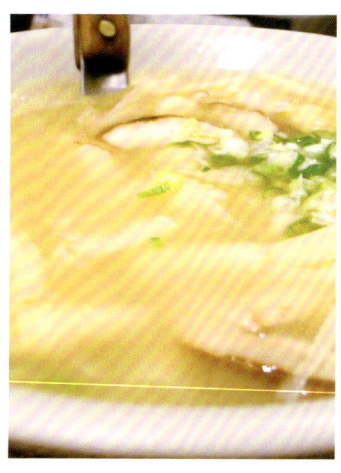

甘蔗鸡卷

材料

甘蔗2节，鸡胸肉50g，鱼浆2大匙，葱1根，水淀粉1大匙，盐1小匙，白胡椒粉半匙，白糖2小匙，香油1小匙。

制作方法

① 甘蔗去皮去节，取中间段，切成8等份。
② 鸡胸肉洗净剁碎，加入鱼浆、葱花、盐、白糖及香油，搅匀。
③ 甘蔗上撒白胡椒粉，将一份馅包卷在甘蔗外，包裹均匀，露出少许甘蔗，再蘸少许水淀粉，依序做好8份。
④ 油热后，将甘蔗卷炸至金黄，捞出沥油，装盘。

特别介绍

文人墨客话甘蔗

清高儒雅的文人墨客对甘蔗也情有独钟。唐代诗人王维在《樱桃诗》中写道："饮食不须愁内热，大官还有蔗浆寒。"而医药学家李时珍对甘蔗则别有一番见解，他说"凡蔗榕浆饮固佳，又不若咀嚼之味永也"，将鲜食甘蔗的妙处表述得淋漓尽致。

选购方法

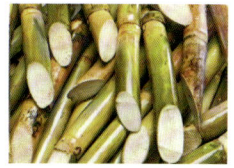

优质甘蔗剥开后可见果肉洁白，质地紧密，纤维细小，富含蔗汁。劣质甘蔗纤维粗硬，汁液少，有的木质化严重或结构疏松。霉变甘蔗纵剖后，剖面呈灰黑色。

甘蔗药用知识

中医认为，甘蔗入肺、胃二经，具有清热、生津、下气润燥、补肺益胃的功效，可治疗因热病引起的伤津、心烦口渴、反胃呕吐、肺燥引发的咳嗽气喘。

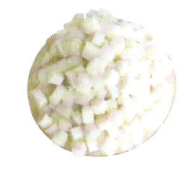

祛病妙方

● **缓解妊娠呕吐**

甘蔗汁100ml、生姜汁10ml。将两者混合，隔水烫温。每次服30g，每日3次。

● **治慢性胃炎**

甘蔗汁、葡萄酒各50ml，混合服，早晚各1次。

● **治虚热咳嗽**

甘蔗汁、萝卜汁各半杯，野百合100g，先煮烂百合，再和入两汁。睡前服用，每日1次。

| 英文名： | Areca | 别名： | 大腹子、宾门、青仔 | 科属： | 槟榔科槟榔属 |

槟榔

药用价值极高的热带水果

槟榔是我国海南和台湾极具代表性的水果之一，呈扁球形或圆锥形，顶端钝圆，基部平宽；表面淡黄棕色至暗棕色，有颜色较淡的网格纹；质地极坚硬，断面有大理石一样的纹理；味道略涩。槟榔药用价值较高，中医常用它来治疗虫积、食滞、脘腹胀痛、水肿、脚气等。槟榔的果皮被称为大腹皮，能行气、利水、消肿。除果实外，槟榔叶也可食用。

槟榔好吃，但不可大量食用。嚼食槟榔，除了会使牙齿变黑、磨损、动摇、牙龈萎缩造成牙周病、口腔黏膜下纤维化及口腔黏膜白斑症外，还会导致口腔癌。据调查，88%的口腔癌患者有嚼食槟榔的习惯。

每100g槟榔含有

热量	374kcal
蛋白质	3g
碳水化合物	19.7g
脂肪	0.1g
维生素B_1	0.03mg
维生素B_2	0.04mg
维生素C	6mg
镁	25mg
磷	33mg
钙	45mg

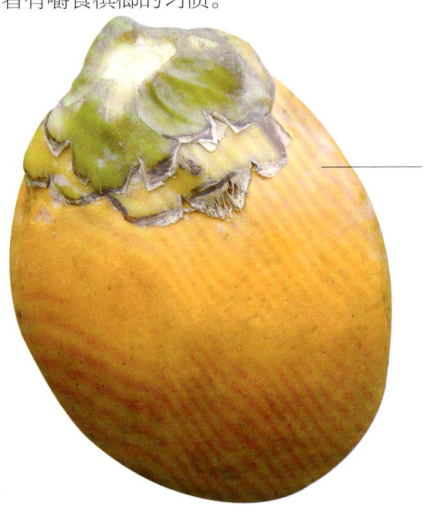

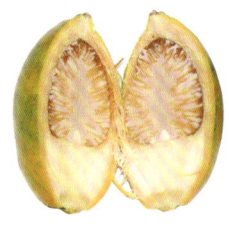

槟榔缓泻而耗气，故脾虚便溏或气虚下陷者忌用

吃槟榔时请注意

❶ 生理危害
除可能罹患口腔疾病、口腔癌外，食用过量会产生中毒症状，轻则兴奋，眼神呆滞，全身发抖，走路不稳，行为怪异或粗暴；重则导致急性精神病，包括幻听、自我膨胀、被迫狂想、谵妄神乱等。

❷ 形象危害
长时间食用槟榔会导致牙齿变黑、嘴巴变红，对个人形象有不利影响。

❸ 环境污染
随地吐槟榔汁不但会污染环境，而且槟榔汁中的细菌也会随空气传播。

＊食用指南
可将槟榔切片，然后根据个人喜好蘸上作料，细嚼慢咽。

养生茶饮

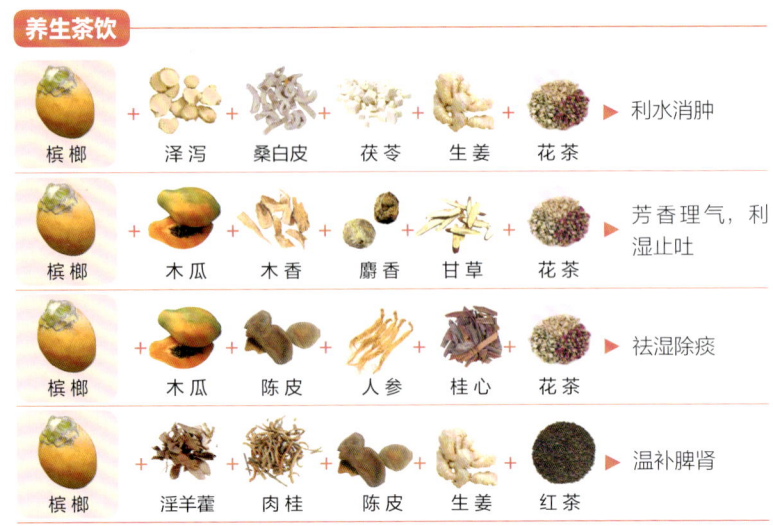

槟榔 + 泽泻 + 桑白皮 + 茯苓 + 生姜 + 花茶	▶ 利水消肿
槟榔 + 木瓜 + 木香 + 麝香 + 甘草 + 花茶	▶ 芳香理气，利湿止吐
槟榔 + 木瓜 + 陈皮 + 人参 + 桂心 + 花茶	▶ 祛湿除痰
槟榔 + 淫羊藿 + 肉桂 + 陈皮 + 生姜 + 红茶	▶ 温补脾肾

养生功效大搜索

槟榔中含有的槟榔碱是有效的驱虫成分,对猪肉绦虫、牛肉绦虫、蛔虫均有很好的杀灭作用。另外,槟榔碱还可促进肠蠕动,收缩支气管,扩张血管。

槟榔能有效地抑制血管紧张素转移酶的活性,对高血压有一定的预防作用,还有防癌抗癌的作用。

嚼食槟榔能提高胃肠平滑肌的张力,增强胃肠蠕动,促进胃液分泌,帮助消化,增进食欲。

特别介绍

槟榔待客

海南有一个风俗:客至敬槟榔。据古书载,海南一带很早就有以槟榔待客的风俗。晋代《南方草木状·槟榔篇》中有"广交人凡贵胜旅客,必先呈此果"的记载。宋代《岭外代答》一书中写道:"客至不设茶,唯以槟榔为礼。"海南人一直把槟榔作为上等礼品,认为"亲客来往非槟榔不为礼"。800多年前,贬居海南岛的苏东坡也曾描绘黎家少女口含槟榔,头插茉莉花的情景。

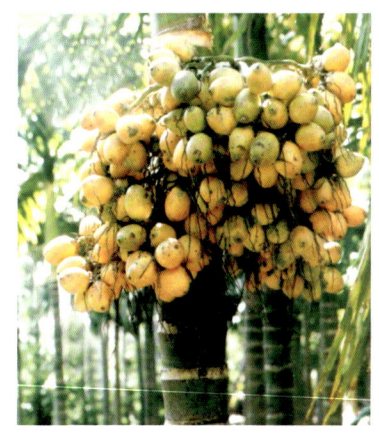

美食

槟榔糯米粥

材料

槟榔15g,郁李仁20g,火麻仁15g,糯米100g。

制作方法

1. 用水碾磨火麻仁,滤取汁液备用;槟榔捣碎备用。
2. 火麻仁汁倒入锅中,加糯米煮至粥将熟。
3. 用热水烫郁李仁,去其皮,碾磨成膏,与捣碎的槟榔碾匀,加入米粥中,再煮片刻即可。

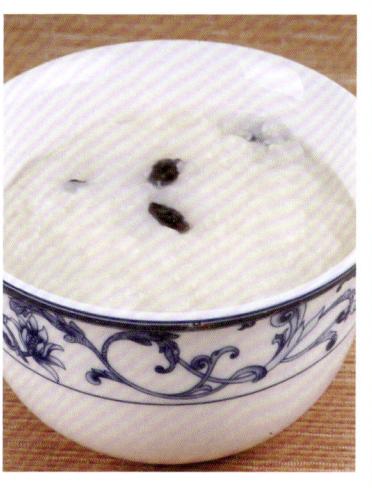

选购方法

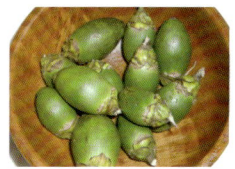

购买槟榔时应挑选外形呈梭形、表皮纹路不规则、果身紧实、无弹性的果实。这样的果实成熟适中,纤维细,果肉厚实,甘甜,入口细嫩,口感佳。

槟榔药用知识

槟榔性温,味苦、辛,归脾、胃、大肠经,具有驱虫、消积、下气、行水、消肿、截疟的功效。

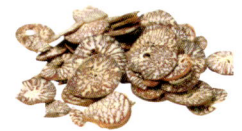

祛病妙方

● **治蛔虫攻痛**

槟榔100g、酒2盏,煎成1盏,分两次服。

● **治食积生痰、呕吐**

槟榔、半夏、砂仁、萝卜子、麦芽、干姜、白术各6g,水煎服。

● **治心脾冷痛**

高良姜、槟榔各12g,碾成细末,米汤调服。

制品

槟榔

拣去杂质,用清水浸泡,至泡透为止,捞起,切片,晾干即可。

炒槟榔

取槟榔片置锅中,小火炒至微微变色,取出,放凉即得。

焦槟榔

用大火把槟榔片炒至焦黄色时,喷洒清水,取出,放凉即得。

大腹皮

将成熟果实纵剖成半,剥皮后晒干,打松干燥即得。

热带及亚热带水果

| 英文名：Sweetsop | 别名：释迦、佛头果 | 科属：番荔枝科番荔枝属 |

番荔枝

养颜美容，强健骨骼

番荔枝营养丰富，热量高，能养颜美容、补充体力、清洁血液、强健骨骼、预防坏血病、增强免疫力、抗癌。番荔枝纤维含量较高，能有效促进胃肠蠕动，排出宿便。它还是不错的抗氧化水果，能有效延缓肌肤衰老。

每100g番荔枝含有

热量	41kcal
蛋白质	1.1g
脂肪	0.4g
碳水化合物	8.3g
膳食纤维	5.9g
维生素A	53mg
维生素C	68mg
钙	13mg
镁	10mg
磷	16mg

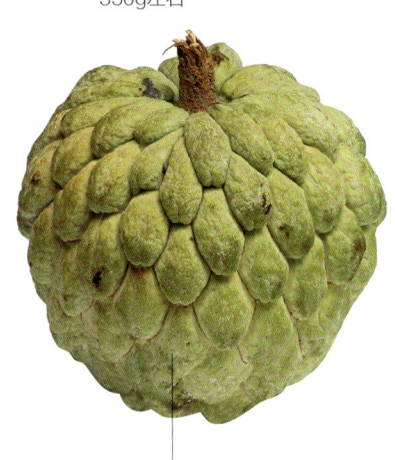

番荔枝果肉为奶黄油色或乳白色，呈乳蛋糕状，并具芳香，鲜食香甜，风味甚佳。单个果重一般在350g左右

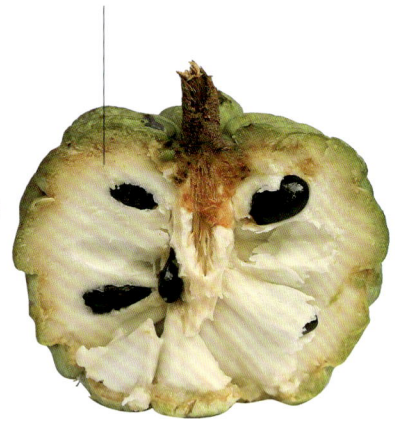

成熟果皮呈淡绿黄色，外表有多角形小指大的软疣凸起

美食

番荔枝荷花鸡

材料

嫩油鸡1只，番荔枝400g，荷花1朵，料酒30ml，盐5g，味精4g，葱15g，生姜10g，鸡汤适量。

制作方法

❶ 嫩油鸡宰杀后，用沸水淋烫退毛。
❷ 在光鸡的脊背上开刀，取出内脏，然后除去腔骨，再用开水稍烫一下。
❸ 用清水洗干净后上碗扣好，加入葱、生姜、料酒、鸡汤、番荔枝、荷花，再加入盐和味精。
❹ 上笼屉蒸到鸡肉烂熟即成。

食用指南

吃法与吃西瓜很像，纵向剖开后切片食用。特别注意的是，熟软的可放进冰箱冷藏保鲜，但小心冻坏；表皮青绿的未熟果不可放进冰箱，若放进一段时间后再拿出来，则不会自熟。

番荔枝药用知识

番荔枝的种子、叶片、树皮均含有生物碱，可治疗赤痢。种子含有黄色干性油，可以用来杀虱洗发。叶片磨成粉末，可治疗癣疥。

别名：茨梨、木梨子　　科属：蔷薇科蔷薇属　　英文名：Thorn Pear

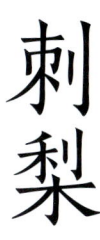

滋补健身的营养珍果

刺梨是云贵高原上的一种天然野果，肉质肥厚，味酸甜，果实富含碳水化合物、维生素、胡萝卜素、有机酸和20多种氨基酸、10余种对人体有益的微量元素，以及超氧化物歧化酶。刺梨维生素C含量极高，每100g鲜果含有维生素C2585mg，有"维生素C之王"的美称。刺梨果实还可加工成果汁、果酱、果酒、果脯、糖果、糕点等。刺梨的花、叶、果、子均可入药，可健胃、消食、滋补、止泻。

每100g刺梨含有

热量	55kcal
蛋白质	0.7g
碳水化合物	16.9g
膳食纤维	4.1g
胡萝卜素	290μg
维生素A	483μg
维生素C	2585mg
钾	30μg
磷	13μg

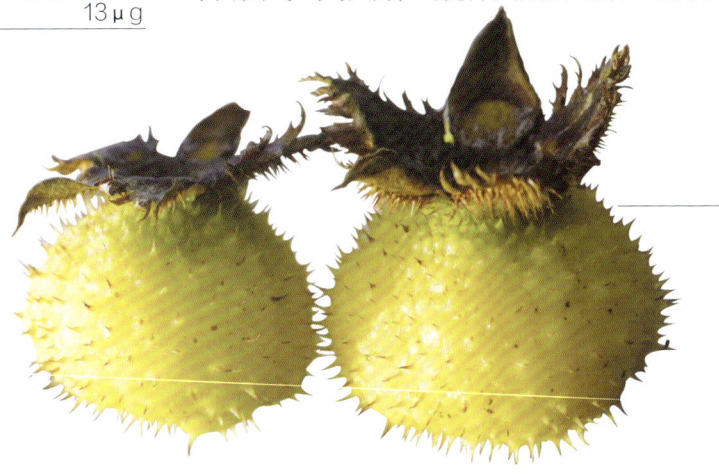

刺梨果实多为扁圆球形，横径2~4cm，黄色，有时带红晕，果肉脆，成熟后有浓芳香味，果皮上密生小肉刺，因此俗称刺梨

热带及亚热带水果

吃刺梨时请注意

刺梨的适宜人群

1. 金属制品、电子产品的一线员工。
2. 孩子与老人。
3. 常咳嗽或慢性咽炎者。
4. 易患感冒者。
5. 流行性感冒高发期，未接种疫苗者。

* 注意：刺梨性凉，脾胃虚寒、胃脘冷痛、慢性腹泻者慎食。

特别介绍

刺梨与诸葛亮七擒孟获

相传三国时，孟获在云贵边界举兵，反对刘备对巴蜀地区的统治，诸葛亮率十万大军征讨。大军到达云贵边界时正值雨季，瘴气弥漫，瘟疫横行，十万大军竟病倒了三成。后蒙当地一位高人相助，以刺梨酒扑灭了流行于蜀军的瘟疫，这才有了后来诸葛亮七擒孟获的故事。

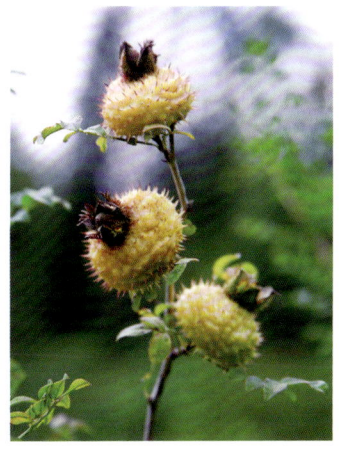

特别介绍

刺梨酒的有关记载

历史上用刺梨酿酒的记载可见于清道光十三年（公元1833年）吴嵩梁在《还任黔西》的诗句："新酿刺梨邀一醉，饱与香稻愧三年。"据《布依族简史》载："花溪刺梨糯米酒驰名中外，它是清咸丰同治年间青岩附近的龙井寨、关口寨的布依族酿。"

祛病妙方

● **治胃阴不足或热伤津液所致的口干口渴**

刺梨适量，加水煎汤，浓缩成膏，或加蜂蜜等量。每次1~2匙，沸水送服。

● **治酗酒导致的食欲不佳、消化不良**

鲜刺梨适量，蒸熟，晒干，浸制成酒剂服。

| 英文名: | Passion Fruit | 别名: | 鸡蛋果、受难果、巴西果、西番莲 | 科属: | 西番莲科西番莲属 |

百香果

营养丰富的"果汁之王"

百香果因其果汁具有番石榴、芒果、香蕉等多种水果的香味而得名。百香果营养丰富,除可鲜食外,也可以加工成果汁、果露、果酱、果冻,风味独特。百香果的根、茎、叶均可入药,有消炎止痛、活血强身、滋阴补肾、降脂降压等功效。百香果果汁有"果汁之王"的美称,它是一种纯天然的"绿色"果汁,以其绝佳的风味和良好的保健效果风靡世界。

每100g百香果含有

热量	56kcal
蛋白质	1.8g
脂肪	0.1g
碳水化合物	13g
膳食纤维	2.3g
维生素A	33mg
维生素C	23mg
维生素E	23.9mg
维生素P	126mg
钙	42mg
镁	15mg
磷	73mg

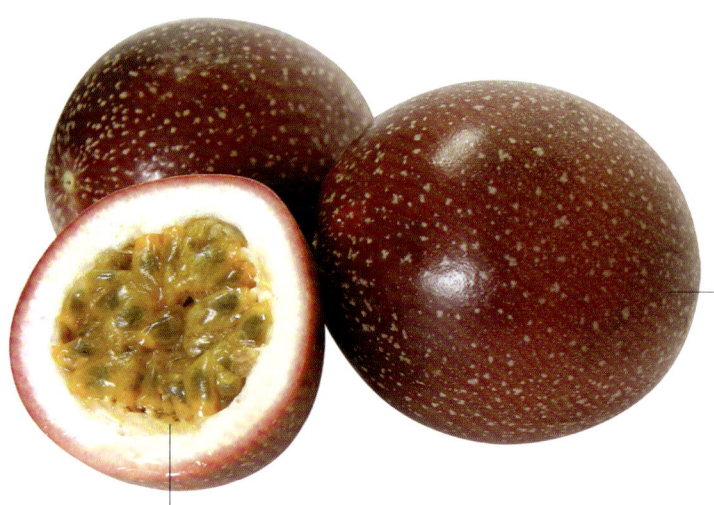

鲜果形似鸡蛋,果汁色泽类似鸡蛋黄,故又得名鸡蛋果

百香果富含人体所需的17种氨基酸、多种维生素、超氧化物歧化酶及微量元素,有特殊香味,可提神醒脑、养颜美容、生津止渴、活血强身、延缓衰老

百香果药用知识

百香果性平,味甘、酸,有安神、宁心、和血、止痛的功效,可用于心血不足之虚烦不眠、心悸怔忡等症,妇女血脉阻滞之经行不畅、小腹胀痛、痛经等症,脾胃虚弱之久泻、久痢、腹泻等症。

吃百香果时请注意

一般人皆可食用。但一次不宜吃太多,每次1个为宜。

美食

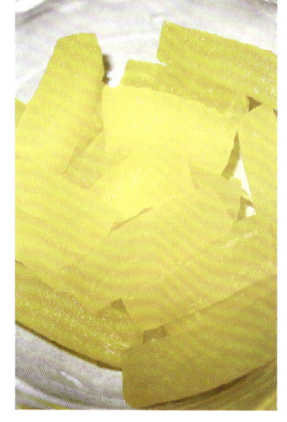

百香果腌冬瓜

材料

冬瓜600g,百香果汁1杯,话梅5粒,盐1大匙。

制作方法

❶ 冬瓜洗净,去皮,去籽,去白色瓜瓤,切成拇指长的条状。

❷ 往冬瓜条中加入少许盐拌腌,待冬瓜条软化。

❸ 另准备一个干净的容器,放入冬瓜条、百香果汁、话梅,拌匀,密封腌泡一夜,入味后可食用。

养生功效大搜索

百香果香气浓郁，甜酸可口，能生津止渴，提神醒脑，食用后能促进消化腺分泌消化液，有助消化。百香果含有的多种维生素，能降低血脂，防治动脉硬化，降低血压。

百香果含165种化合物、17种氨基酸和多种抗癌的有效成分，可抗衰老、养容颜。

食用百香果可以增加胃部饱腹感，减少热量的摄入，抑制人体对脂肪的吸收。

选购方法

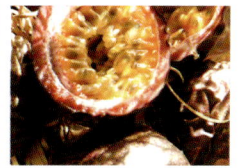

百香果的外形近似圆形，如果有奇形怪状的，一般是用激素催熟的。因此购买百香果时，要选择果形端正，没有明显外形缺陷或凸起的。成熟的百香果表面绿色退却，逐渐呈现红色。购买时，可以先闻一下，优质的百香果具有特殊香味，且香味越浓郁表示成熟度越好，味更佳。

美食

百香果优酪乳

材料

百香果1个，原味酸奶适量。

制作方法

❶ 百香果洗净，然后用双手掰开，或用刀子将其切开。
❷ 将百香果的内馅用汤匙舀出。
❸ 酸奶倒入果汁机并加入百香果内馅，一起用果汁机搅拌均匀。
❹ 将百香果酸奶倒入准备好的杯子中即可饮用，冷藏后口感更佳。

* 注意：由于百香果汁中所含的果浆和天然超纤维的密度不同，因此用百香果制作的饮品在冲调静置一段时间后会出现分层，这是正常的物理现象，对饮品的质量和口感并无影响。

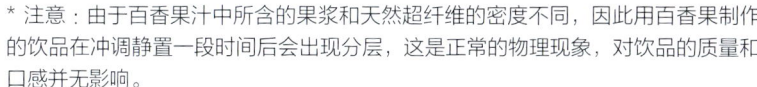

百香果慕斯蛋糕

材料

慕斯浆200g，百香果粉250g，冷开水1000ml，奶油适量。

制作方法

❶ 百香果粉与冷开水搅拌均匀后，加入1/3打发奶油或鲜奶油继续搅拌，再将其余2/3的奶油或鲜奶油加入，并轻轻搅拌。
❷ 装入模具，冷冻，成型后取出，装饰即可。

保存方法

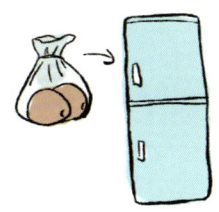

百香果较耐贮存，一般在常温下室内通风干燥处保存即可。也可用保鲜袋装好，密封，然后放在冰箱内冷藏，这样保存的时间会更长一些。

热带及亚热带水果

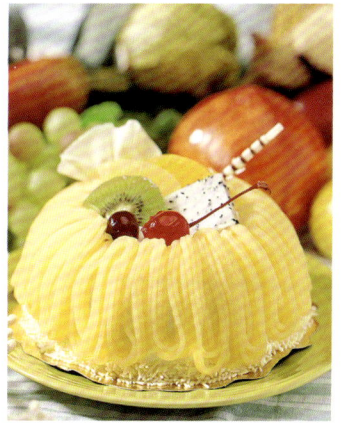

祛病妙方

● **治失眠**

每晚睡前喝1杯百香果泡的茶，可帮助入眠。

● **降血压**

取百香果3个，冷开水约200ml，蜂蜜、柠檬汁、碎冰各适量，百香果洗净切开，将果肉挖出，放入果汁机中，加入蜂蜜、冷开水、柠檬汁打匀过滤后倒入杯中，再加入碎冰即可饮用。

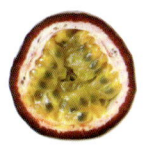

| 英文名： | Avocado | 别名：牛油果、油梨、樟梨、酪梨 | 科属：樟科鳄梨属 |

鳄梨

低脂营养的减肥佳品

鳄梨是一种高热量水果，营养价值很高，与奶油相当，风味独特，含糖率极低，是糖尿病患者难得的高脂低糖食品。它还有降低胆固醇和低密度脂蛋白，保护心血管系统和肝脏系统的作用，因此，深受消费者青睐。在《世界百科全书》中，鳄梨被列为营养最丰富的水果之一，有"一个鳄梨相当于三个鸡蛋""贫者之奶油"的美誉。鳄梨的果仁油是一种不干性油，没有刺激性，酸度小，乳化后可以长久保存，除食用外，可作高级化妆品、机械润滑、医药上的润肤用油及软膏原料。

每100g鳄梨含有

热量	62kcal
蛋白质	2g
碳水化合物	0.5g
膳食纤维	2.8g
维生素A	28μg
维生素C	11mg
维生素E	1.94mg
钾	599mg
磷	48μg
镁	39mg
钙	11mg

研究表明，女性每星期吃一个鳄梨，能平衡雌激素，并防止宫颈癌的发生

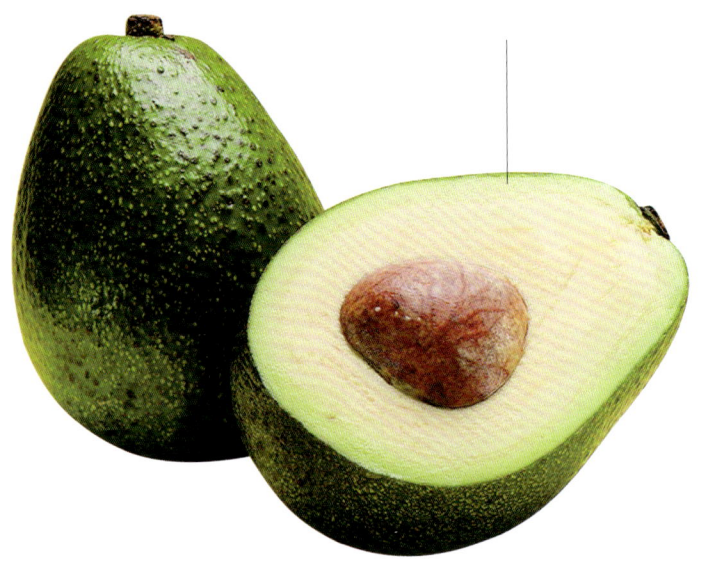

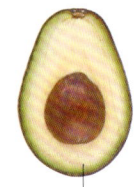

营养价值

鳄梨通常为梨形、卵形或近球形，成熟时呈黄绿色或红棕色，果肉微软，肉色乳白、淡黄或乳黄，肉质极细腻，有蛋黄味，略甜。果肉营养丰富，含多种维生素、丰富的脂肪和蛋白质，钾、镁、钙等含量也高

选购方法

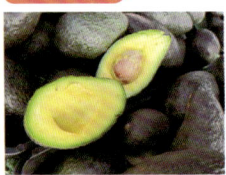

鳄梨以果实大，形饱满为佳。鳄梨有两种，一种果皮为紫红色，一种果皮为绿色，前者适合榨汁饮用，后者适合鲜食。

DIY蔬果汁

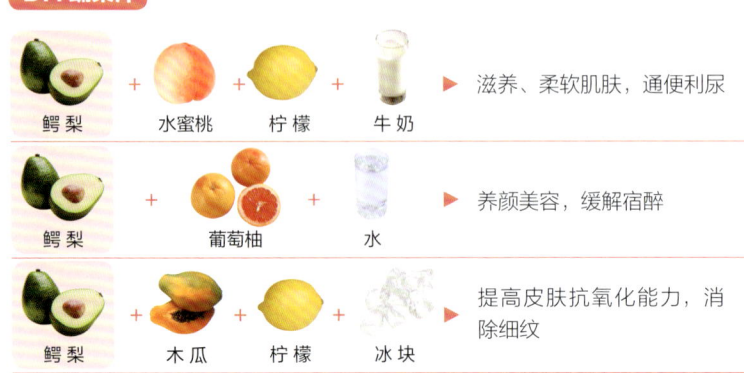

鳄梨 + 水蜜桃 + 柠檬 + 牛奶 ▶ 滋养、柔软肌肤，通便利尿

鳄梨 + 葡萄柚 + 水 ▶ 养颜美容，缓解宿醉

鳄梨 + 木瓜 + 柠檬 + 冰块 ▶ 提高皮肤抗氧化能力，消除细纹

| 别名：毛龙眼毛荔枝 | 科属：无患子科韶子属 | 英文名：Rambutan |

红毛丹

每100g红毛丹含有

热量	330kcal
蛋白质	1g
碳水化合物	17.5g
膳食纤维	1.5g
维生素C	35mg
钾	13mg
磷	20mg

形似海胆，颜色火红

红毛丹外形美观，营养丰富，富含葡萄糖、蔗糖、维生素、氨基酸和多种矿物质，如钾、磷等。其性温，味甘，果肉甘香甜美，厚而多汁，味甜至酸甜，有荔枝或葡萄的风味，可口怡人。因此，有人称它为"中国岭南的荔枝"，更有"毛荔枝"的别名。长期食用红毛丹，可润肤养颜、清热解毒、增强人体免疫力。

红毛丹皮薄肉厚，肉色为蜡黄色，半透明，甜脆多汁，甜酸可口，有香味，味道胜过荔枝

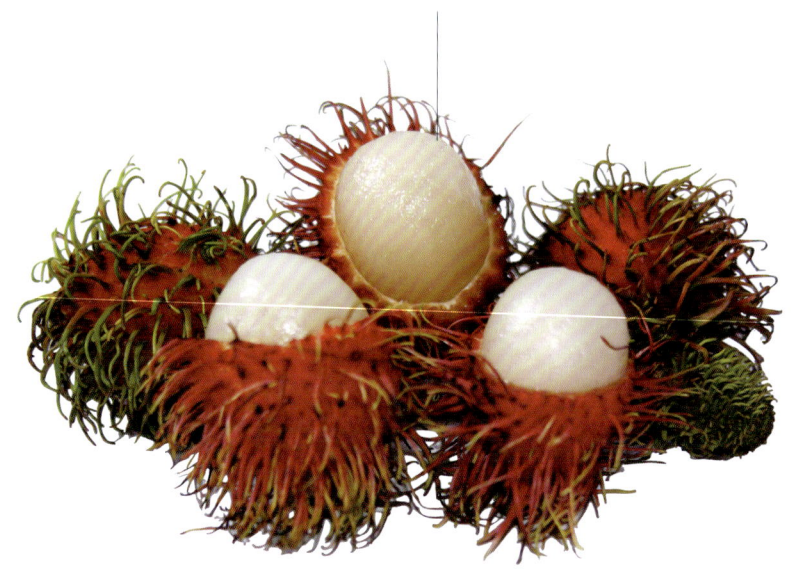

热带及亚热带水果

用途

红毛丹果实营养丰富，宜鲜食，也可加工成各种制品，如蜜饯、果酱、果冻、罐头和果酒；果核含油脂量较高，适合制肥皂。

保存方法

红毛丹一定要放在冷库或冰箱里保存，最好保持在0℃～5℃。

家族成员

红毛丹的变种很多，按果皮色泽分类，有红果、黄果和粉红果三个类型；以果肉与种子离核与否区分，有离核和不离核两个类型。

食用和选购指南

1. 红毛丹的果壳较荔枝厚，用指甲剥会伤害手指，而且也不卫生。正确的方法是用两只手上下握住红毛丹，像开瓶盖一样将它旋开。

2. 红毛丹的果核上有一层坚硬且脆的保护膜，和果肉紧密相连。人的肠胃是无法消化这层膜的，吃到肚子里会划破肠胃内壁，因此，食用时一定要将这层膜剔除干净。

3. 新鲜的红毛丹呈鲜红色，略有青色，果壳上的毛柔软坚韧；而放置时间长的红毛丹则果壳发黑发暗，用手摸上去，果壳上的毛会比较坚硬。这可以作为一个选购红毛丹的标准。

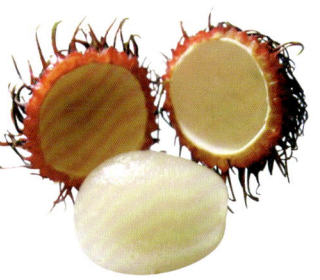

英文名：Longan　　别名：桂圆、益智、羊眼　　科属：无患子科龙眼属

龙眼

皮薄多汁、果肉剔透

龙眼是亚热带珍果之一，因其种子圆黑光泽，种脐凸起呈白色，像传说中龙的眼睛，故得名。新鲜龙眼肉嫩汁多，甜蜜可口，是一种重要的滋补果品。龙眼除鲜食外，还可加工制干、制罐、煎膏等。中医认为，龙眼的叶、花、核均可入药。龙眼花还是一种重要的蜜源植物，龙眼蜜是蜂蜜中的上等蜜。

每100g龙眼含有

热量	71kcal
蛋白质	1.2g
碳水化合物	16.6g
膳食纤维	0.4g
维生素B_2	0.14mg
维生素C	43mg
钾	248mg
钙	6mg
铁	0.2mg
锌	0.4mg

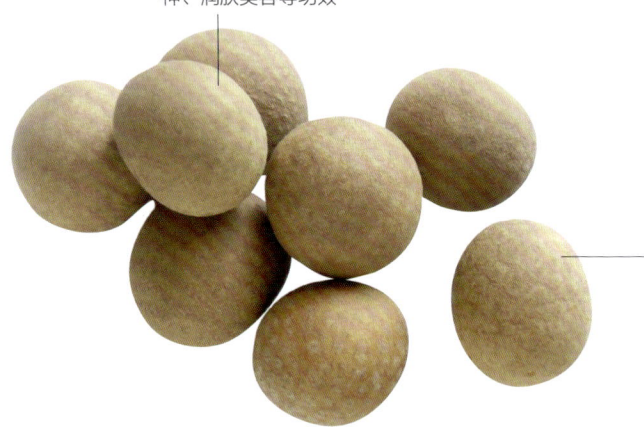

龙眼有壮阳、益气、补益心脾、养血安神、润肤美容等功效

龙眼可治疗贫血、心悸、失眠、健忘、神经衰弱及病后、产后身体虚弱等症

美食

白果桂圆炒虾仁

材料

海虾仁300g，白果80g，桂圆150g，鸡蛋清40g，植物油30g。

制作方法

❶ 海虾仁斜刀切成片放入碗中，加料酒、蛋清、盐、水、淀粉，抓匀上浆备用。白果用沸水焯过备用。

❷ 锅中加油烧热，加入虾仁炒散，放葱、生姜末炒出香味，加入桂圆、高汤25g、盐、味精翻炒即可。

家族成员

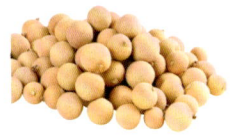

龙眼的品种不是十分丰富，目前主要有大乌圆、石硖、福眼、储良、广眼等。

养生茶饮

滋补气血的龙眼茶

龙眼茶补气养血、安定神智，适合作为产后、病后的滋补饮品。另外，有中医学者认为，龙眼茶对治疗近视有效果。

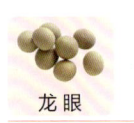 + + + 人参 ▶ 补气养血

龙眼　　红茶　　白糖　　人参

 + 枸杞 + + ▶ 安神，滋补心肾

龙眼　　枸杞　　绿茶　　冰糖

养生功效大搜索

龙眼富含多种营养,因而具有较高的食疗价值。它含有丰富的葡萄糖、蔗糖及蛋白质等,含铁量也较高,在提高热量、补充营养的同时,又能促进血红蛋白再生以补血。龙眼有镇静作用,对神经性心悸有一定的疗效。

龙眼中还含有大量烟酸,可用于治疗因烟酸缺乏而引起的腹泻、皮炎。龙眼肉有抗衰老作用,还可以安胎,并具有降血脂、增加冠状动脉血流量的作用。

龙眼肉除对全身有补益作用外,还对脑细胞特别有益,能增强记忆力,消除疲劳。

选购方法

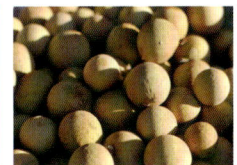

选购龙眼时,应选外壳粗糙、颜色黯淡的;也可剥开外壳看果实的颜色,新鲜果实的颜色应洁白光亮,若出现红褐色血丝纹,则不新鲜。

美食

党参桂圆膏

材料

党参250g,沙参125g,桂圆肉120g,蜂蜜适量。

制作方法

1. 以适量水浸泡党参、沙参、桂圆肉,然后火熬煮。
2. 每20分钟取煎液一次,加水再煎,共取煎液3次。最后合并煎液,再用小火煎熬浓缩。
3. 至黏稠如膏时,加蜂蜜,煮沸熄火,冷却装瓶,平时服用。

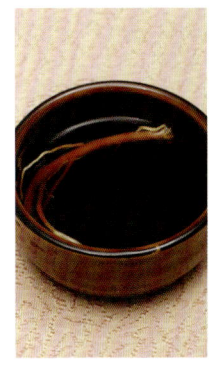

保存方法

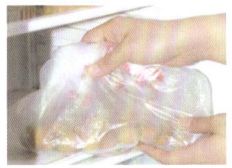

鲜龙眼可以放在冰箱里冷藏,以减少龙眼的热性,避免食用后上火。冷藏后的龙眼肉感更滑腻,水分更充实。除冷藏外,还可以制成干桂圆,放在通风处保存。

桂圆煲猪心

材料

桂圆35g,党参10g,大枣15g,猪心1个,生姜片15g,盐、鸡精、香油各适量。

制作方法

1. 猪心洗净,去肥油,切小片,大枣洗净去核,党参洗净切段备用。
2. 切好的猪心放入开水锅中余烫去除血水,沥水。
3. 锅中加入清水2000ml,将猪心及桂圆、党参、大枣、生姜片放入锅内,大火煮沸后改用小火煲2小时,加入盐、鸡精、香油调味即可。

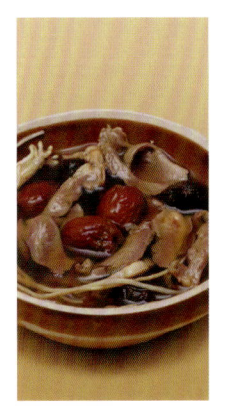

吃龙眼时请注意

1. 尤其适合体质虚弱的老年人、记忆力低下者、头晕失眠者及妇女食用。
2. 有上火发炎症状者则不宜食用。

热带及亚热带水果

龙眼入药分部详解

| 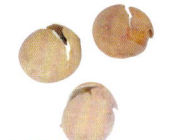 | 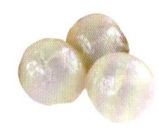 | | 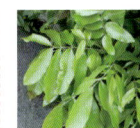 | 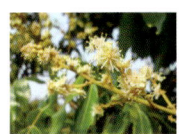 |

龙眼壳

性温,味甘,无毒,有驱散风邪的功效,主治心虚、头晕、耳聋、眼花。

龙眼肉

性温,味甘,无毒,可益心脾、补气血、安神,主治虚劳羸弱、失眠、健忘。

龙眼核

味涩,有止血定痛、理气化湿之功效,主治创伤出血、疝气、瘰疬、湿疮。

龙眼叶

性平,味甘、淡,有泻火解毒之功,主治感冒、疔肿、痔疮。

龙眼花

味涩,入肝、脾、膀胱三经,有温肾利尿的作用,主要用来治疗淋症。

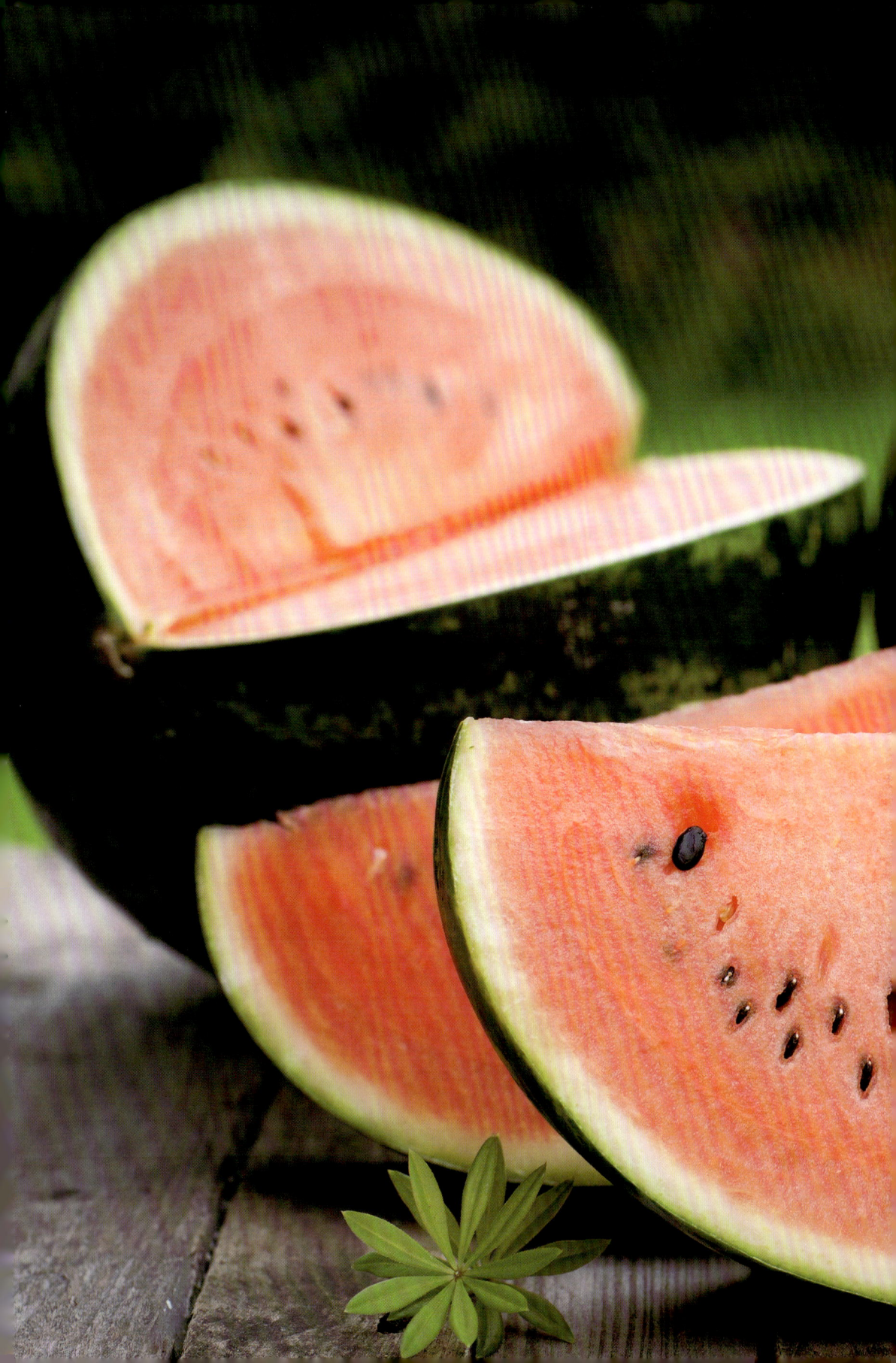

第六章

瓜类水果

瓜类是另一类型的浆果，是由子房和花托共同发育成的，属假果类型，此类浆果称为瓠果。

瓜类水果一般含糖量较高，水分大，适合夏季消暑时食用，有生津止渴的功效。

常见的瓜类水果有西瓜、香瓜、哈密瓜等。西瓜和香瓜在我国各地都有种植，各地的西瓜、香瓜品种也各具地方特色。昼夜温差大、日照时间长的地区产的瓜类水果品质尤其上乘，富含果糖、蔗糖、葡萄糖等多种糖类，极甜。

英文名：Cantaloupe　　别名：甜瓜、甘瓜、网纹瓜　　科属：葫芦科甜瓜属

哈密瓜

沙漠里的"瓜中之王"

哈密瓜是甜瓜的一个变种，素有"瓜中之王"的美称。它形态各异，风味独特，有的带奶油味，有的含柠檬香，味甘如蜜，奇香袭人，享誉国内外。哈密瓜营养丰富，含有蛋白质、膳食纤维、胡萝卜素、果胶、糖类、维生素A、维生素C、磷、钠、钾等营养素，有利小便、止渴、除烦热、消暑的功效，可治发热、中暑、烦渴等症。

每100g哈密瓜含有

热量	34kcal
蛋白质	0.5g
脂肪	0.1g
碳水化合物	7.9g
膳食纤维	0.2g
维生素A	153μg
维生素C	12mg
胡萝卜素	920mg
钠	26.7mg
钙	4mg
磷	19mg
硒	1.1mg
钾	190mg

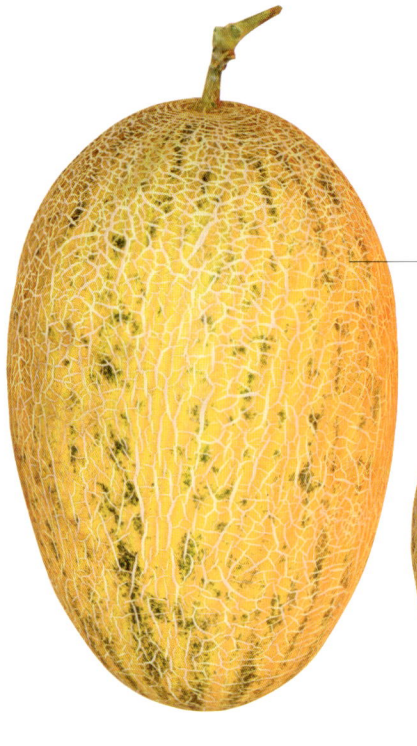

哈密瓜外形呈长卵形或圆形，重2～3kg，皮色灰绿或金黄，有粗网状纹，瓜肉色如晶玉，甘美肥厚，芳香醇郁，细脆爽口

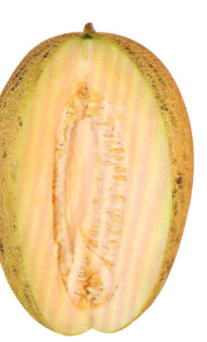

家族成员

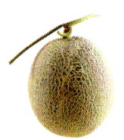

哈密瓜的品种有100多个，形状有椭圆、卵圆、纺锤、长棒形等，大小不一；果皮分为网纹、光皮两种；色泽有灰绿、黄白等；果肉有白、绿、橘红；肉质分为脆、酥、软几类；风味有醇香、清香和果香等。

祛病妙方

● 治暑热中暑

　　哈密瓜1个、西瓜500g，去皮，绞汁饮用。

● 治便秘、胃肠炎

　　哈密瓜1个，生食。

● 治小便不畅

　　哈密瓜1个，猪瘦肉75g，洗净切片，煮汤食用。

DIY蔬果汁

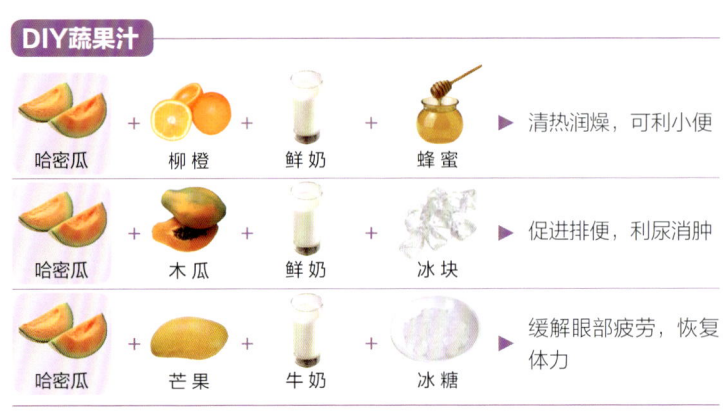

哈密瓜 + 柳橙 + 鲜奶 + 蜂蜜	▶	清热润燥，可利小便
哈密瓜 + 木瓜 + 鲜奶 + 冰块	▶	促进排便，利尿消肿
哈密瓜 + 芒果 + 牛奶 + 冰糖	▶	缓解眼部疲劳，恢复体力

养生功效大搜索

哈密瓜可清凉消暑、解除烦热，是夏季解暑的佳品。其主要成分包括果糖、葡萄糖和蔗糖在内的糖类，人体吸收这些糖的速度很快，食用后即可获得能量，迅速增强活力。

经常食用哈密瓜，有防病健身的功效。其所含的胡萝卜素是一种较强的抗氧化物，可预防白内障及肺癌、乳癌、子宫颈癌、结肠癌的发生。哈密瓜还能提高人体的造血功能，可以作为贫血患者的食疗补品。

此外，哈密瓜还可消除浮肿，清热通便，利尿解渴，用于发热、水肿、便秘等症。每天吃半个哈密瓜可以补充水溶性维生素C和B族维生素，能确保机体保持正常的新陈代谢。

美容

哈密瓜洁净排毒面膜

材料
哈密瓜1小块。

面膜制法
哈密瓜洗净，去皮切块，放入搅拌机中，捣成果泥状，待用。

敷用方法

① 温水洁面后，用热毛巾敷脸3~5分钟。
② 取适量调制好的面膜均匀涂抹在脸部及颈部，注意避开眼部、唇部四周的肌肤。
③ 静敷15~20分钟，或待面膜八成干时，用清水洗净即可。

哈密瓜排毒祛斑面膜

材料
哈密瓜1小块，牛奶适量，矿泉水适量。

说明

建议每个星期使用1~3次，适用于各种类型的肌肤。

哈密瓜不仅是夏天消暑的水果，而且能够有效防治日晒斑。哈密瓜中含有丰富的抗氧化剂，能够有效增强细胞防晒的能力。

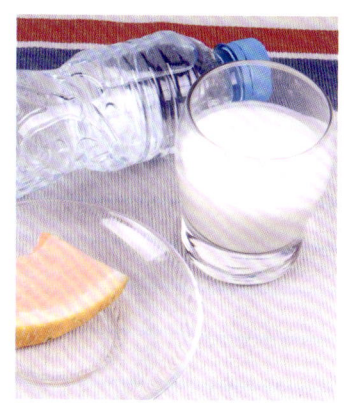

吃哈密瓜时请注意

① 一般人群均可食用哈密瓜，尤其适合肾病、贫血、胃病、便秘、热性咳嗽痰喘患者食用。
② 哈密瓜性凉，不宜多吃，以免引起腹泻。
③ 腹胀、脚气病、便溏、黄疸、寒性咳喘患者应慎食。
④ 产后、病后的人不应多食。糖尿病患者要慎食。

选购方法

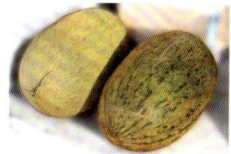

选购时，首先看颜色，成熟的哈密瓜色泽比较鲜艳；其次闻瓜香，成熟的有瓜香，未熟的无香味或香味较小；第三摸软硬，成熟的坚实而微软，太硬的没熟，太软的则过熟。

保存方法

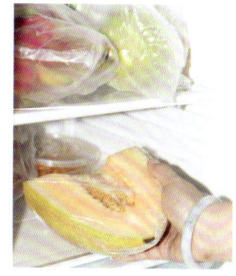

如果买回来的哈密瓜还没有完全熟透，最好将其放在常温下保存。若是切开后不能立即食完，则要先去除果皮和籽，用保鲜膜包好后放在冰箱的冷藏室内。

特别介绍

哈密瓜名字的由来

清朝康熙年间，鄯善王把鄯善东湖甜瓜送给哈密王。哈密王把瓜送给康熙。康熙问叫什么名，左右说是哈密王送来的，不知叫什么名。康熙便起名为哈密瓜。清《新疆回部志》云："自康熙初，哈密投诚，此瓜始入贡，谓之哈密瓜。"

瓜类水果

| 英文名：Muskmelon | 别名：密瓜、甜瓜、甘瓜 | 科属：葫芦科甜瓜属 |

香瓜

甜于诸瓜的香瓜

香瓜果实甘甜，元代王祯《农书》中赞誉它："其肉与瓤，甘胜糖蜜。"李时珍《本草纲目》中也记载："甜瓜之味甜于诸瓜，故独得甘甜之称。"

香瓜是夏令消暑瓜果，其营养价值可与西瓜媲美。据测定，香瓜除了水分和蛋白质的含量低于西瓜外，其他营养成分均不少于西瓜，而芳香物质、矿物质、碳水化合物和维生素C的含量则明显高于西瓜。多食香瓜，有利于人体肝脏及肠道系统的活动，可提高内分泌和造血功能。中医认为，香瓜具有消暑热、解烦渴、利小便的功效。

每100g香瓜含有

热量	26kcal
蛋白质	0.4g
碳水化合物	5.8g
膳食纤维	0.4g
维生素A	5μg
维生素C	15mg
维生素E	0.47mg
钾	139mg
磷	17mg

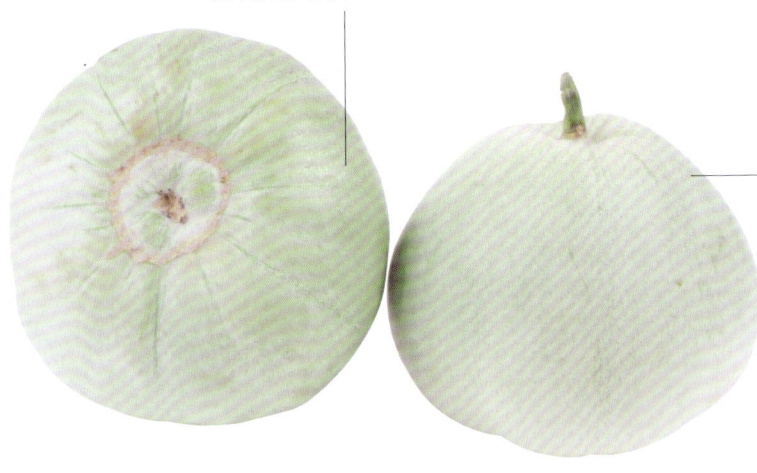

香瓜含大量碳水化合物及柠檬酸等，且水分充沛，可消暑清热、生津解渴、除烦

香瓜营养丰富，可补充人体所需的能量和营养素

吃香瓜时请注意

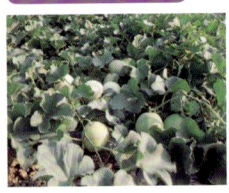

❶ 香瓜瓜蒂有毒，生食过量，容易中毒。
❷ 凡脾胃虚寒、腹胀便溏者忌食香瓜。
❸ 有吐血、咯血病史患者，胃溃疡及心脏病者宜慎食香瓜。
❹ 香瓜不宜与田螺、螃蟹、油饼等同食。

养生功效大搜索

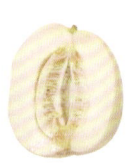

据有关专家鉴定，各种香瓜中均含有苹果酸、葡萄糖、氨基酸、甜菜茄、维生素C等丰富的营养素，对感染性高热、烦渴等都具有很好的食疗效果。

DIY蔬果汁

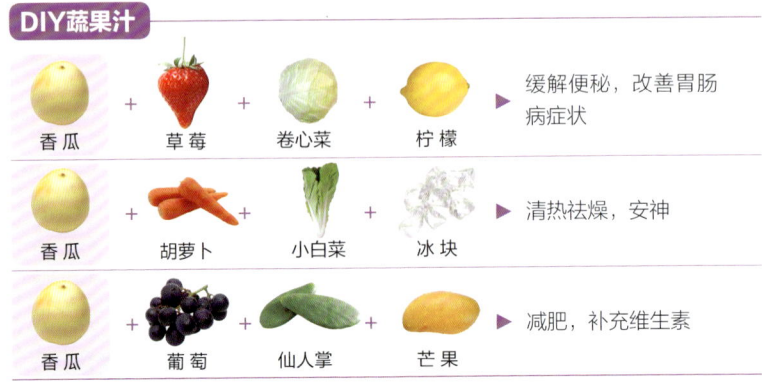

香瓜 + 草莓 + 卷心菜 + 柠檬 ▶ 缓解便秘，改善胃肠病症状

香瓜 + 胡萝卜 + 小白菜 + 冰块 ▶ 清热祛燥，安神

香瓜 + 葡萄 + 仙人掌 + 芒果 ▶ 减肥，补充维生素

养生功效大搜索

香瓜鲜食，可清热解暑，止咳润燥，消除口臭。果实中含有维生素A、维生素C及钾元素，具有很好的利尿和美容作用。

研究表明，香瓜中含有的葫芦素具有抗癌作用，能防止癌细胞扩散。香瓜含有能有效镇咳祛痰的成分，还具有促进消化的作用，对便秘也有效果。

香瓜子可治肠痈、肺痈。

美食

基围虾鸡肉炒香瓜

材料

香瓜1个，基围虾8个，鸡胸肉1块，红辣椒1个，葱、生姜、蒜、生抽、花生油、盐、淀粉、胡椒各适量。

制作方法

❶ 鸡胸肉切片，用生抽、食盐、胡椒腌制一会儿；基围虾烫熟，去皮；香瓜去皮去籽，切块。

❷ 腌制好的鸡胸肉加淀粉，拌匀，再加适量花生油，拌匀。

❸ 炒锅大火烧热，加适量花生油，下葱、生姜、蒜、红辣椒炒出香味，放入拌好的鸡胸肉，划散，翻炒。

❹ 待鸡胸肉颜色开始变白时，倒入基围虾仁和香瓜块，翻炒至香瓜块粉碎，加入食盐、生抽、胡椒即可。

美容

香瓜保养面膜

材料： 香瓜半个。

面膜制法： 香瓜去皮去籽，捣碎，调成粥状。

敷用方法： 洁面后，将面膜涂在脸上，保持10～15分钟，然后用凉水洗净，涂上护肤品。

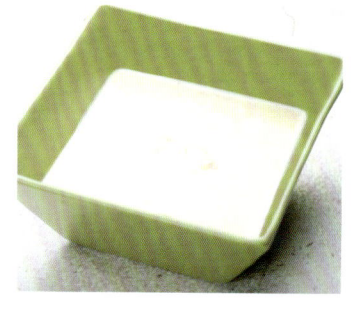

香瓜橙子控油面膜

材料： 香瓜1个，橙子1个，酸奶1小杯。

面膜制法： 将香瓜、橙子洗净后，加入1小杯酸奶，倒入搅拌器中搅碎。

敷用方法： 洁面后，将其涂在脸上，注意避开眼睛周围的皮肤，待面膜八成干时用温水洗净。

* 适用肤质：适用于油性皮肤。

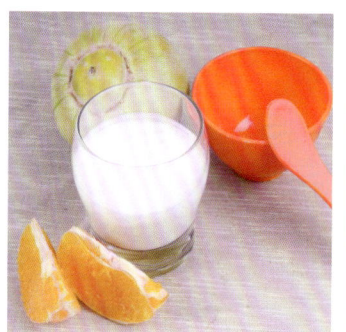

选购方法

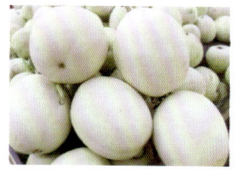

选购时可以轻压香瓜底部，越硬代表越不成熟，甜度不高，但比较脆；底部越软的越成熟，甜度也较高，可依照自己喜好做选择。此外，采购时可以试着闻闻香瓜底部的香气是否浓郁，香味越浓郁的香瓜越成熟，甜度也越高。

保存方法

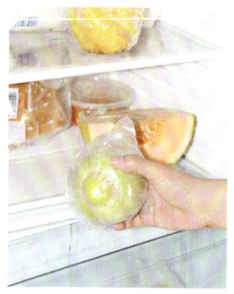

成熟的甜瓜可直接存放在冰箱中。太硬的甜瓜可在常温下放几日，直到它变软，绿色变为金黄色为止。需要注意的是，香瓜头部和底部较薄，压久了容易坏，放置时应将其侧放。

香瓜药用知识

中医认为，香瓜具有清热解暑、除烦止渴、利尿的功效，可用于暑热所致的胸膈满闷不舒、食欲不振、烦热口渴，以及热结膀胱、小便不利等症。

瓜类水果

祛病妙方

● 治肺痈

香瓜子 30g，加白糖适量，捣烂碾细，温水冲服。

● 预防阑尾炎

香瓜子 15g、炒当归 30g、蛇蜕 3g，晒干碾末，每服 10g，每日 3 次。

● 治头癣

将香瓜叶捣烂，敷患处。

● 治慢性肥厚性鼻炎

香瓜蒂烘干，碾成粉末，亦可与细辛粉同用，取少许吹入鼻中，每日 3 次。

选购方法

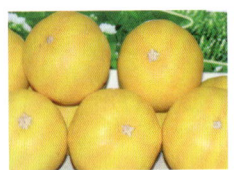

选购香瓜时，有"一看二闻三拍"的方法。即首先要看表皮是否光洁无水渍印，如果是熟瓜，表皮会有自然落下后的印记，无印记的则为生瓜；然后要闻是否有香味，成熟的香瓜有较浓的特殊香气；最后可以拍一下，看是不是太软，太软的不新鲜。一般来讲，颜色越深的越好，甜度越高。瓜色尚青，则不够甜，变软皱皮的则表示不够新鲜。

特别介绍

根据许多文献记载和实物考证，我国最早栽培的香瓜是薄皮甜瓜，厚皮甜瓜的栽培历史较晚。"香瓜"一词最早见于《诗经》。据《诗经·大雅·民生》记载，远在尧舜时代，任当时农官的后稷在邰地（今陕西省武功县）"教民稼穑"时，就已"麻麦蒙蒙，瓜瓞唪唪"。《诗经》又云"七月食瓜，八月断壶""中田有庐，疆场有瓜""绵绵瓜瓞，民之初生"。说明香瓜在当时已为人们广泛种植。

关于香瓜还有一个神话故事，传说西周时穆天王驾八骏西巡，路过瓜州（今甘肃省瓜州县）时不慎跌了一跤，把瓜子从天上撒落到地上，从此凡间便有了香瓜。

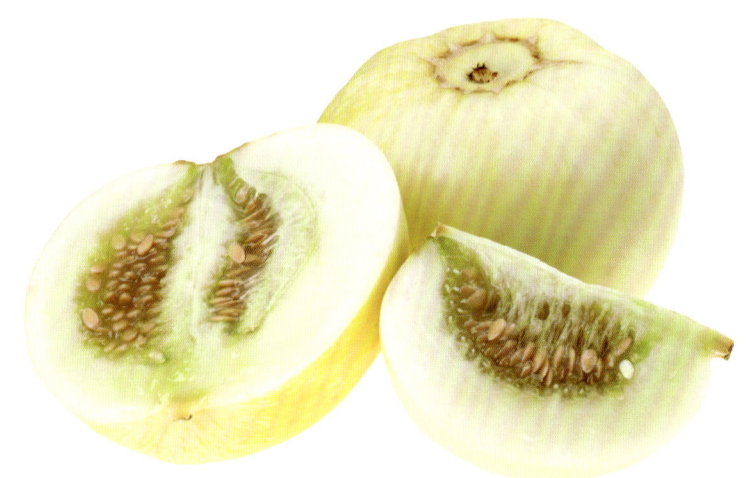

根据《高丽史》记载推测，香瓜在三国时期经中国引入韩国，由于其特有的香味和爽口的口感，它与西瓜一起成为韩国人夏季喜爱的零食水果。

中国的传统品种香瓜经过长期的适应和分化过程，发展成为各地特有的品种，其中韩国忠南成欢地区的成欢香瓜（又称青蛙香瓜）和平南江西地区的江西香瓜是代表性优秀传统品种，此外栽培比较多的还有十沟香瓜、柿香瓜等品种。

20 世纪 50 年代中期，随着从日本引进的银泉品种的普及，中国的传统品种开始与此相互杂交，丧失了其特有的形态。传统品种一般都是晚生品种，糖度低，容易发生发酵现象，而与此相比，银泉香瓜是早生品种，糖度高，便于运输，因此快速替代传统品种，自 20 世纪 60 年代以来成为韩国香瓜的主要品种。

自 20 世纪 50 年代起，星州香瓜也从利用高帽栽培开始一直到延续今天。

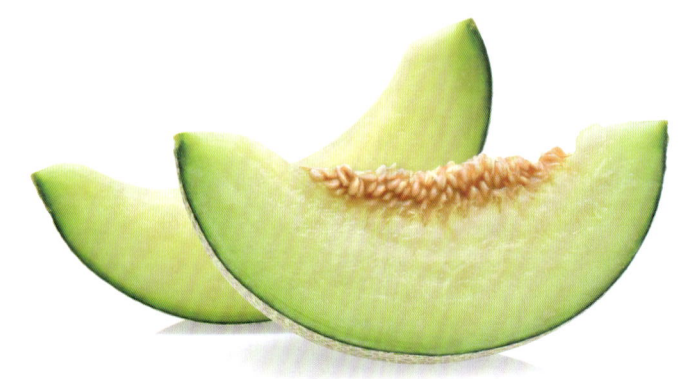

| 别名：兰州密瓜 | 科属：葫芦科白兰属 | 英文名：Honeydew Melon |

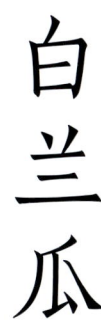

每100g白兰瓜含有

热量	111kcal
蛋白质	0.4g
碳水化合物	6.2g
维生素A	5μg
维生素C	15mg
维生素E	0.47mg
维生素B1	0.02mg
钾	139mg
磷	17mg
钙	24mg
铁	0.9mg

清暑解热，解渴利尿，开胃健脾

白兰瓜是一种厚皮甜瓜，成熟后呈圆球形，个头均匀，皮色白中泛黄。切开后瓤口碧绿，肉厚汁丰，脆而细嫩，清香扑鼻，甜味盈口，含糖量高达15%，享有"香如桂花，甜似蜂蜜"之誉。白兰瓜不仅香甜可口，富含维生素、蛋白酶、钙、磷、铁等营养素，还有清暑解热、利尿解渴、开胃生津的功效。

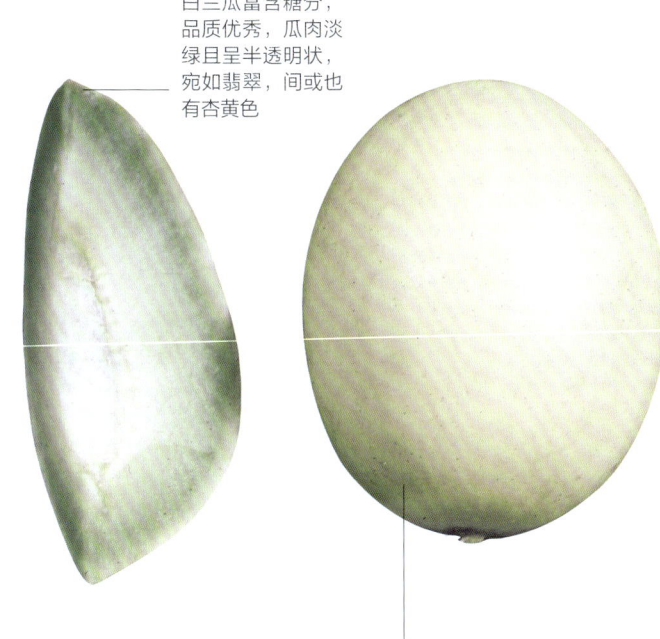

白兰瓜富含糖分，品质优秀，瓜肉淡绿且呈半透明状，宛如翡翠，间或也有杏黄色

味甘甜，汁液丰富，香气浓郁，芳醇爽口，可谓"色如玉，甜如蜜"，不愧瓜中一绝

选购方法

1. 挑瓜形。纯种的白兰瓜呈圆球形，变种瓜呈椭圆形。
2. 看成熟度。成熟的白兰瓜绿色全部消退，阳面呈玉白色，着地处呈鲜黄色，瓜面光滑细腻，手弹时微有弹性。同等大小的白兰瓜，成熟的重量较轻。
3. 闻香气。白兰瓜成熟时由于果皮薄，香气扑鼻，因此可以通过闻香气来辨别生瓜和熟瓜。

美食

酿白兰瓜

材料

白兰瓜1个，糯米100g，葡萄干50g，水淀粉25ml，果脯100g，核桃仁100g，瓜脯100g，猪板油100g，白糖200g，玫瑰糖300g。

制作方法

1. 糯米洗净蒸熟后晾凉；猪板油去油皮，切小丁，焯烫后沥去水分。
2. 果脯、瓜脯、核桃仁切丁，葡萄干去蒂洗净，加白糖100g、玫瑰糖20g，并放入蒸熟的糯米及焯烫后的猪板油，搅拌成馅。
3. 白兰瓜洗净去皮，从瓜尾1/4处切开，去籽，装入拌好的馅，盖上瓜盖，上笼蒸约半小时，晾凉。
4. 炒锅上火，加水100ml，再加剩余的白糖，勾薄芡，撒上剩余的玫瑰糖，放碗内晾凉，上桌时淋浇到白兰瓜上即可。

| 英文名：Watermelon | 别名：寒瓜、夏瓜、水瓜 | 科属：葫芦科西瓜属 |

西瓜

夏日不可或缺的消暑佳果

西瓜是夏季主要的消暑果品，因是汉代自西域引入中原的，故称西瓜。西瓜味甘多汁，清爽解渴，无脂肪和胆固醇，含有大量葡萄糖、苹果酸、果糖、氨基酸、番茄素及丰富的维生素C等物质，是一种富有营养且纯净安全的果品，堪称"瓜中之王"，是消暑佳品。

西瓜不但营养丰富，而且有清热解暑的功效，对肾炎、膀胱炎等疾病的治疗有辅助作用。

每100g西瓜含有

热量	26kcal
蛋白质	0.6g
碳水化合物	5.8g
膳食纤维	0.3g
维生素A	75μg
维生素C	6mg
钠	3.2mg
铁	0.3mg
硒	0.17mg
锌	0.1mg

西瓜剖析

西瓜皮
西瓜表皮有绿白、绿、深绿等色，间有细网纹或条带。

西瓜瓤
有乳白、淡黄、深黄、淡红、大红等色，肉质分紧肉和沙瓤。

西瓜子
扁平、卵圆或长卵圆形，平滑或具裂纹。

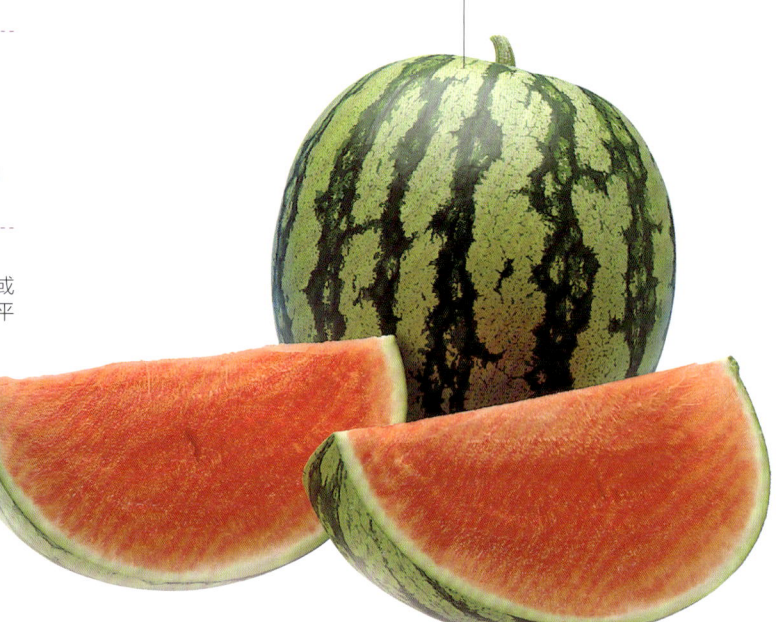

西瓜瓤含糖量一般为5%~12%，包括葡萄糖、果糖和蔗糖，甜度随成熟后期蔗糖的增加而增加

家族成员

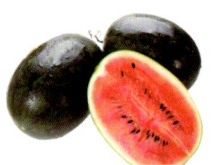
黑美人
椭圆形，瓜小，瓜皮纯黑色。

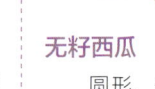
无籽西瓜
圆形，表皮上有花色的条纹。

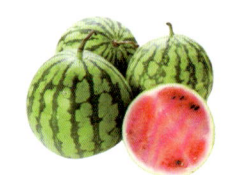
花皮西瓜
椭圆形，瓜大，表皮浅绿和深绿相间。

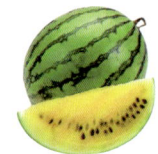
黄瓤西瓜
瓜小，含糖量高而均匀，入口即化。

养生功效大搜索

西瓜含有的蛋白酶能把不溶性蛋白质转为可溶性蛋白质，从而增加肾炎患者身体内的养分；含有能使血压降低的物质，对肝硬化、腹水或慢性肾炎引起的水肿均有很好的作用。

西瓜含有钾与瓜氨酸，有较强的利尿作用，对高血压、膀胱炎有良好的辅助治疗效果。

此外，西瓜还有美容养颜的功效，新鲜的西瓜汁和鲜嫩的瓜皮都可增加皮肤弹性，减少皱纹，为皮肤增加光泽。

保存方法

要选择成熟度适中、外表无损伤的带蒂西瓜，放在阴凉通风处，用细绳把瓜蒂扎成弯曲状，每天用干净毛巾擦拭瓜皮，以堵塞瓜皮上的气孔，达到保鲜的目的；也可把西瓜直接放进冰箱冷藏。

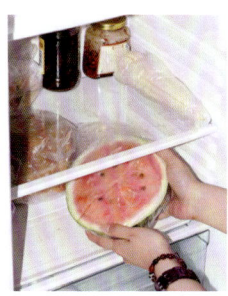

DIY蔬果汁

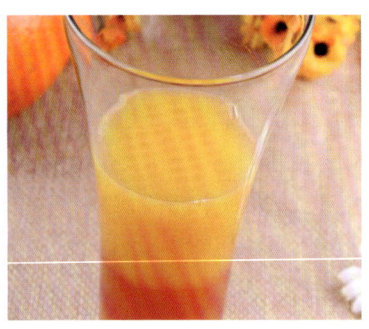

红糖西瓜饮

材料

橙子100g，西瓜200g，蜂蜜10ml，红糖5g。

制作方法

1. 橙子洗净，切片；西瓜去皮，取西瓜肉。
2. 橙子放入榨汁机内榨汁，倒入杯中，加蜂蜜搅拌均匀。
3. 将西瓜肉榨汁，放入红糖，按分层方式轻轻注入杯中即可。

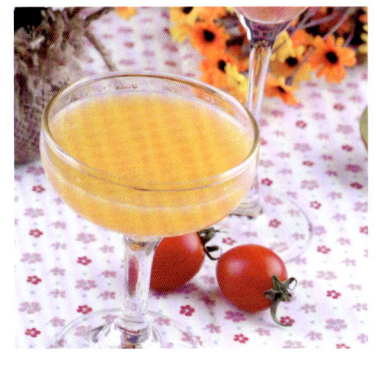

西瓜苹果梨汁

材料

梨1个，西瓜150g，苹果1个，柠檬30g，冰块适量。

制作方法

1. 梨、苹果洗净，去核，切块；西瓜去皮，切小块；柠檬洗净，切块。
2. 将梨、苹果和柠檬榨汁。
3. 榨出的果汁倒入果汁机中，加入西瓜搅匀，再加入少许冰块即可。

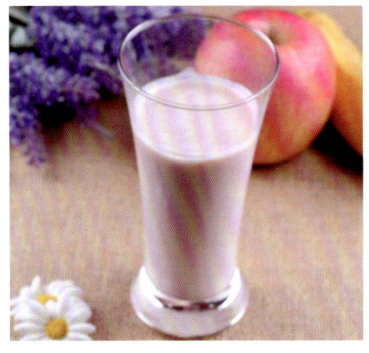

西瓜香蕉蜜汁

材料

西瓜块70g，香蕉50g，菠萝70g，苹果30g，蜂蜜30ml，碎冰60g。

制作方法

1. 菠萝去皮，切块；苹果去皮，切小块；香蕉去皮，切小块。
2. 将碎冰、西瓜块及其他材料放入果汁机，高速搅打30秒即可。

西瓜生熟鉴定五法

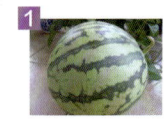

1 看光泽和形状

熟透的西瓜一般瓜形端正，瓜皮坚硬饱满，色泽鲜亮，花纹清晰，靠地面的瓜皮颜色变黄。

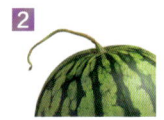

2 看瓜蒂

蒂部凹深的瓜品质较好，一般来说如果蒂把碧绿，则此瓜往往较生；蒂把干枯的瓜则过于成熟。

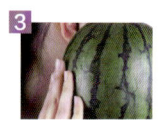

3 听声音

一手捧瓜，一手用指轻弹，发出"嘭嘭"声的已熟，发出"当当"声的没熟，发出"噗噗"声的过于成熟。

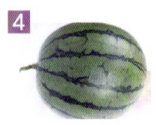

4 掂重量

生瓜含水分多，瓜身较重。成熟的瓜，因为肉质细脆，组织松弛，体重比生瓜轻些。

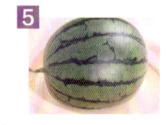

5 水漂法

将瓜置于水中，成熟的好瓜会漂在水面，而沉底的一般还不够熟。

特别介绍

我国是世界上最大的西瓜产地，但西瓜并非源于我国。西瓜的原产地在非洲。早在4000年前，埃及人就已种植西瓜。后来种植区域逐渐北移，最初由地中海沿岸传至北欧，而后南下进入中东、印度等地。四、五世纪时，西瓜由西域传入我国。明代科学家徐光启《农政全书》记载："西瓜，种出西域，故名之。"明代李时珍《本草纲目》记载："按胡峤于回纥得瓜种，名曰西瓜。则西瓜自五代时始入中国，今南北皆有。"这说明西瓜在我国有悠久的栽培历史。

西瓜入药部分详解

西瓜皮

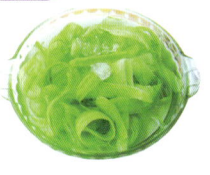

西瓜皮，中医称其为西瓜翠衣，具有清热解暑、泻火除烦、降血压等作用，对贫血、咽喉干燥、唇裂，以及膀胱炎、肝腹水、肾炎患者均有一定疗效。另外，西瓜皮富含维生素C和维生素E，用它擦肌肤，或将其做成面膜，有养肤、嫩肤、美肤和防治痱子的作用。

西瓜子

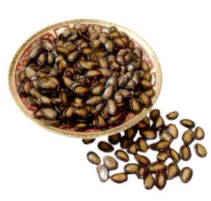

西瓜子中含有脂肪油、蛋白质、维生素B_2、淀粉、戊聚糖、丙酸、尿素、蔗糖等成分，有清肺润肺、和中、止咳、助消化的功效，可治疗吐血、久咳等症。西瓜子中还有一种能降低血压的物质，并可缓解急性膀胱炎的症状。瓜子壳可用来治疗肠风下血、血痢。

祛病妙方

- **健脾消暑**

  新鲜西瓜皮100g，大枣10颗，共煎汤，每日当茶饮。

- **治糖尿病、尿混浊**

  西瓜皮、冬瓜皮各16g，天花粉12g，以水煎服。

- **治高血压**

  西瓜皮50g，玉米须50g，钩藤24g，水6碗煎至3碗，分3次饮服。

- **治老人便秘**

  西瓜子15g，捣烂，加蜂蜜15g，水适量，炖30分钟后饮用，每日1次，连服3天。

- **治月经过多**

  西瓜子15g，碾末开水冲服，早晚各1次。

- **治高血压**

  西瓜子15g，煎汤内服，或生吃，或炒熟嚼食。

制品

西瓜霜

西瓜霜为西瓜的成熟果实与芒硝经加工而成的白色结晶粉末，是一种中药。西瓜霜使用历史悠久，最早见于二百余年前清代名医顾世澄的《疡医大全》。西瓜霜被古人称为喉科圣药，其功效为清热解毒、消肿止痛，主要用于咽喉肿痛、口舌生疮、牙龈肿痛或出血、小儿鹅口疮及轻度烫火伤与创伤出血、咽喉炎、扁桃体炎、口腔炎、口腔溃疡等症的治疗。

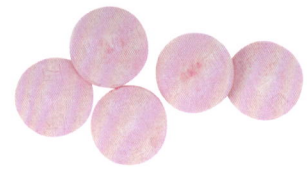

附录

坚果

　　坚果的可食用部分是种子（种仁），因为外面往往有坚硬的壳，所以又称为壳果或干果。坚果营养价值很高，曾被美国《时代》杂志评选为现代人的十大营养食品之一。坚果中含有较多的蛋白质、脂肪及维生素E、钙等，对人体有益，可以补充大脑所需要的营养。多吃坚果还有美肤、健脑、保护心脑血管健康、抗衰老等好处。

　　坚果一般分两类：一是树坚果，包括杏仁、腰果、榛子、核桃、松子、板栗、银杏、开心果、夏威夷果等；二是种子，包括花生、葵花子、南瓜子、西瓜子等。

英文名：Walnut　　别名：胡桃、羌桃　　科属：胡桃科胡桃属

核桃

营养价值高的益智坚果

核桃不仅味美，而且营养价值较高，享有益智果、万岁子、长寿果的美称。现代医学研究证明，核桃中的磷脂对脑神经有极好的保健作用，可增强记忆力。核桃既可以生食、炒食，又可以榨油、配制糕点等。

中医认为，核桃性温，味甘，无毒，有健胃润肺、补血养神等功效。《神农本草经》中将核桃列为久服轻身益气、延年益寿的上品。

每100g核桃含有

热量	646kcal
蛋白质	14.9g
脂肪	59.8g
碳水化合物	9.6g
膳食纤维	9.5g
维生素A	5μg
维生素E	43.21mg
钾	385mg
钙	56mg
镁	131mg
磷	294mg

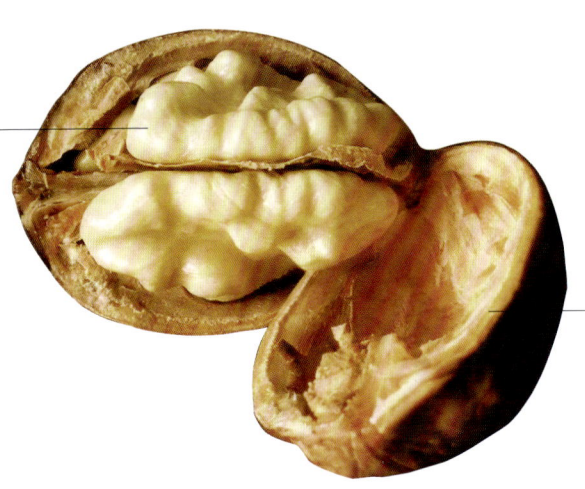

核桃仁有明显的镇咳平喘作用，冬季食用对慢性气管炎和哮喘患者疗效极佳

核桃含有的蛋白质及不饱和脂肪酸是大脑组织细胞代谢的重要物质，能滋养脑细胞，增强脑力

吃核桃时请注意

1. 中医认为，核桃性温，含油脂多，吃多了会令人上火、恶心，所以，正在上火、腹泻的人不宜多吃。
2. 核桃仁中含有鞣酸，与铁及钙结合会降低药效。
3. 吃核桃仁时应少饮浓茶。
4. 核桃仁表面的褐色薄皮含有一些营养成分，吃时最好不要把它剥掉。

DIY蔬果汁

轻身益气、延年益寿的核桃饮

核桃的营养价值很高，与牛奶、豆浆、黑芝麻、山楂等加工成核桃饮品食用效果更佳，非常适合身体虚弱者、脑力劳动者、老年人补虚之用。

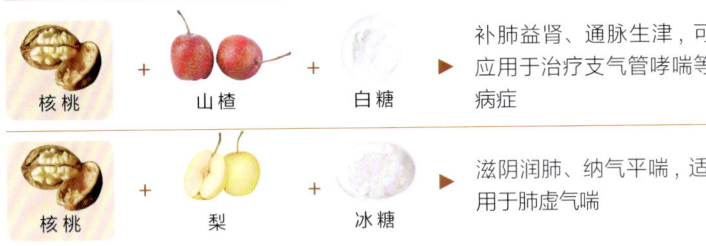

核桃 + 山楂 + 白糖 ▶ 补肺益肾、通脉生津，可应用于治疗支气管哮喘等病症

核桃 + 梨 + 冰糖 ▶ 滋阴润肺、纳气平喘，适用于肺虚气喘

家族成员

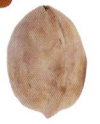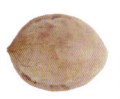

石门核桃

产于河北，纹细、皮薄、香甜，出仁率在50%，出油率高达75%，有"石门核桃举世珍"之誉。

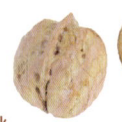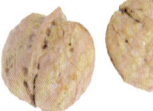

纸皮核桃

产于新疆库车，维吾尔族人称其为克克依，意思就是壳薄。纸皮核桃结果较快，含油量达75%。

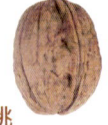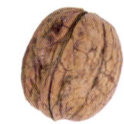

绵核桃

被认为是最好的核桃品种，皮薄肉厚，破壳后能取整仁或半仁。

养生功效大搜索

核桃中含丰富的不饱和脂肪酸与多不饱和脂肪酸，可抗癌、降低血脂。

由于核桃含有多酚和脂多糖成分，因此具有防辐射的功效，常被用来制作成宇航员的食品。经常使用电脑的人群可经常食用，有健脑护肤的效果。

核桃可消除面部皱纹，防止肌肤衰老，有护肤、护发和防治手足皲裂等功效，是可以"吃"的美容护肤品。

核桃的主要成分是优质易吸收的脂肪与蛋白质，而且有近七成的蛋白质是亚油酸或亚麻酸等良质不饱和脂肪酸，能够去除附着于血管上的胆固醇，延缓衰老。

选购方法

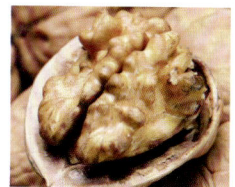

挑选时，最好选择带壳的核桃，食用时再去壳。最好选择没有虫子蛀过的且具重量感的核桃。

美容

核桃滋养祛皱面膜

材料
核桃仁15g，冬瓜100g，蜂蜜3匙。

制作方法

❶ 核桃仁碾磨成极细的粉末；冬瓜洗净去皮，切成小丁，捣成泥状；将核桃粉、冬瓜泥、蜂蜜一同放入面膜碗中。

❷ 用搅拌筷充分搅拌，调和成稀薄适中、易于敷用的面膜糊状。清洁面部后，取适量调制好的面膜涂抹在脸部。静敷15~20分钟，用清水彻底洗净。

保存方法

核桃是干果，保存时以保持干燥为主。夏天可放入冰箱冷藏，秋冬在室温状态下存放即可。

祛病妙方

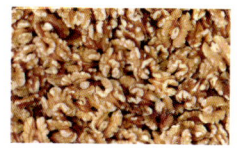

● **治虚寒喘咳、短气乏力**

嚼食核桃生姜方：核桃仁15g，生姜3g。一同细嚼慢咽，早晚各服1次。

● **治肝肾虚弱所致腰膝酸痛、头晕耳鸣等**

核桃补肾汤：核桃仁15g，杜仲12g，补骨脂10g，加水煎服。

美食

核桃银耳紫薯粥

材料
大米1小杯，核桃仁5整粒，银耳1朵，紫薯1个，蜂蜜适量。

制作方法

❶ 银耳泡发后撕成小块；紫薯去皮切丁；核桃仁放入烤箱烤10分钟后取出敲碎。

❷ 锅中放水，加入淘好的米，大火烧开后放入紫薯，水开后改小火，放入银耳，中小火熬约40分钟后放入核桃碎拌匀，放凉后调入蜂蜜即可。

巧剥核桃分步详解

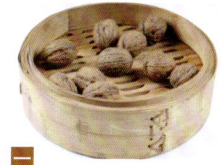

一　把核桃放在蒸屉内蒸3~5分钟。

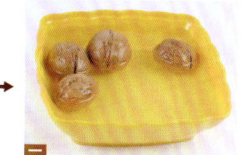

二　取出后马上放入冷水中浸泡3分钟。

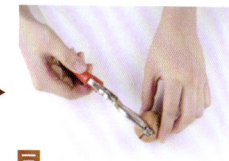

三　水中捞出来后用剥核桃夹轻轻夹一下。

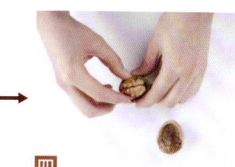

四　破壳后即能够取出完整的核桃仁。

坚果

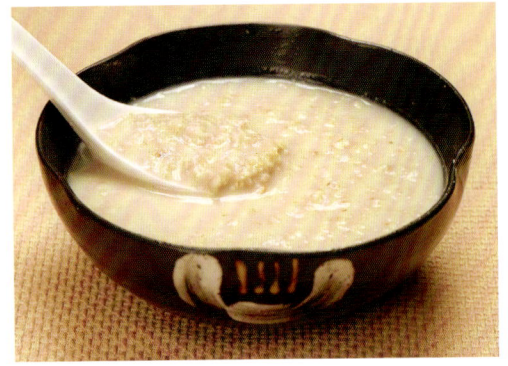

四仁鸡蛋粥

材料

银杏仁、甜杏仁各20g，核桃仁、花生仁各40g，鸡蛋2个。

制作方法

❶ 银杏仁去壳去皮。

❷ 将银杏仁、甜杏仁、核桃仁、花生仁共碾磨成无沙粒感的细粉状，用干净、干燥的瓶罐收藏，放在阴凉处；每次取20g加水煮沸，冲入鸡蛋，成一小碗，搅拌均匀即可。

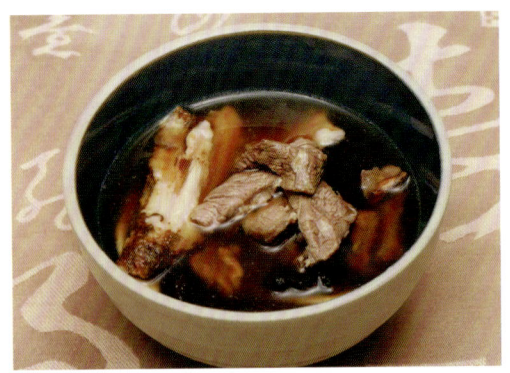

当归肉苁蓉炖羊肉

材料

当归6g，肉苁蓉9g，淮山15g，桂枝3g，黑枣6颗，核桃仁9g，羊肉250g，米酒适量。

制作方法

❶ 羊肉洗净，在沸水中汆烫去除血水。

❷ 将所有材料放入锅中，羊肉放在药材上方，再加入少量米酒及适量水，用大火煮沸后，再转小火炖约40分钟即可。

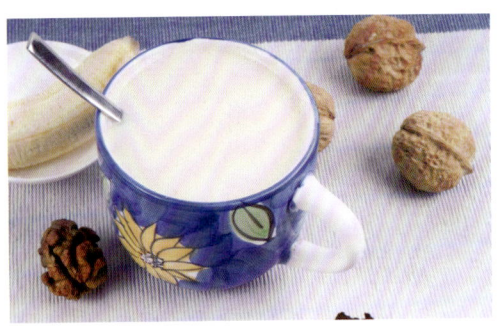

核桃土豆奶

材料

核桃4颗，土豆1个，牛奶1杯，蜂蜜适量。

制作方法

❶ 土豆洗净去皮，切小块，煮熟；核桃取仁，备用。

❷ 土豆取1/3的量，与核桃仁、牛奶一同放入搅拌机打碎，加入适量蜂蜜即可。

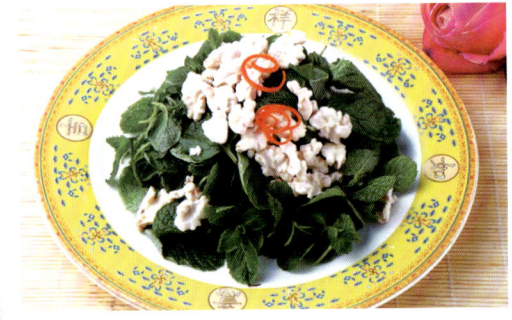

薄荷拌核桃仁

材料

薄荷300g，核桃仁400g，红辣椒1个，白糖适量。

制作方法

❶ 锅中放水煮沸，熄火，放入核桃仁浸泡10分钟，用牙签剔去皮膜。

❷ 薄荷择洗干净，沥干装盘，撒上白糖。

❸ 红辣椒去籽去蒂洗净切丝，用糖腌至入味，与核桃仁一起放在薄荷上即可。

别名：香榧、赤果、野极子　　科属：红豆杉科榧树属　　英文名：Semen Torreyae

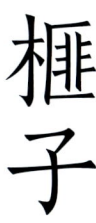

榧子

每100g榧子含有

热量	423kcal
蛋白质	0.77g
脂肪	0.1g
碳水化合物	18.9g
膳食纤维	5.2g
维生素A	320mg
维生素E	14.2mg
钾	12mg
钙	50mg

状似杏仁、壳薄肉脆

榧子的果实大小如枣，核似橄榄，呈椭圆形，富含油脂，并有特殊香气，能增进食欲。榧仁中脂肪酸和维生素E的含量较高，常食可润泽肌肤，延缓衰老。中医认为，榧仁能消除疳积、润肺滑肠、化痰止咳，适用于便秘、消化不良、食积等症；另有较强的杀虫能力，可用于治疗多种肠道寄生虫病。

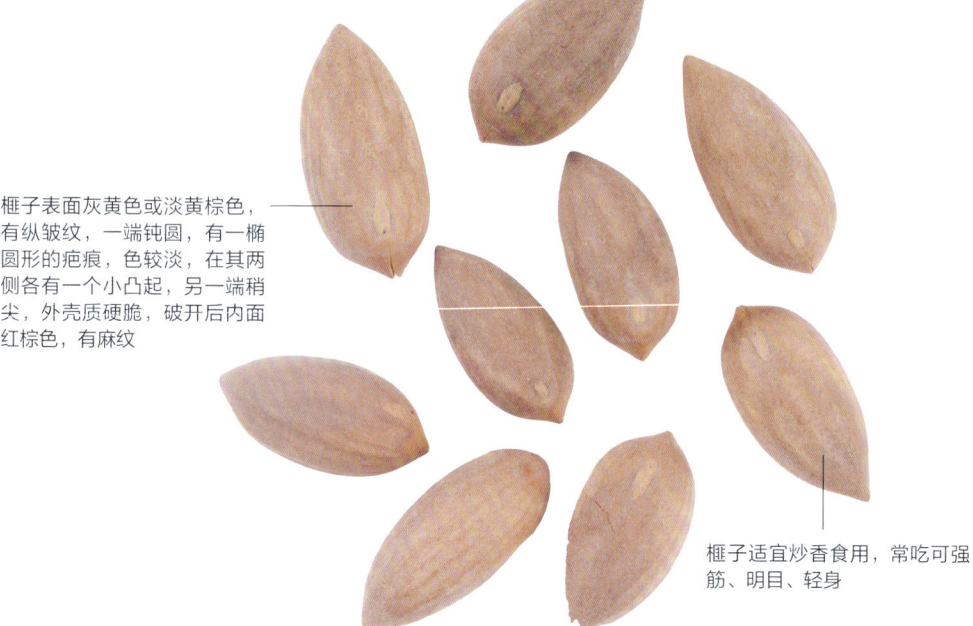

榧子表面灰黄色或淡黄棕色，有纵皱纹，一端钝圆，有一椭圆形的疤痕，色较淡，在其两侧各有一个小凸起，另一端稍尖，外壳质硬脆，破开后内面红棕色，有麻纹

榧子适宜炒香食用，常吃可强筋、明目、轻身

祛病妙方

杀虫，消积，润燥。主治肠道寄生虫病、小儿疳积、肺燥咳嗽、肠燥便秘、痔疮等。

● 治寸白虫

榧子日食7颗，满7日。

● 治白虫

榧子100颗。去皮，火燃啖之，能食尽佳，不能者但啖50颗亦得，经宿虫消自下。

● 蛔虫、蛲虫等

榧子（切碎）、使君子仁（切细）、大蒜瓣（切细）各10g。水煎去滓，每日3次，空腹时服用。

吃榧子时请注意

1. 榧子含热量高，饭前不宜多吃，以免影响正常进餐。
2. 一般人群均可以食用。
3. 腹泻、大便溏稀、咳嗽咽痛且痰黄者忌食。
4. 榧子不可与绿豆同食，否则易腹泻。

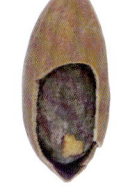

选购方法

干燥的榧子呈卵圆形，表面灰黄色或淡黄棕色，破开后内面红棕色。购买时要选择个大、壳薄、种仁黄白色、不泛油、不破碎的。

| 英文名：Chestnut | 别名：栗子、毛栗 | 科属：壳斗科栗属 |

板栗

可作粮食的"干果之王"

板栗与枣、桃、杏、李同为我国古代五大名果之一。板栗甘甜芳香，含有丰富的营养成分，有"干果之王"的美称。板栗生食、炒食皆宜，最流行的糖炒板栗始于宋代。它的淀粉含量很高，6~7颗中等大小的热量接近于一碗米饭，可以代替主食，板栗还可以制成栗干、栗粉、栗酱、栗浆、糕点、罐头等食品。中医认为，板栗可入药，能健脾益气、健胃补肾，属于延年益寿的上等果品。

每100g板栗含有

热量	189kcal
蛋白质	4.2g
脂肪	0.7g
碳水化合物	42.2g
膳食纤维	1.7g
维生素A	32μg
维生素C	24mg
维生素B_1	0.19mg
钾	442mg
钙	17mg
铁	1.1mg

家族成员

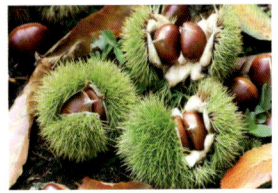

罗田板栗

罗田板栗产于鄂东大别山区，历史悠久，品种多样，色味独特，品质优秀，深受国内外专家的赞誉。

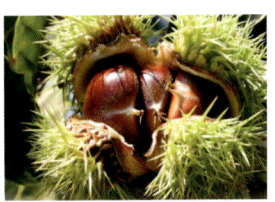

迁西板栗

迁西板栗外形玲珑，色泽鲜艳，不粘内皮；果仁呈米黄色，糯性强，甘甜芳香，口感极佳，久负盛名。

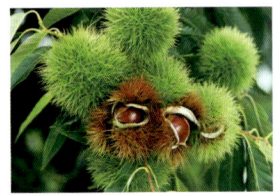

信阳板栗

信阳板栗具有个大皮薄、肉嫩味甜、香味独特等特点，且不易生虫，便于储运，颇受消费者的青睐。

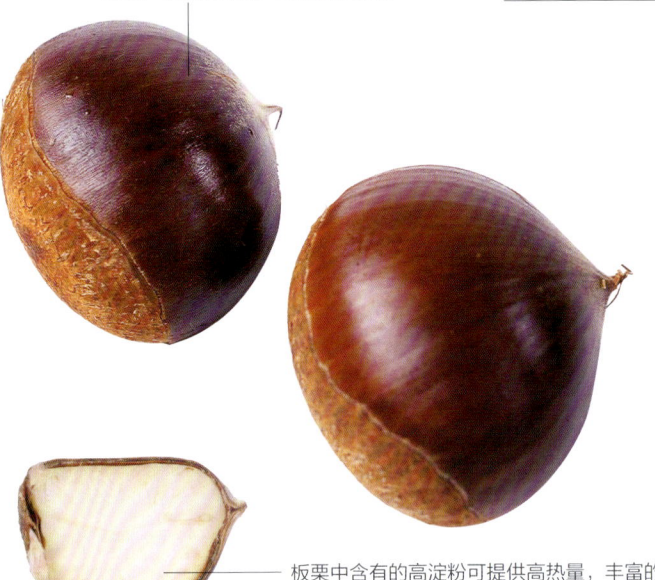

板栗有益气血、养胃、补肾、柔肝健脾的功效，可舒筋活络，缓解腰腿酸痛

板栗中含有的高淀粉可提供高热量，丰富的纤维素则维持排泄系统的正常功能

美容

板栗祛皱滋养面膜

材料

板栗数颗，蜂蜜1小匙。

制作方法

❶ 板栗蒸熟，去壳，捣成泥状；与蜂蜜一起放在面膜碗中；充分搅拌，调和成面膜糊状。

❷ 清洁面部，用热毛巾敷脸3~5分钟，取适量调制好的面膜涂抹在脸部，避开眼部、唇部四周的肌肤，15~20分钟后洗净即可。

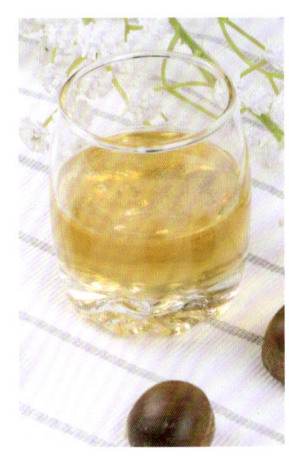

养生功效大搜索

板栗不仅富含蛋白质与脂肪,还含有糖类物质,能为人体提供足够的热量,帮助脂肪代谢,保障人体基本营养物质的供应,具有益气健脾、厚补胃肠的功效。

板栗中含有丰富的维生素 B_1 和维生素 C,是相当优良的营养补充源。其中的维生素 C 能够维持和确保牙齿、骨骼、血管、肌肉的正常功能,对骨质疏松有一定的预防和治疗效果,强筋健骨,很适合老年人食用。

美食

板栗香菇焖鸡翅

材料

板栗300g,香菇6朵,鸡翅50g,生姜4片,香菜、植物油、料酒、淀粉、蚝油、盐各适量。

制作方法

1. 板栗用水烫过冲凉,剥壳备用;香菇去蒂,泡发;鸡翅剔除骨头,洗掉血水,剁成块,加入淀粉、蚝油、盐腌25分钟左右。
2. 锅中放油烧热,加入板栗肉翻炒,然后加入香菇、鸡翅一起炒熟透。
3. 加入适量开水、蚝油、盐,焖10分钟起锅。

板栗排骨汤

材料

板栗250g,排骨500g,胡萝卜1根,盐1小匙。

制作方法

1. 板栗剥去壳放入沸水中煮熟,备用;胡萝卜削皮洗净,切成小方块。
2. 排骨洗净放入沸水汆烫,捞出备用。之后将所有的材料放入锅中,加水至没过材料;大火煮沸后,再改用小火煮30分钟左右,煮好后加入适量的盐即可。

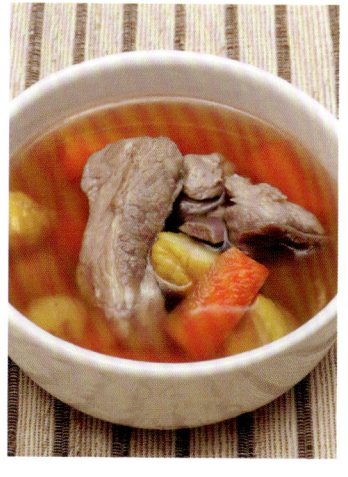

选购方法

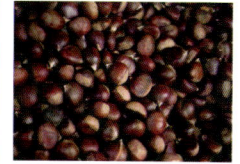

选购牢记"五个看"

一看颜色

表面看起来光亮,颜色深如巧克力的板栗多是陈年的;颜色浅一些,表面像覆盖了薄粉,不太有光泽的则是新的板栗。

二看茸毛

板栗的尾部有很多茸毛,陈年板栗上的茸毛一般比较少,只在尾尖有一点点;而新板栗尾部的茸毛一般比较多。

三看表面有没有虫眼

板栗很容易被虫蛀,购买时一定要看清表面有没有虫眼。

四看个头

板栗不是个头越大越好。较常见的是中等大小的普通品种。个头很小的一般是山栗子,口味甘甜。

五看形状

常见的板栗大致分为两种形状,第一种一面是圆的,一面较平,较香甜;第二种两面都是平的,味道醇香。

保存方法

方法一:罐藏法

板栗放入陶土罐中,开口用油纸或塑料膜封住扎紧,每15~20天做一次翻拣,并适当通风透气,然后仍封藏。

方法二:沙埋法

找一只木箱,底部铺6~10cm的潮黄沙,以不沾手为宜,板栗与潮黄沙以1:2的比例拌匀,上面再盖6~10cm的潮黄沙,拍实,放在干燥通风的地方,定期检查。

板栗去皮窍门

方法一:暴晒法

把要吃的生板栗放在阳光下晒一天,板栗壳会开裂,这时无论生吃还是煮熟吃,都很容易剥去外壳和里面的薄皮。

方法二:浸泡法

用刀将每个板栗切一个小口,然后加入沸水浸泡,约1分钟后即可从板栗切口处很快地剥出果肉。

| 英文名：Hazelnut | 别名：山板栗、尖栗、槌子 | 科属：桦木科榛属 |

榛子

营养全面的"坚果之王"

榛子，是榛树的果实，外形似板栗而比板栗小，因此又叫山板栗。榛子外壳坚硬，果仁肥白而圆，有香气，油脂含量很大，吃起来特别香美，余味绵绵，因此，成为最受人们欢迎的坚果类食品之一，有"坚果之王"的美称，与杏仁、核桃、腰果并称为"四大坚果"。

榛子可鲜食、炒食、制果酱、烘焙甜点等。此外，榛树是十分珍贵的木材，木质坚硬，纹理细腻，色泽美观，可做小型细木工的材料。

每100g榛子含有

热量	561kcal
蛋白质	20g
脂肪	44.8g
碳水化合物	24.3g
膳食纤维	8.2g
维生素A	12μg
维生素E	36.43mg
磷	422mg
钙	104mg
铁	6.4mg

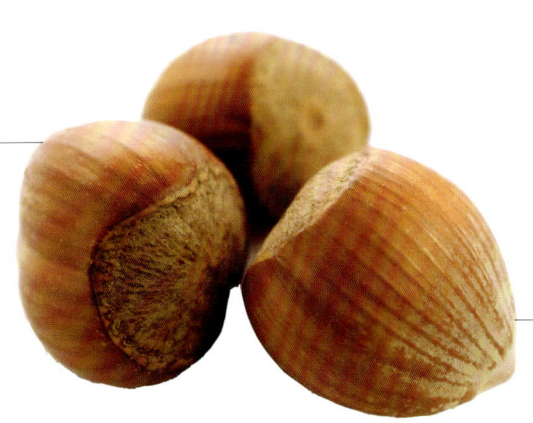

榛子包含抗癌化学成分紫杉酚，它是红豆杉醇中的活跃成分，可以防治卵巢癌和乳腺癌，以及其他癌症，延长患者的寿命

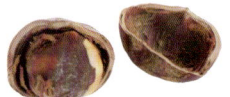

榛子富含油脂，有利于脂溶性维生素在人体内的吸收，对体弱、病后虚赢、易饥饿的人有很好的补养作用

选购方法

① 榛子皮较厚、个头较小，需借助工具剥开，榛子仁小且带有木质毛茸，多为半仁，仅微香，不值得购买。

② 榛子皮较薄，个头较大，易嗑开，榛子仁光滑、较大、香气浓郁，无木质毛茸，值得购买。

③ 榛子皮很薄，个头较大，用手一拍即开，或每个榛子都有裂缝，用手沿裂缝掰一下即开，榛子仁大而饱满、光滑，无木质毛茸，仁香酥脆，则为优品。

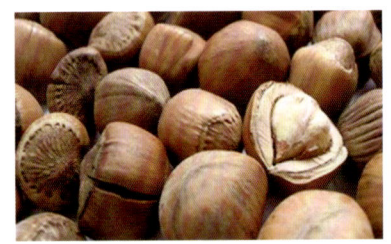

家族成员

平榛

平榛是我国东北地区野生的榛子品种，呈黄色、褐色或红褐色，圆球形，亦有扁圆形、长圆形、圆锥形等。果仁无空心，味道香脆，营养丰富。

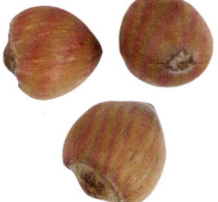

欧洲榛

欧洲榛原产地中海沿岸及中亚和西亚地区，形状多样，有长椭圆形、卵形和圆锥形等，呈红褐色或金黄褐色，并有彩色条纹。果型较大，果皮薄，果仁味香，营养丰富。

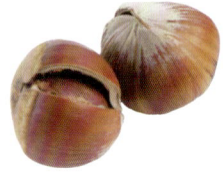

养生功效大搜索

榛子含有人体不能自身合成的不饱和脂肪酸，既可以促进胆固醇的代谢，又可以软化血管，维护毛细血管的健康，从而对预防和治疗高血压、动脉硬化等心脑血管疾病有一定效果。

榛子的含磷量为诸果之首，磷是人体构成骨骼、牙齿的主要成分。此外，榛子中钾、铁含量亦名列前茅，对增强体质、抗疲劳、防止衰老都非常有益。常食榛子有益于儿童的健康发育。

榛子中含有丰富的维生素A、烟酸，有利于维持正常视力和神经系统的健康，可促进消化系统功能，增进食欲，提高记忆力。

保存方法

尽量隔绝空气，保持干燥，可以用密封塑料袋扎紧，放在阴凉处。如果在南方，最好放在冰箱冷冻室里。

吃榛子时请注意

1. 适宜饮食减少、体倦乏力、眼花、消瘦者，癌症患者或糖尿患者食用。
2. 榛子含有丰富的油脂，胆功能严重不良者应慎食。
3. 存放时间较长后不宜食用。
4. 榛子性滑，泄泻便溏者应少食。

美食

榛子巧克力球

材料

低筋面粉75g，杏仁粉30g，可可粉30g，黄油45g，糖粉30g，鸡蛋30g，榛子仁18粒，细砂糖、粗砂糖适量。

制作方法

1. 黄油软化后，加细砂糖，用打蛋器打至体积蓬松。
2. 分3次加入打散的鸡蛋，打至鸡蛋和黄油完全融合。
3. 在打好的黄油里倒入杏仁粉、低筋面粉和可可粉和成面团，将面团分成18份，每份包入1粒榛子仁，和成面团，再在表面蘸上粗砂糖。将面团放入烤盘，烤制25分钟左右即可。

榛子燕麦块

材料

燕麦片160g，黄油90g，熟榛子仁45g，细砂糖60g，蜂蜜30ml，低筋面粉45g，蔓越莓干45g，亚麻籽20g。

制作方法

1. 将黄油放入碗里，隔水加热熔化成液态，加入细砂糖、蜂蜜后搅匀，倒入燕麦片、低筋面粉、亚麻籽、碎蔓越莓干及熟榛子仁后充分搅匀。
2. 烤盘里铺上锡纸，把拌好的混合物倒入其中，压紧。放入烤箱，烤25分钟左右。出炉冷却后，切块，脱模即可。

美食

榛子枸杞粥

材料

榛子仁30g，枸杞子15g，粳米50g。

制作方法

1. 榛子仁捣碎，然后与枸杞子一同加水煎汁。
2. 去渣滤汁后，与粳米一同放入锅中，加水，小火熬成粥即可。每日1剂，早晚空腹服食。

坚果

| 英文名: | Pine Nut | 别名: 海松子、新罗松子、罗松子、红松果 | 科属: 松科 |

松子

坚果中的鲜品

松子中含有大量不饱和脂肪酸，被称为"坚果中的鲜品"，常食松子，可以延年美容、强身健体，对老年体弱、腰痛、便秘、眩晕及小儿生长发育迟缓均有较好的作用。松子除食用外，可作糖果、糕点辅料，还可作为植物油的替代品。松子油除可食用外，还是干漆、皮革工业的重要原料。

每100g松子含有

热量	665kcal
蛋白质	12.6g
脂肪	62.6g
碳水化合物	6.6g
膳食纤维	12.4g
维生素A	7μg
维生素E	34.48mg
磷	620mg
钾	184mg
镁	567mg

松子剖析

  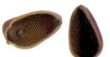

松子壳
松子壳形似三角，一端稍尖，多呈褐色，较薄，容易剥开。

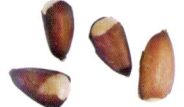

松子仁
松子仁呈白色，油性较大，营养丰富。李时珍曾说，久服身轻，延年不老。

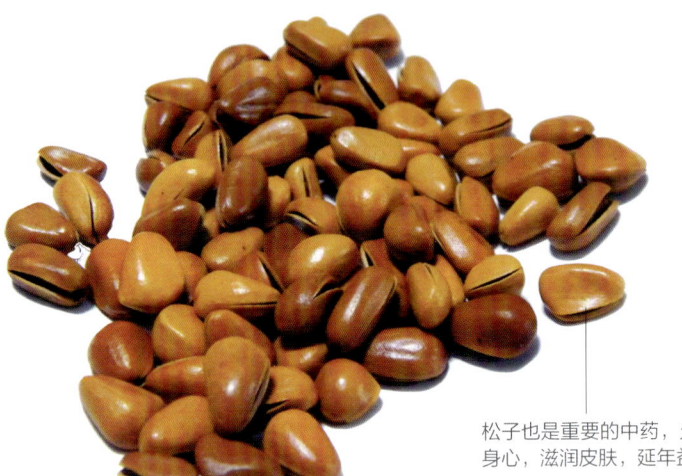

松子也是重要的中药，久食可强健身心，滋润皮肤，延年益寿

吃松子时请注意

1. 脾虚腹泻及痰多患者忌食。
2. 松子油性较大，属于高热量食品，不宜多吃，否则会使体内脂肪蓄积，每日食用松子最好不超过30g。
3. 存放过久的松子不宜食用。

家族成员

松子没有明确的品种分类，但因为松树种类较多，其所产的松子也有细微的差别。红松子、雪松子、马尾松子、落叶松子、偃松子、云南松子都是我们常见的，其中红松子的品质最好，颗粒大，松仁饱满，出仁率高。

DIY蔬果汁

优质营养补充剂

松子不仅可以作为菜肴的原料，还可以与其他材料搭配制成茶饮，香气浓郁，口感较好，营养丰富。

 + + 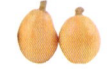 ▶ 润肺止咳
松子 　　 枇杷 　　 豆沙

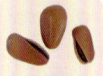 + + 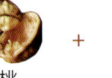 ▶ 润肺，治燥结咳嗽
松子 　　 核桃 　　 杏仁

养生功效大搜索

松子含有丰富的不饱和脂肪酸，具有降低血脂、软化血管、预防心血管疾病的作用。松子还含有大量矿物质，可以为人体提供丰富的营养，能够强筋健骨、消除疲劳，最适合老年人食用。

松子富含维生素E，可以有效软化血管、延缓衰老，不仅对老年人的健康有很大帮助，也是女士美容养颜的理想食物。

松子所含的脂肪酸可促进细胞代谢，所含的谷氨酸能极大地增强记忆力。此外，松子所含的磷元素，有益于大脑发育，是学生和脑力工作者的健脑佳品，还可预防老年痴呆症。

美食

松仁玉米

材料

松仁20g，玉米粒200g，青椒、红椒各15g，盐5g，味精3g。

制作方法

1. 将青椒、红椒洗净，切成粒状。热锅后，放入松仁炒香即可快速盛出。
2. 锅中放油烧热，加入青椒、红椒稍炒后，再加入玉米粒，炒至入味时，再加炒香的松仁和盐、味精拌匀即可。

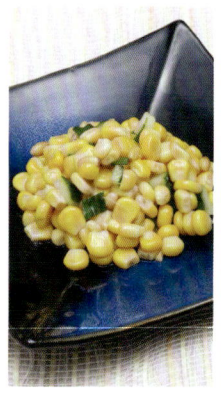

松仁烩鲜鱼

材料

松仁20g，鲜鱼1条，番茄酱10g，白醋6ml，白糖5g，淀粉5g。

制作方法

1. 鲜鱼洗净，腌入味。
2. 将鱼裹上蛋液，再蘸上淀粉，入油锅中炸至金黄色，待冷却后，将刺挑出，鱼肉备用。
3. 锅中加入适量清水，再放入白醋、白糖调成糖醋汁，勾芡淋油浇在鱼肉上，再撒上松仁即可。

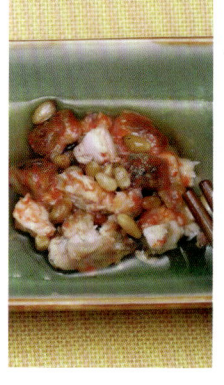

选购方法

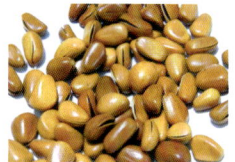

选购松子时应选色泽光亮，壳色浅褐，壳硬且脆，内仁易脱出，粒大均匀，壳形饱满的为好。壳色发暗，形状不饱满，有霉变或干瘪现象的不宜选购。

保存方法

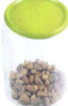

散装的松子最好放在密封的容器里，以防油脂氧化变质。

祛病妙方

● **治肝肾阴虚**

松子、黑芝麻、枸杞子、杭菊花各10克，一并放入砂锅内，加入适量清水，煎煮40分钟，取汁。药渣加水再煮30分钟，取汁，合并两次药液，分两次温服。

● **治肝血不足，头晕**

松子500g，去除杂质，捣碎，碾成膏状，盛在瓶内。每次15g，每日2~3次,温酒送下。

香蕉松子补水面膜分步详解

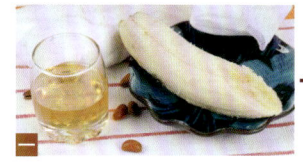

第一步

准备1根香蕉，5颗松子，1张面膜纸，玫瑰纯露、蜂蜜、面膜粉各适量。

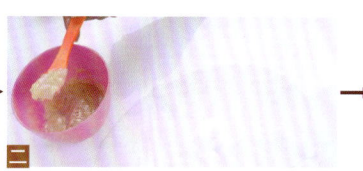

第二步

将面膜粉倒入碗中，加蜂蜜和去皮切块的香蕉，搅拌，加入适量玫瑰纯露，放入捣碎的松子仁，搅拌均匀。

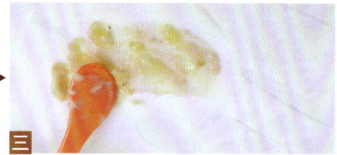

第三步

将制作好的面膜均匀涂于面部，再盖上1张面膜纸，充分吸收营养。20分钟后，揭开面膜纸，洗净面部即可。

坚果

| 英文名：Cashew | 别名：鸡腰果、介寿果 | 科属：漆树科腰果属 |

腰果

果实可榨油，树叶、树根能入药

腰果因其果实呈肾形而得名，是世界著名的四大干果之一。腰果含有丰富的蛋白质、脂肪和碳水化合物，味道香甜可口，营养价值很高，食用方法多样，油炸、盐渍、糖饯均可。腰果仁还可以榨油，含油量高达40%。腰果树树皮上溢流而出的乳状汁液可制成涂料，涂在木器或船舶上能够起到防腐、防白蚁的作用。中医认为，腰果树叶和树根均可入药。

每100g腰果含有

热量	559kcal
蛋白质	17.3g
脂肪	36.7g
碳水化合物	41.6g
膳食纤维	3.6g
维生素A	2mg
维生素E	1.1mg
钙	26mg
铁	4.8mg
锌	4.3mg

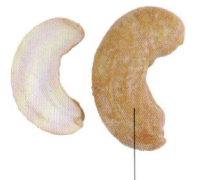

从腰果的果壳里可以提炼出一种芳香油，用来制药，或制成高级润滑剂或合成橡胶，还可以用来制作绝缘油漆、防水纸、厚纸板等的胶黏剂

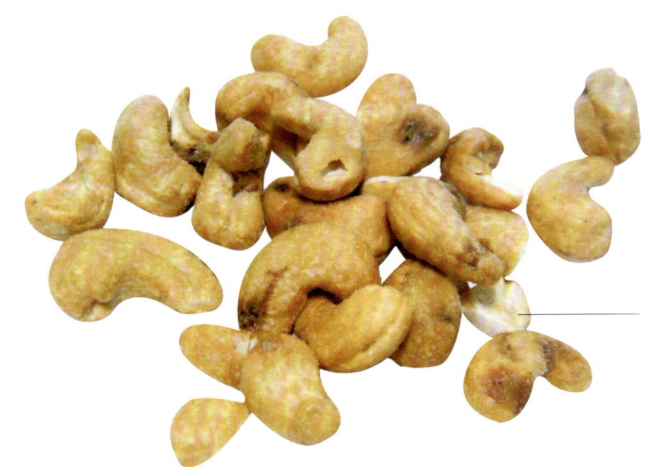

腰果仁营养丰富，多用于制作腰果巧克力、点心和油炸、盐渍食品。此外，腰果仁榨出的油是上等食用油

保存方法

腰果应存放在密封的罐中，放入冰箱冷藏保存，或摆放在阴凉、通风处，避免阳光直射，而且应尽快食完。

吃腰果时请注意

腰果不宜久存，有油哈喇味的腰果不宜食用。腰果富含油脂，故肝功能严重不良者忌食。腰果含油量高，痰多者不宜多吃。腰果热量较高，多吃易导致发胖。有人对腰果过敏，食用时要多加小心。

腰果民谣

非洲莫桑比克关于腰果的民谣

腰果熟了，翡郁的腰果林唱起欢歌，请尝一尝吧！亲爱的旅游人，这杯甘露般的果汁，将甜透你那干涸的心窝。

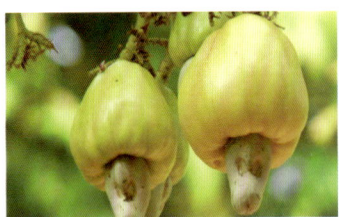

美食

腰果鲜贝

材料

鲜贝150g，熟腰果50g，黄瓜半根，料酒、生姜片、胡萝卜、植物油、盐、味精、水淀粉各适量。

制作方法

❶ 鲜贝洗净后焯烫，捞出，沥干；黄瓜洗净切丁。

❷ 油烧热，放生姜片爆香，放入鲜贝和料酒翻炒，再放入腰果和黄瓜、胡萝卜炒匀，加盐和味精调味，水淀粉勾芡即可。

养生功效大搜索

腰果中的脂肪主要是不饱和脂肪，而不饱和脂肪主要由单不饱和脂肪酸组成，单不饱和脂肪酸可降低血液中的胆固醇、甘油三酯和低密度脂蛋白的含量，对防治心脑血管疾病大有益处。腰果中含有丰富的油脂和维生素A，可以润肠通便，并有很好的润肤美容功效，能延缓衰老。

腰果中维生素B_1的含量仅次于芝麻和花生，有补充体力、消除疲劳的效果，适合易疲倦的人食用。腰果中含有大量的蛋白酶抑制剂，能缓解癌症的不适症状。此外，经常食用腰果，有强身健体、提高机体抗病能力、增进性欲、增加体重等作用。

美食

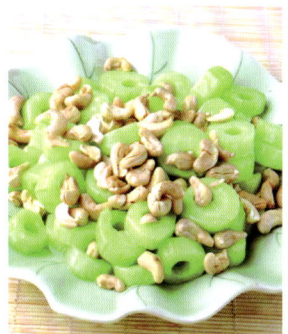

黄瓜拌腰果

材料

黄瓜1根，生腰果100g，盐、油等调味品适量。

制作方法

1. 将黄瓜去皮去籽，切成环状。
2. 生腰果放入热油中翻炒，撒入少许盐。
3. 腰果炒片刻即可出锅，与黄瓜拌在一起，可根据个人口味加入适当的调味料。

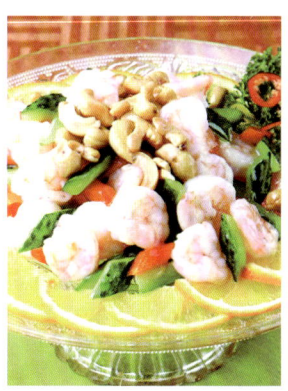

腰果虾仁

材料

虾200g，腰果仁50g，油1000ml，料酒25ml，醋15ml，盐2g，味精7g，鸡蛋30g，水淀粉25ml，葱花、蒜片、生姜各2g，香油10ml。

制作方法

碗中加盐、料酒、淀粉搅拌成糊，将虾仁挂糊下锅炸熟；锅中放少量油，加葱花、蒜片、生姜、料酒爆锅，倒入虾仁、腰果仁翻炒，加醋、盐、味精，炒匀，淋香油，出锅即成。

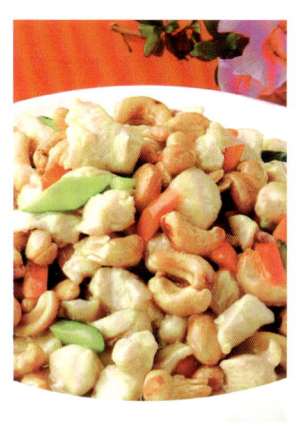

腰果炒肉

材料

腰果100g，猪肉250g，青蒜苗50g，干辣椒段30g，豆瓣、料酒、酱油、老姜、香油、生粉、白糖、味精、盐各适量。

制作方法

1. 猪肉切丁，加少许生粉拌匀，腌10分钟左右。
2. 油烧热后，下老姜、豆瓣爆香，放猪肉丁大火快炒，八成熟时放入料酒、白糖、青蒜苗、腰果仁、干辣椒段，再加入适量盐、香油、味精，即可出锅。

选购方法

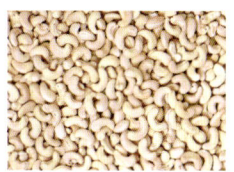

购买腰果时要挑选外观呈完整月牙形，色泽白，颗粒饱满，气味香，油脂丰富，无蛀虫、斑点的腰果；而出现黏手或受潮现象的，说明鲜度不够，不宜购买。

腰果小知识

过敏体质的人不宜食用腰果。有过敏体质的人食用腰果后，常常引起过敏反应。为防止发生这种情况，没有吃过腰果的人不宜多吃。可以先吃一两粒，十几分钟后，如果不出现嘴内刺痒、流口水、打喷嚏等症状则可以放心食用。此外，吃腰果后出现过敏反应，要及时请医生用抗过敏药物治疗，切莫麻痹大意，以免出现严重症状。

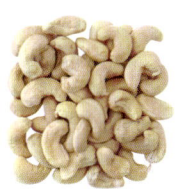

坚果

| 英文名：Pistachio | 别名：必思答、绿仁果、无名子、阿月浑子 | 科属：漆树科黄连木属 |

开心果

营养美味的心脏保镖

开心果果仁味道鲜美，具有特殊香味，是高营养的食品，含有丰富的油脂，因此有润肠通便的作用，有助于机体排毒。开心果中还富含精氨酸，它有助于降低血脂和胆固醇，不仅可以预防动脉硬化的发生，还能降低心脏病的发病率。开心果除可以鲜食、炒食外，还广泛应用于制作糖果、糕点、巧克力、面包、冰激凌、蜜饯、干果罐头等。

每100g开心果含有

热量	653kcal
蛋白质	21g
脂肪	48.5g
碳水化合物	19g
膳食纤维	7g
维生素A	20mg
维生素E	4mg
钙	120mg
磷	440mg
钠	270mg
钾	970mg
镁	120mg

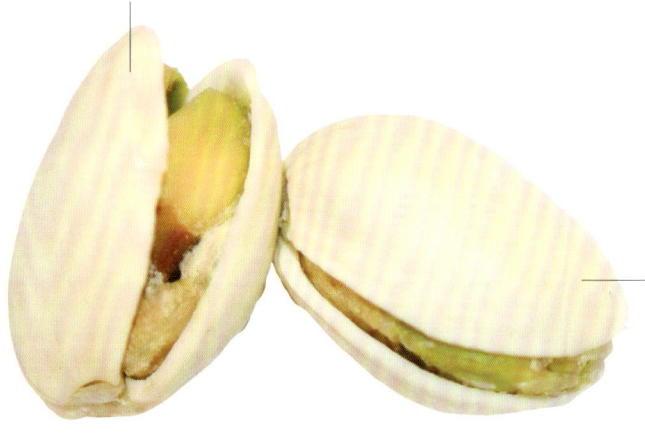

开心果味甘，无毒，有温肾暖脾、补益虚损、调中顺气的功效，能治疗神经衰弱、浮肿、贫血、营养不良、慢性泻痢等症

开心果果仁可药用，对心脏病、肝炎、胃炎和高血压等疾病均有疗效

美食

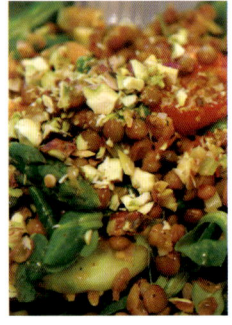

开心果炒青瓜番茄

材料

开心果1/2杯，青瓜2根，番茄1个，蒜蓉6匙，红辣椒粉1/2匙，沙拉酱1/4杯，盐适量。

制作方法

❶ 开心果去壳，果仁碾粗粒；青瓜洗净，切去两头，对开切片；番茄洗净去皮切粒。

❷ 烧热油锅，加入青瓜片、番茄、开心果仁炒匀，加入盐、蒜蓉、红辣椒粉和沙拉酱即可。

家族成员

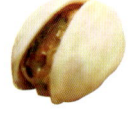

早熟开心果

主产于新疆疏附县，果实近椭圆形，顶端和阳面红色，坚果小，8月中下旬成熟。

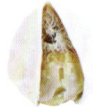

短果开心果

主产于新疆疏附、疏勒两县，果实中大，卵形，黄白色，果尖而细，8月中下旬成熟。

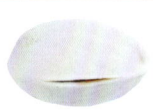

长果开心果

主产于新疆喀什和甘肃甘谷，果长卵圆形，果面有红晕，果大，9月上旬成熟。

养生功效大搜索

开心果中富含纤维、维生素、矿物质和抗氧化元素，具有高纤维、高脂肪、高热量的特点，尤其是它含有充足的维生素E，不仅能增强体质，还能抗衰老。

开心果中含有大量油脂，能够有效地帮助排出体内的毒素和杂质，有较强的润肠通便的作用。

开心果还有很好的食疗作用，可温肾暖脾、理气开郁、调中顺气，对神经衰弱、水肿、贫血、营养不良、慢性腹泻等病症有辅助治疗作用。

开心果中还含有大量的抗氧化叶黄素，可有效缓解视疲劳。

美食

开心果鸡肉沙拉

材料

开心果仁3/4杯，无核葡萄160g，酸乳酪1/2杯，鸡胸肉320g，柠檬汁2匙，新鲜薄荷叶2片，绿叶菜数片，葱80g，盐、胡椒粉各适量。

制作方法

1. 开心果炒熟，碾碎；无核葡萄洗净，分两半；鸡胸肉洗净，煮熟后切条；薄荷叶、葱切碎。
2. 先将鸡胸肉、无核葡萄、半杯左右的开心果仁、葱拌匀，再将剩下的开心果加酸乳酪、柠檬汁、薄荷叶拌匀，两者混合在一起，加入盐、胡椒粉搅拌，盛在垫有绿菜叶的碟里即可。

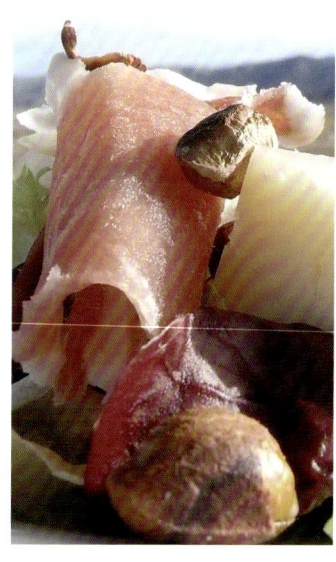

开心果黄油饼干

材料

低筋面粉110g，黄油75g，鸡蛋20g，细砂糖20g，糖粉25g，开心果仁25g。

制作方法

1. 将黄油切块放入锅中，用小火加热，至黄油熔化并沸腾。
2. 把黄油倒入碗里，冷却后放入冰箱冷藏至凝固。
3. 在黄油中加入细砂糖、糖粉，搅拌均匀后，加入鸡蛋，搅打，直到鸡蛋与黄油完全融合。再筛入低筋面粉，拌匀，直至没有干面粉的状态。
4. 开心果仁切碎后，倒入面糊里，拌匀，将面糊捏成团，再擀成长条形。
5. 将做好的长条状面糊放入冰箱的冷冻室，冻半个小时到1个小时，直到完全冻硬。然后取出，切成厚度约0.3cm的片。
6. 将切好的饼干均匀摆放在烤盘上，放入预热好180度的烤箱，烤15分钟左右，直到表面金黄色即可出炉。

选购方法

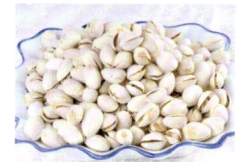

选购开心果时，应挑选颗粒大、果实饱满、果壳呈奶白色、果衣呈深紫色、果仁为翠绿色、开口率高的。若果壳呈现不自然的白色或果衣变成了黄褐色，则可能经过化学漂白，有害身体健康，不宜购买。

吃开心果时请注意

1. 开心果热量很高，怕胖的人应少吃。
2. 开心果中含有较多脂肪，血脂高的人应少吃。

特别介绍

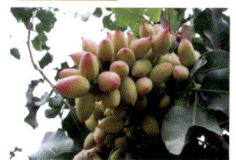

开心果果树

属落叶小乔木，高5~7米。木材纹理通顺，质地坚硬，抗弯、抗压，比重大，色泽美，可制作高档家具或雕刻细木工艺品。

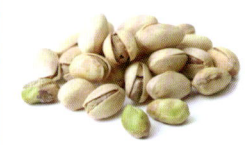

| 英文名： | Almond | 别名：杏核仁、木落子、甜梅 | 科属：蔷薇科 |

杏仁

宣肺止咳抗肿瘤

杏仁中富含蛋白质、维生素B₂、维生素及钙、磷、钾等营养成分。其中，胡萝卜素的含量在果品中仅次于芒果，因此人们将杏仁称为抗癌之果。杏仁还含有丰富的脂肪油，可降低胆固醇，对心血管疾病的防治有良好的作用。中医认为，杏仁有生津止渴、润肺定喘的功效，可用于肺燥喘咳等症的保健与治疗。

每100g杏仁含有

热量	578kcal
蛋白质	22.5g
脂肪	45.4g
碳水化合物	15.9g
膳食纤维	8g
维生素C	26mg
维生素E	18.53mg
维生素B₂	0.56mg
钾	106mg
钙	97mg
磷	27mg
硒	15.65mg
钾	106mg

杏仁果为扁平卵形，一端圆，另一端尖，覆有褐色的薄皮

苦杏仁有微毒，需依医生指示食用

家族成员

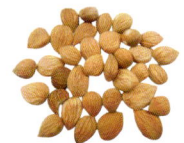

杏仁分为甜杏仁和苦杏仁两种。甜杏仁又名南杏仁，产于我国南方，味道微甜、细腻，多用于食用，具有润肺、止咳、滑肠等功效；苦杏仁产于北方，又名北杏仁，带苦味，多药用，具有润肺、平喘的功效。

美食

茴香拌杏仁

▶ 温阳散寒，理气止痛。

材料
杏仁50g，小茴香200g，橄榄油1勺，鸡精、盐各适量。

制作方法
❶ 将小茴香嫩叶摘下，洗净，沥水待用；杏仁小火炒一下，晾凉。
❷ 将小茴香和杏仁放在一起，加橄榄油、鸡精和盐拌匀即可。

特别介绍

健康休闲食品——甜杏仁

甜杏仁是一种健康食品，可以补充蛋白质、微量元素和维生素，适量食用还能有效控制人体内胆固醇的含量。甜杏仁中蛋白质含量高，还有大量膳食纤维，可以让人减少饥饿感，对保持体重有益。

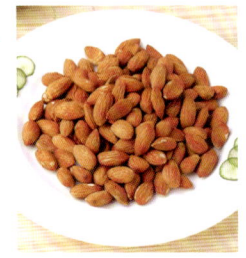

养生茶饮

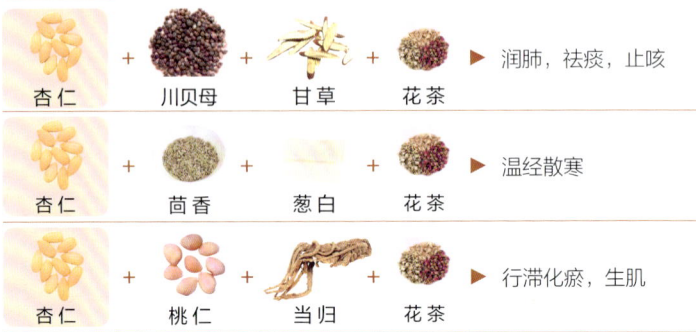

杏仁 + 川贝母 + 甘草 + 花茶 ▶ 润肺，祛痰，止咳

杏仁 + 茴香 + 葱白 + 花茶 ▶ 温经散寒

杏仁 + 桃仁 + 当归 + 花茶 ▶ 行滞化瘀，生肌

养生功效大搜索

苦杏仁中含有丰富的黄酮类和多酚类成分，这种成分不仅能降低人体内胆固醇的含量，还能显著降低心脏病和很多其他慢性病的发病率。

苦杏仁能止咳平喘、润肠通便，可治肺病。

苦杏仁中含有一种生物活性物质——苦杏仁苷，苦杏仁苷可以进入血液中消灭癌细胞，而对健康细胞没有副作用，因此可以改善晚期癌症患者的症状，延长患者的生命。同时，由于苦杏仁中含有丰富的胡萝卜素，可以防止自由基侵袭细胞，具有预防肿瘤的作用。

选购方法

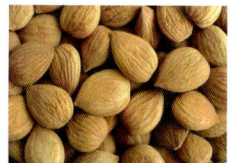

应选颗粒大、均匀、饱满、有光泽的。最好是仁衣呈浅黄略带红色，色泽清新鲜艳，皮纹清楚不深，仁肉白净。同时，要选择干燥的杏仁，成把捏紧时，仁尖有扎手感，用牙咬松脆有声者。如果仁体有小洞或白花斑，一般是蛀粒或霉点，不宜购买。

美食

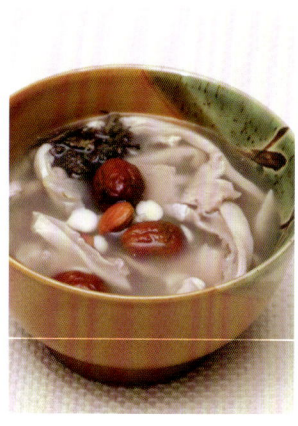

车前草猪肚汤

材料

鲜车前草150g，猪肚2副，薏米30g，杏仁10g，大枣3颗，盐5g，花生油、淀粉各适量。

制作方法

❶ 猪肚用花生油、淀粉反复搓揉，除去黏液和异味，洗净，稍余烫后，取出切块。

❷ 将适量清水放入砂锅内，煮沸后加入车前草、薏米、大枣、猪肚，小火煲2小时，加盐调味即可。

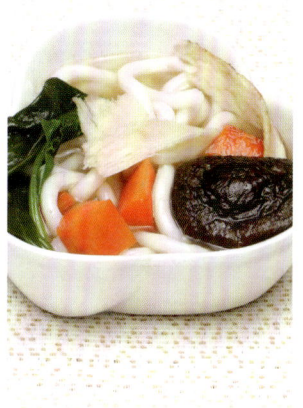

润肺乌龙面

材料

西洋参、淮山、杏仁、枸杞各10g，昆布20g，虾1只，胡萝卜50g，乌龙面50g，生姜片2片，棉布袋1个，青江菜、鲜香菇、贡丸、鱼板、盐各适量。

制作方法

❶ 药材洗净放入棉布袋中，放入锅中熬煮成汤。

❷ 将汤汁倒入锅中重新煮沸，放入胡萝卜，约煮5分钟，再放剩下的材料，煮沸后加盐即可。

保存方法

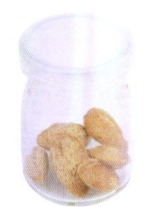

杏仁富含丰富的维生素E，维生素E必须与脂肪共存才能被人体吸收，从而发挥营养保健功能。一旦杏仁不新鲜，脂肪就容易被氧化。因此，刚买回的无壳杏仁，一定要放入密封瓶罐保存，以减缓氧化速度，保持新鲜。

吃杏仁时请注意

适宜人群

杏仁有苦温宣肺、润肠通便的功效，但仅适宜风邪、肠燥等实证。凡阴亏、郁火者不宜单味药长期内服。肺结核、支气管炎、慢性肠炎、干咳无痰等症禁忌单味药久服。常食杏仁的冠心病患者，心绞痛发生的概率要比不食者减少50%。杏仁也是糖耐量异常与糖尿病的食疗品之一。

食用宜忌

❶ 杏仁不可与小米同食。

❷ 杏仁不可与黄芪、黄芩、葛根等中药同用。

❸ 杏仁与栗子同食会胃痛。

❹ 杏仁、菱角与猪肺同食，不利于蛋白质的吸收。

美容

天门冬补水保湿控油面膜

材料

天门冬粉5g，杏仁粉10g，珍珠粉5g，蜂蜜适量。

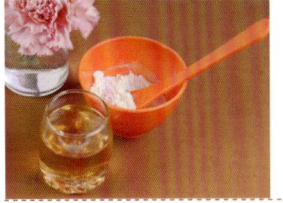

杏仁美白祛皱面膜

材料

杏仁粉30g，茯苓粉10g，莲子粉10g，面粉、矿泉水各适量。

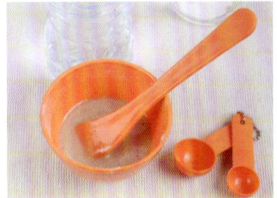

珍珠粉美白祛斑面膜

材料

珍珠粉0.2g，杏仁油2小匙，生鸡蛋1个。

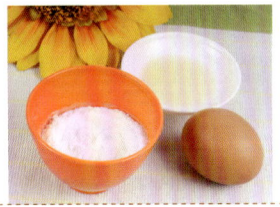

海藻补水祛斑美白面膜

材料

海藻种子1小匙，柠檬1个，杏仁粉2大匙。

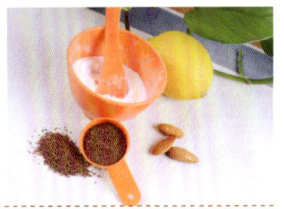

杏仁牛奶美白净颜面膜

材料

杏仁粉3小匙，牛奶1大匙。

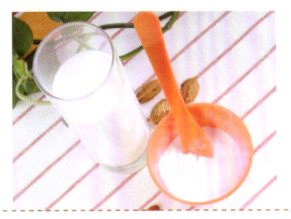

白芨补水保湿面膜

材料

白芨粉10g，杏仁粉10g，冬瓜仁粉30g，蜂蜜、矿泉水各适量。

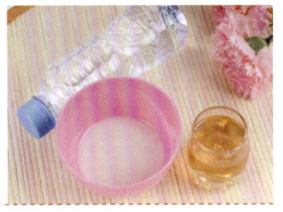

香蕉滋养祛皱面膜

材料

香蕉50g，杏仁粉20g，蜂蜜适量。

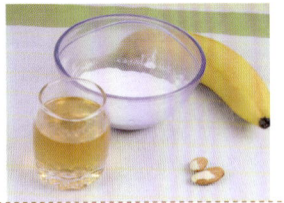

杏仁蜂蜜滋养抗衰老面膜

材料

杏仁15g，蜂蜜1大匙。

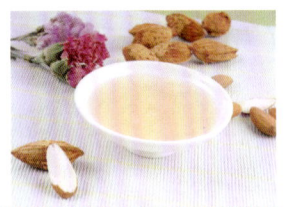

杏仁酸奶滋养美白面膜

材料

杏仁粉15g，酸奶100ml，生鸡蛋1个。

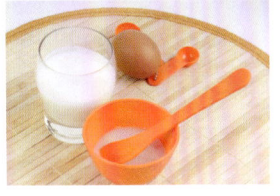

番茄杏仁补水保湿面膜

材料

番茄1个，杏仁粉3匙。

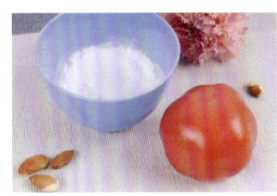

别名：昆士兰栗、澳洲胡桃、澳洲坚果　　科属：山龙眼科澳洲坚果属　　英文名：Macadamia Nut

夏威夷果

每100g夏威夷果含有

热量	3004kcal
蛋白质	7.9g
碳水化合物	13.8g
脂肪	75.8g
多不饱和脂肪酸	58.9g
维生素C	1.2mg
维生素E	0.54mg
钾	368mg
磷	188mg

有独特奶香的"干果皇后"

夏威夷果果仁香酥滑嫩可口，有独特的奶油香味，是世界上品质最佳的食用干果之一，有"干果皇后"的美称。夏威夷果果仁营养丰富，含有人体必需的8种氨基酸，还富含矿物质和维生素。除了制作干果外，还可制作高级糕点、高级巧克力、高级食用油、高级化妆品等。

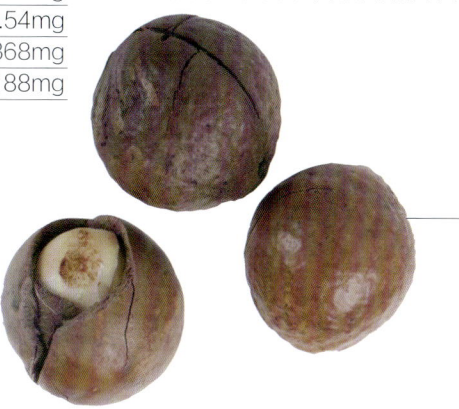

夏威夷果口感好，营养丰富，有调节血脂和益智的作用，非常适合老年人或血脂水平异常者食用

别名：巴西栗、巴西坚果、巴西果　　科属：玉蕊科巴西栗属　　英文名：Abalone Fruit

鲍鱼果

每100g鲍鱼果含有

热量	670kcal
蛋白质	9.6g
碳水化合物	76.8g
脂肪	2.3g
维生素C	33.9mg
维生素B_1	28.6mg
维生素B_2	22.4mg
维生素E	0.89mg
钾	958mg
磷	321mg
镁	89mg

高热量的健脑干果

鲍鱼果外形看起来非常像鲍鱼，因而得名。鲍鱼果味道清香浓郁，口感松脆香酥，长期食用可以健脑、益脑。鲍鱼果仁中维生素B_1、维生素B_2、维生素E含量非常丰富，还含有人体所需的8种氨基酸，钙、磷、铁含量高于其他坚果，镁、硒含量更远高于一般食品。

鲍鱼果每100g可产生670kcal热量，因此每次吃2～3个为好，不宜过食

养生功效大搜索

鲍鱼果富含优质油脂，有利于脂溶性维生素的吸收，对体弱、病后虚弱者有很好的补养作用。长期食用，不仅可以健脑，还可以延缓大脑衰老。

坚果

| 英文名： | Sunflower Seed | 别名： | 向日葵子、天葵子、葵瓜子、西番莲、丈菊、迎阳花 | 科属：菊科向日葵属 |

葵花子

保护心血管健康的小零食

葵花子是向日葵的果实，富含不饱和脂肪酸、多种维生素和微量元素，味道可口，有助于保护心血管，是一种深受人们喜爱的休闲小零食。葵花子含有大量油脂，是一种重要的榨油原料。葵花子油是近几年来深受营养学界推崇的高档健康食用油。葵花子还可以用来制作糕点。

采用低温榨油先进技术，可以将葵花子加工成蛋白粉，这种蛋白粉色泽白、口感好、营养高、易吸收，可制成滋养面包、香肠、罐头等保健食品。

每100g葵花子含有

热量	574kcal
蛋白质	24.8g
脂肪	44.3g
碳水化合物	21.7g
膳食纤维	5.5g
维生素B_1	0.72mg
维生素E	34.53mg
钾	562mg
钙	72mg
磷	238mg
镁	264mg
胡萝卜素	30μg

葵花子可用于辅助治疗高脂血症、动脉硬化、高血压病、蛲虫病等疾病

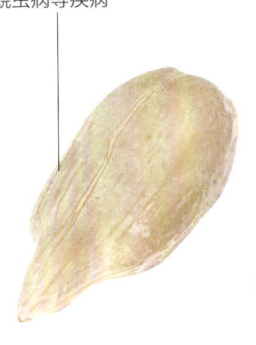
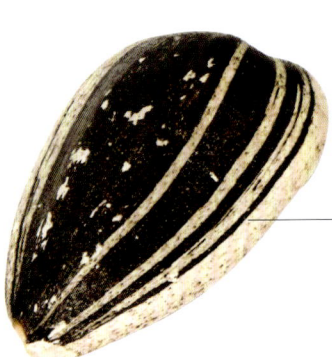

葵花子的外壳有白色、浅灰色、黑色、褐色、紫色并有宽条纹、窄条纹、无条纹的等

特别介绍

向日葵——沉默的爱

希腊神话中，克丽泰是一位水泽仙女，她爱上了太阳神阿波罗。她每天目不转睛地看着阿波罗驾着日车从东到西划过天空，日复一日。后来，她就变成了永远向着太阳的向日葵。

家族成员

食用型
子粒大，皮壳厚，果壳多为黑底白纹，宜炒食或作饲料。

油用型
子粒小，子仁饱满充实，皮壳薄，果壳多为黑色或灰条纹，宜榨油。

中间型
生理性狀和经济价值介于食用型和油用型之间。

制品

红茶葵花子

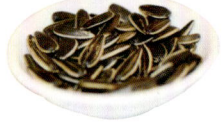

绿茶葵花子

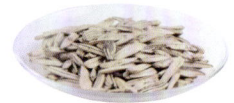

奶油葵花子

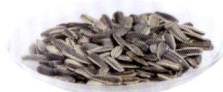

五香葵花子

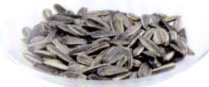

养生功效大搜索

葵花子营养丰富，它含有丰富的植物油脂、胡萝卜素、亚麻油酸等，并含有蛋白质、碳水化合物、维生素及锌、铁、钾、镁等矿物质。葵花子脂肪含量可达50%，其中主要为不饱和脂肪酸，而且不含胆固醇。

葵花子中富含亚油酸，不仅有助于降低人体血液胆固醇水平，还有益于保护心血管健康。葵花子中维生素E的含量也特别丰富，可安定情绪，对防止细胞衰老、预防疾病很有好处。

葵花子还具有防止贫血、治疗失眠、增强记忆力的作用，对癌症、动脉粥样硬化、高血压、神经衰弱都有一定的预防功效。

选购方法

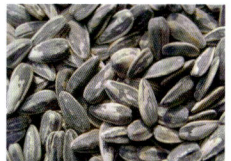

选购葵花子时，应挑选黑壳，中心鼓起，仁肉饱满肥厚，色泽白的。可以用牙齿咬一下，如果壳易分开，声音实而响，表明比较干燥。

保存方法

将葵花子晒干，放在密封的塑料袋里，最好是那种质量较好的透明塑料袋，然后存放在干燥阴凉处。

美食

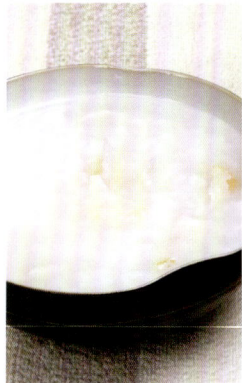

葵花子粥

材料

糯米100g，葵花子（生）100g，盐2g。

制作方法

1. 糯米洗净，用冷水浸泡半小时后，捞出沥干水分。
2. 生葵花子去壳。
3. 往锅中放入冷水，加入葵花子仁、糯米，先用大火煮沸，再改用小火煮15分钟，加入盐调味即可食用。

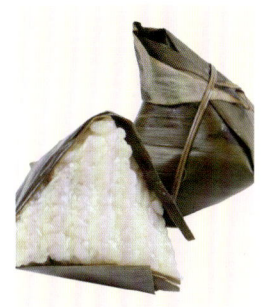

葵花子什锦粽子

材料

糯米1000g，葵花子25g，干橘皮12g，葡萄干15g，梅子10g，黄瓜20g，核桃25g，红绿丝30g，小麦面粉50g，白糖250g，猪油（炼制）50g。

制作方法

1. 将白糖擀成末；葵花子、各种果料、核桃仁切成末；将原料混合揉匀，用刀背拍平，切成方块，即成粽子馅。
2. 将糯米淘洗干净，用凉水浸泡2小时。
3. 将粽叶洗净，放入锅中，煮软后备用。
4. 取三张粽叶，毛面相对，先放入1/3糯米，加入粽子馅，再放入2/3糯米包成三角形粽子，用湿马莲草拦腰捆系即成。用旺火煮约2小时即可食用。

祛病妙方

● **治高血压、动脉硬化、阴虚阳亢、眩晕失眠或耳鸣眼花**

桑麻葵子丸：桑叶60g，碾末；黑芝麻、黑瓜子仁各100g，一同碾磨后，与桑叶拌匀，炼蜜为丸。每日早、晚各服10g。

● **治皮肤皲裂**

常食葵花子。

吃葵花子时请注意

1. 葵花子炒熟后属性燥热，不宜多食，每次食用量以80g左右为佳。
2. 患有肝炎的患者最好不要嗑葵花子，因为它会损伤肝脏，引起肝硬化。
3. 最好不要用牙嗑葵花子，否则容易使舌头、口角糜烂，还会在吐壳时将大量津液吐掉，久之导致味觉迟钝、食欲减少，甚至引起胃痉挛。

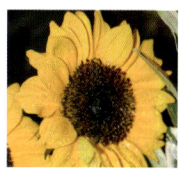

| 英文名：Lotus Seed | 别名：莲宝、莲米、藕实、水芝、丹泽芝、莲蓬子、水笠子 | 科属：睡莲科莲属 |

莲子

补肾固精的食疗佳品

莲子是一种常见的滋补佳品，古人认为经常服食可祛百病，因此历来为宫中御膳房的必备食疗之品。

莲子是水生植物莲的种子。秋、冬季果实成熟时，割取莲蓬，取出莲子，除去外皮，鲜用或晒干用，或剥去莲子的外皮和青色的胚芽使用，称为莲肉。中医认为，莲子有清心醒脾、养心安神、益肾补胃、固精止泻、滋补元气、明目的功效。

每100g莲子含有

热量	350kcal
蛋白质	17.2g
脂肪	2g
碳水化合物	67.2g
膳食纤维	3g
维生素C	5mg
维生素E	2.71mg
钾	846mg
钙	97mg
磷	550mg
镁	242mg

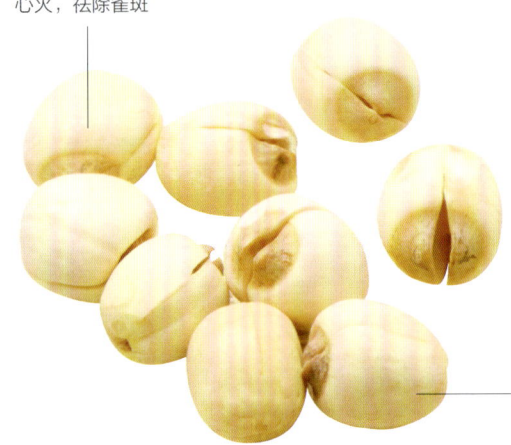

莲子带心食用能清心火，祛除雀斑

莲子含有氧化黄心树宁碱，对鼻咽癌有抑制作用

吃莲子时请注意

1. 莲子适宜体质虚弱、脾气虚、心慌、失眠多梦、慢性腹泻、遗精、癌症者食用。
2. 脾肾亏虚的妇女适宜食用。
3. 大便干结或腹部胀满的人应忌食莲子。

莲子诗

西洲曲

开门郎不至，出门采红莲。采莲南塘秋，莲花过人头。
低头弄莲子，莲子清如水。置莲怀袖中，莲心彻底红。
忆郎郎不至，仰首望飞鸿。鸿飞满西洲，望郎上青楼。

养生茶饮

善补五脏不足的莲子茶

莲子自古以来是公认的老少皆宜的鲜美滋补佳品。其吃法很多，可用来配菜、做羹、炖汤、制饯、做糕点等，还可以与其他药食搭配成茶饮，方便快捷，强身健体。

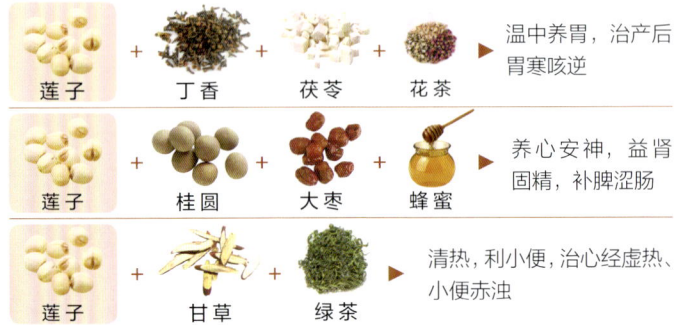

莲子 + 丁香 + 茯苓 + 花茶 ▶ 温中养胃，治产后胃寒咳逆

莲子 + 桂圆 + 大枣 + 蜂蜜 ▶ 养心安神，益肾固精，补脾涩肠

莲子 + 甘草 + 绿茶 ▶ 清热，利小便，治心经虚热、小便赤浊

养生功效大搜索

莲子主治肾虚、脾虚泄泻、久痢、淋浊、崩漏、带下等。莲子中含有一种生物碱，即莲子碱结晶，有短暂降血压的作用，若转化为季铵盐则有持久的降血压作用。而且莲子碱可平抑性欲，青年人多梦、遗精频繁或滑精者食用莲子，可止遗涩精。

莲心所含的生物碱还具有显著的强心作用，可以辅助治疗心律不齐、心肾不交所引起的心悸等。

据现代医学研究，莲子含有氧化黄心树宁碱，对鼻咽癌有很好的抑制作用，因此莲子具有防癌抗癌的保健功效。

选购方法

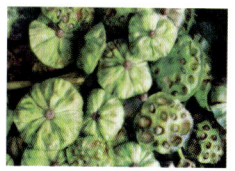

选购时要看莲子表皮的颜色，若呈淡嫩绿黄色，表明莲子较嫩；若呈深绿色，则表明莲子已开始变老；吃时应去莲心，否则会有苦味。

特别推荐

莲肉

剥去外皮和青色胚芽的，称为莲肉，是老少皆宜的滋补品。对于久病、产后或老年体虚者，更是适合常用的营养佳品。

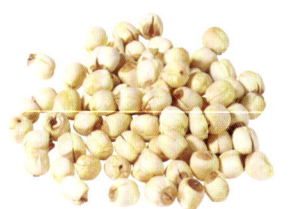

莲心

莲心是莲子中央的青绿色胚芽，味苦，有清热、固精、安神、强心的功效，可以治疗心火亢盛所致的失眠烦躁、吐血、遗精等症。

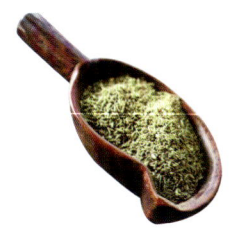

保存方法

莲子最忌受潮受热，受潮容易虫蛀，受热则莲心的苦味会渗入莲肉。莲子一旦受潮生虫，应立即日晒或火焙，晒后需摊晾两天，待热气散尽凉透后再收藏。晒焙过的莲子，风味和药效都会受到一定影响。

莲肉糕

材料及制作方法： 莲子肉、糯米各200g，炒香；茯苓100g，去皮。共碾为细末，加白糖适量，一同压匀，加水使之成泥状，蒸熟，待冷后压平切块即成。（源于《士材三书》。茯苓为健脾利湿药，与莲子肉、糯米同蒸糕食，则补脾益胃之功尤著。用于脾胃虚弱、饮食不化、大便稀溏等。）

祛病妙方

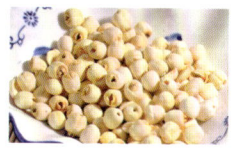

● 治白浊、遗精

莲子、龙骨、益智仁若干等份，碾为末，每次空腹服6g，米汤送下。

巧剥莲子衣分步详解

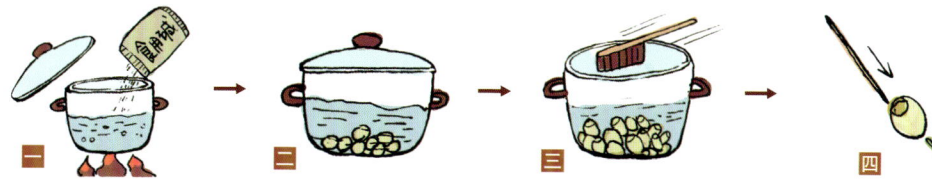

第一步： 将锅中倒入清水1L，用大火烧开。加入食用碱25g，搅匀。

第二步： 将锅从火上移开，放入干莲子250g，盖好锅盖，闷几分钟。

第三步： 用干净刷子对锅中的莲子反复推擦搅动几次，直至莲子皮剥干净。

第四步： 用凉水反复冲洗干净后，再用牙签或细针捅掉莲心即可。

美食

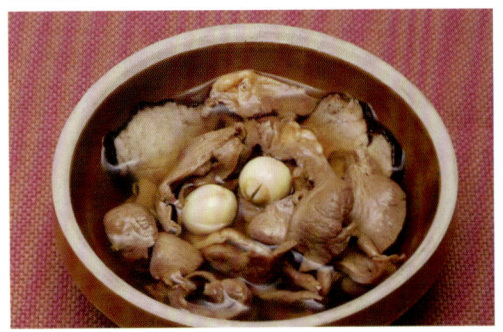

莲子茯神猪心汤

材料

莲子200g,茯神25g,猪心1个,葱2株,盐2小匙。

制作方法

❶ 猪心汆烫去除血水,捞起,再放入清水中处理干净。

❷ 莲子(去心)、茯神冲净,入锅,然后加4碗水熬汤,用大火煮开后,转小火约煮20分钟。

❸ 猪心切片,放入熬好的汤中,煮滚后加葱段、盐即可起锅。

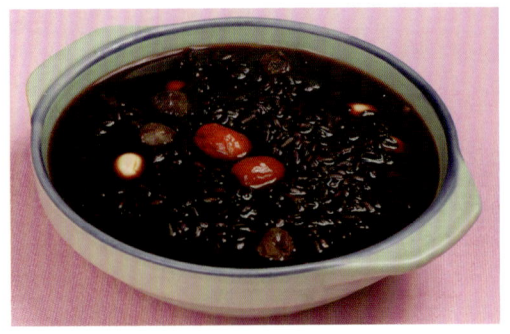

莲子紫米粥

材料

莲子15g,大枣5颗,紫米100g,桂圆24g,白糖适量。

制作方法

❶ 莲子洗净去心;紫米洗净后以热水泡1小时;大枣洗净,泡发,待用。

❷ 砂锅洗净,倒入泡发的紫米,加约4碗水,用中火煮滚后转小火。

❸ 再放莲子、大枣、桂圆续煮40~50分钟,直至粥变黏稠,最后加入白糖调味即可。

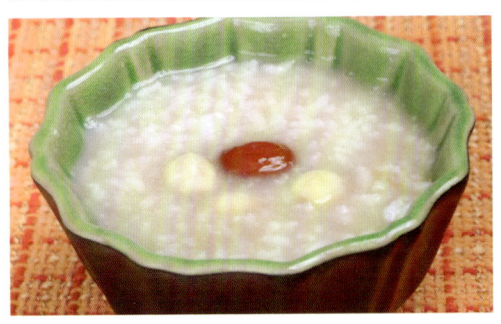

莲子大枣糯米粥

材料

大枣10颗,莲子150g,糯米1杯,冰糖适量。

制作方法

❶ 莲子洗净去心;糯米淘净,加6杯水用大火煮开,转小火煮20分钟。

❷ 大枣洗净泡软,与莲子一同加入已煮开的糯米中续煮20分钟。

❸ 等莲子熟软,米粒软烂,加冰糖调味,搅拌均匀即可。

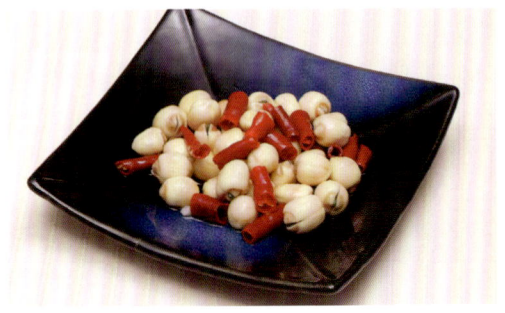

清炒红椒莲子

材料

莲子400g,红椒20g,食用油20ml,香油10ml,盐3g,味精2g,生姜10g。

制作方法

❶ 莲子去心;洗净生姜切片;红椒切段。

❷ 将莲子倒入沸水中,汆烫后捞出,沥干水分,备用。

❸ 锅中加食用油烧热,放入生姜片、红椒段爆香,再投入莲子、盐、味精,炒熟后淋上香油即可。

别名：偏桃、偏核桃、扁桃　　科属：蔷薇科桃属　　英文名：Almond

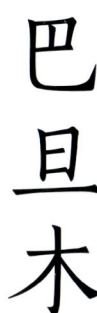

巴旦木

每100g巴旦木含有

热量	2259kcal
蛋白质	19.9g
碳水化合物	27.8g
脂肪	42.9g
维生素B_1	0.2mg
维生素B_2	1.82mg
维生素C	26mg
钾	169mg
钙	49mg
硒	27.1mg

开窍安神的健身滋补品

巴旦木是巴旦杏的杏仁，俗称薄壳杏仁。巴旦杏果小，扁圆，果肉干涩无汁不能食，主要食用部分为巴旦杏的仁。其仁味超过核桃和杏仁，有特殊的甜香风味。巴旦木是维吾尔人传统的健身滋补品，也是他们最珍视的干果。据说每日睡觉前细嚼十余粒巴旦木，长期坚持，夜间能通宵熟睡无梦，身体抵抗力显著增强。

巴旦木的营养价值很高，能辅助治疗高血压、神经衰弱、皮肤过敏、气管炎、小儿佝偻病等疾病

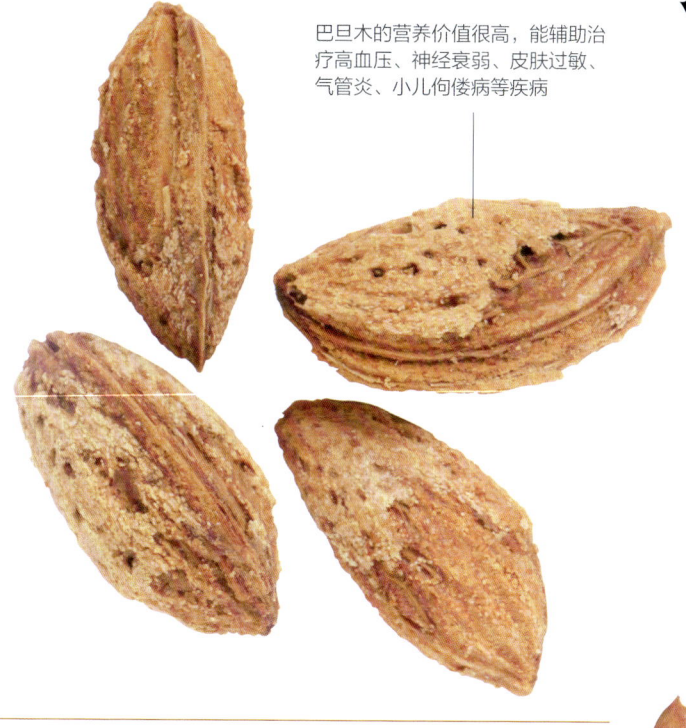

选购方法

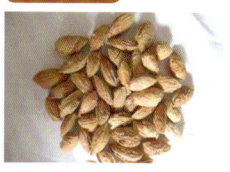

挑选时可选择形状短而胖，表面呈浅黄色，核壳相对较硬，开缝率低，核仁小而鼓的，这种巴旦木口感香脆；也可以选择形状长而瘦，表面呈深黄色，核壳相对较薄，开缝率高的，这种巴旦木口感甜而脆。

养生功效大搜索

巴旦木具有安神开窍、健脑明目、益肾润肺、润肠生精、健身健胃等功效，主治心悸咳喘、肾气不足、腰膝酸软、阳痿、尿频等病症。儿童食用可促进大脑发育，老年人食用既可安神，又可健脑，可作为老年性脑萎缩、老年痴呆症的食疗品，同时也可作为一般的保健食品。另外，巴旦木还有明目作用。

家族成员

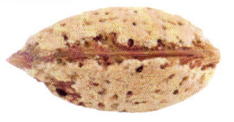

双果

坚果较大，长扁圆形，果壳白色或微显浅黄，较软。仁饱满，味香甜，品质优。

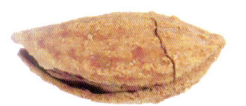

鹰嘴

坚果较大，扁圆锥形，先端尖，稍弯曲，形似鹰嘴。仁饱满，棕褐色，味香。

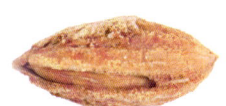

那普瑞尔

美国主栽品种，果大而整齐，果仁表面光滑，浅褐色，外观好。外壳薄，但密封不严。

坚果

| 英文名: Gorgon | 别名: 鸡头实、鸡头米、鸡头莲、刺莲藕、鸡嘴莲、雁头 | 科属: 睡莲科芡属 |

芡实

保活力、防早衰的良物

芡实是一种观叶植物，在中国式园林中，常与荷花、睡莲、香蒲等配植水景。芡实的种仁可供食用、酿酒，有健脾益胃、补充营养之功。根、茎、叶、果均可入药。外壳可作染料。嫩叶柄和花柄剥去外皮可当菜吃。全草可作绿肥，煮熟后又可作饲料。在药用上，芡实的功能与莲子相似。芡实主要有补脾胃、涩精、止带、止泻的作用。其收涩性较莲子强。可单用煮粥或碾末、煎汤服。梁代陶弘景说："仙方取此合莲实饵之，甚益人。"

每100g芡实含有

热量	1475kcal
蛋白质	8.3g
碳水化合物	79.6g
脂肪	0.3g
维生素B_1	0.2mg
维生素B_2	0.9mg
钾	60mg
磷	56mg

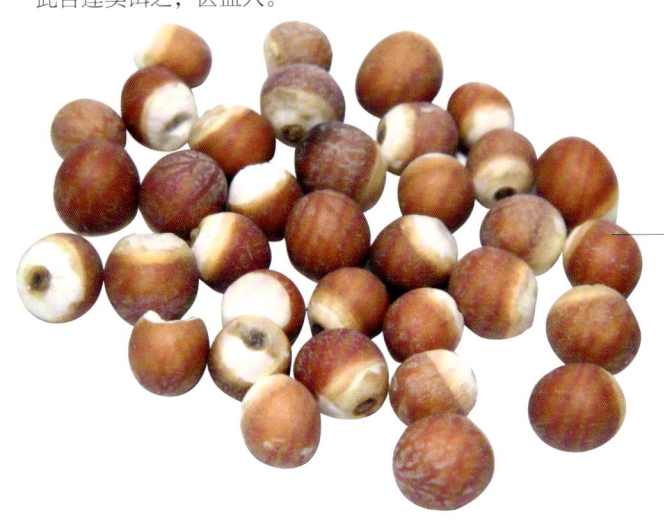

芡实宜用小火炖煮至烂熟，细嚼慢咽，且一次不要吃太多，宜与莲子肉、山药、白扁豆之类的食物一同食用

美食

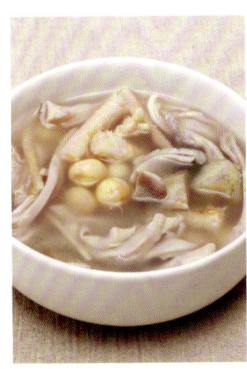

四神沙参猪肚汤

材料

沙参25g，莲子200g，新鲜山药200g，茯苓100g，芡实100g，薏米100g，猪肚半个，盐2小匙。

制作方法

❶ 猪肚洗净氽烫，切块；芡实、薏米洗净，浸泡1小时；山药洗净，切块；莲子、沙参冲净。
❷ 将除莲子和山药外的材料入锅小火炖30分钟。
❸ 加入莲子和山药，煮熟烂后加盐调味即可。

吃芡实时请注意

❶ 芡实适宜白带多、肾虚腰酸的妇女，体虚尿多的儿童，尿频的老人。
❷ 遗精、早泄者、慢性腹泻者及慢性肠炎患者宜食芡实。
❸ 芡实有较强的收涩作用，因此便秘、尿赤者皆不宜食用。

选购方法

芡实质地好坏要看外观色泽、色泽白亮、形状圆整、颗粒圆整、大小均匀、干燥的质地比较好；光泽不足，色萎，且有硫黄味的质地较差，可能是被虫蛀后再加工的。

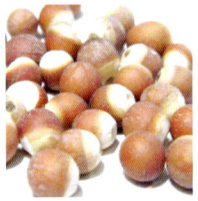

养生功效大搜索

芡实性平，味甘、涩，具有固肾涩精、补脾止泄的功效，含有大量碳水化合物，脂肪含量较少，因此很容易被人体吸收。

芡实可补中益气，是滋养强壮性食物，适用于慢性泄泻和小便频繁、梦遗滑精、妇女带多腰酸等症。它可以健脾益胃，补充多种营养素，对消化不良且容易腹泻的人来说，多食芡实可以很好地改善这种症状。

在我国古代，芡实就已经被看作永葆青春活力、防止未老先衰的食疗佳品。这是因为芡实可以调理人体的脾胃功能，经芡实调理之后，再进食其他补品补药，人体比较容易吸收。

美食

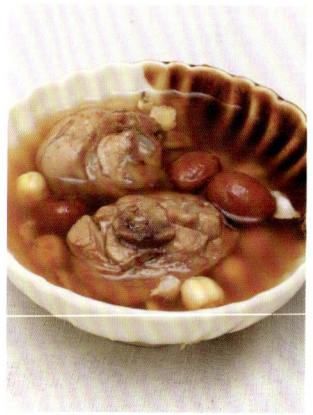

西洋参炖土鸡

材料

西洋参3g，莲子、芡实各15g，枸杞3g，土鸡1/4只，大枣5颗，老姜10g，米酒半杯，盐适量。

制作方法

❶ 西洋参、莲子、芡实、枸杞、大枣洗净备用；土鸡洗净，切块后沥干，备用。
❷ 药材用大火煮沸后，放入鸡块、老姜片，再次煮沸时，放入米酒搅匀，小火炖煮30分钟即可。

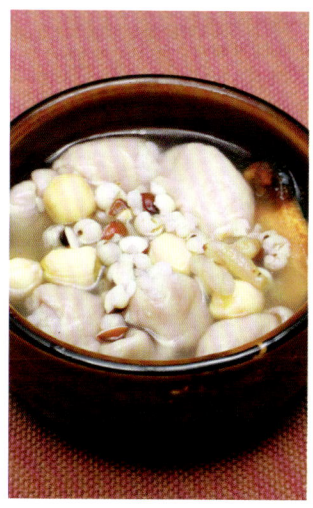

芡实莲子薏米汤

材料

芡实100g，茯苓50g，山药50g，干品莲子100g，薏米100g，猪小肠500g，盐2小匙，米酒30ml。

制作方法

❶ 猪小肠洗净，汆烫后，剪成小段。
❷ 将所有材料洗净，与备好的小肠一起放入锅中，加水煮沸，再用小火炖煮约30分钟，快熟时加入盐调味，淋上米酒即可。

入药形态

呈类球形，多为破粒。表面有棕红色内种皮，一端黄白色，有凹点状的种脐痕，除去内种皮显白色。质较硬，断面白色，粉性。无臭，味淡。

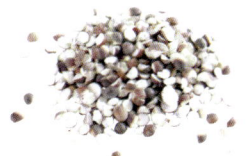

医家话芡实

中医认为，芡实有固肾涩精、补脾止泄之功，可用来治疗遗精、淋浊、带下、小便不禁、大便泄泻等症。《神农本草经》中记载芡实"主湿痹腰脊膝痛，补中，除暴疾，益精气，强志，令耳目聪明"。《日华诸家本草》说其"开胃助气"。《本草纲目》言其可"止渴益肾"，治小便不禁、遗精、白浊、带下等。《本草从新》记载，芡实的功效是"补脾固肾，助气涩精"，可治梦遗滑精，解暑热酒毒，疗带浊泄泻、小便不禁等。

祛病妙方

● **治梦遗**

芡实末、莲花蕊末、龙骨（另碾）、乌梅肉（焙干取末）各50g。上药研为细末，煮山药糊为丸，如鸡头大。每服1粒，温酒、盐汤送下，空腹服用。

（《杨氏家藏方》玉锁丹）

● **治小便频数及遗精**

用秋石、白茯苓、芡实、莲子各100g，共碾为末。加蒸枣做成丸子，如梧子大。每服30丸，空腹，盐汤送下。此方名四精丸。

特别介绍

芡实糊

将1000g芡实炒熟后碾磨成粉，取50~100g粉末冲开水调服。随自己喜好，可加入芝麻、花生仁、核桃肉等。

| 英文名：Ginkgo | 别名：白果、灵眼、佛指柑 | 科属：裸子植物银杏门 |

银杏

敛肺定咳喘的皇家贡品

银杏是现存种子植物中最古老的孑遗植物。银杏常被植物学家与恐龙相提并论，有"植物界的大熊猫""活化石"之称。银杏作为干果，主要供食用和药用。李时珍曾说："（银杏）入肺经，益脾气，定喘咳，缩小便。"此外，它还有养生延年之功。银杏可以炒食，烤食，煮食，做配菜、糕点、蜜饯、罐头、饮料和酒类。银杏叶也具有重要的药用价值。到目前为止，已知其化学成分的银杏叶提取物多达160余种。用银杏叶碾制出的舒血宁针剂，对心脑血管疾病有一定疗效。

银杏不宜多吃，煮熟后食用可预防中毒，不过煮过的银杏毒素仍未受到破坏。

每100g银杏含有

热量	1456kcal
蛋白质	10.4g
碳水化合物	72.4g
脂肪	2.0g
维生素A	55μg
维生素C	29.3mg
维生素B_1	0.43mg
钾	998mg
磷	269mg
镁	53mg

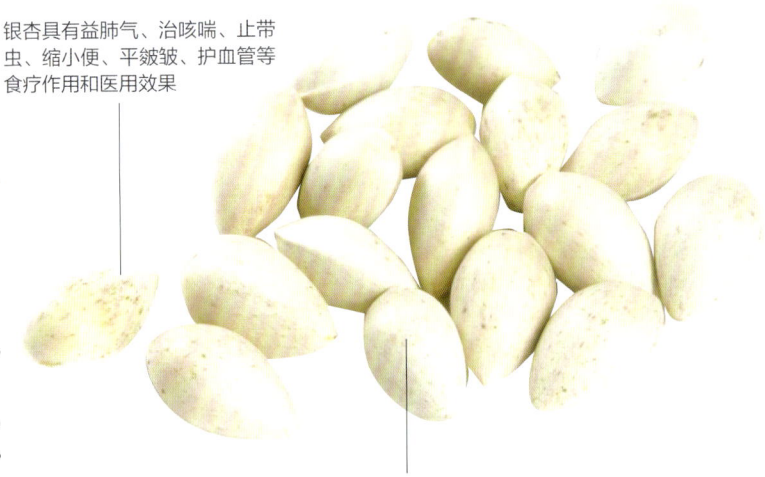

银杏具有益肺气、治咳喘、止带虫、缩小便、平皱皮、护血管等食疗作用和医用效果

医家话银杏

《品汇精要》
煨熟食之，止小便频数。

《医学入门》
清肺胃浊气，化痰定喘，止咳。

《本草纲目》
熟食温肺益气，定喘嗽，缩小便，止白浊；生食降痰，消毒杀虫。

经常食用银杏，可以滋阴养颜、抗衰老，使人肌肤、面部红润、精神焕发、延年益寿

祛病妙方

● **治梦遗**
银杏3个，以酒煮食，连服4～5日。

● **治小便频数，遗尿**
陈银杏5个，蜗牛3个（焙干），碾末冲服。

● **治寒嗽痰喘**
银杏7个煨熟，以熟艾作7丸，每果入艾1丸，纸包再煨香，去艾吃。

选购方法

选择银杏时应选择外形饱满、色泽好、颗粒沉甸甸的果子。如果用手掂量时觉得很轻，手摇时有响声（肉仁已移动），这样的银杏是不饱满的次果，或果仁已干或霉烂。

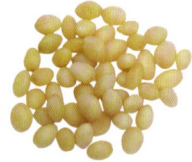

银杏的毒性

银杏的毒性成分为银杏毒。银杏毒有溶血作用，服用量过大，易中毒，生品毒性更大，而以绿色胚芽最毒。该毒性成分能溶于水，加热可被破坏，因此银杏作为食品时，应去种皮、胚芽，浸泡半天以上，煮熟后才可食用。一般中毒症状为恶心呕吐、腹痛腹泻、发热、烦躁不安、惊厥、精神萎靡、呼吸困难、紫癜、昏迷、瞳孔对光反应迟钝或消失。

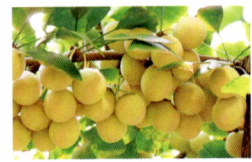

美食

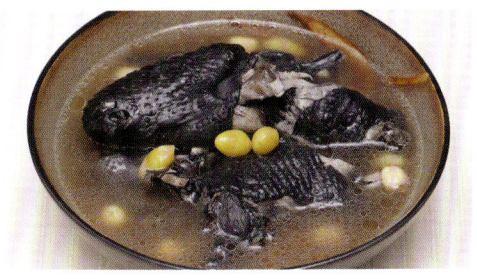

白果莲子乌鸡汤

材料

新鲜莲子150g，罐头装白果30g，乌骨鸡腿1只，盐5g。

制作方法

① 乌骨鸡腿洗净剁块，余烫后捞起，用清水冲净。
② 盛入煮锅加水至没过材料，大火煮开转小火煮20分钟。
③ 莲子洗净放入煮锅中续煮15分钟，再加入白果煮开，加盐调味即可。

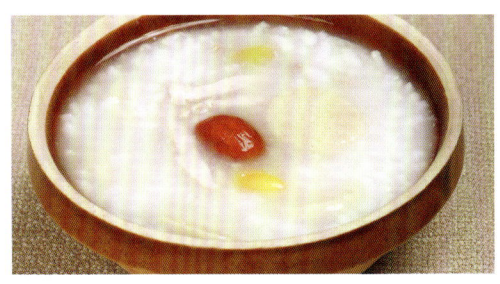

山药白果瘦肉粥

材料

白果10g，山药20g，大枣4颗，猪瘦肉30g，葱10g，生姜8g，香菜5g，盐1g，鸡精2g，白米适量。

制作方法

① 山药去皮，切片；大枣泡发，切碎；猪瘦肉剁碎；白果、米淘洗净。
② 生姜切丝，葱切花，香菜切末备用。
③ 砂锅注水烧开，放入白米，煮成粥，放入白果、山药煮5分钟后加入大枣、猪瘦肉、生姜丝煮烂，放适量的盐和鸡精拌匀即可。

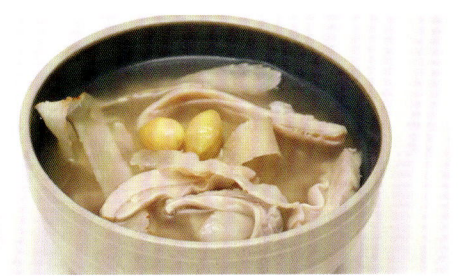

白果玉竹猪肚煲

材料

白果50g，玉竹10g，猪肚1副，生姜10g，葱、盐、鸡精各9g。

制作方法

① 锅上火，注入适量清水，放入生姜片煮沸，再加入猪肚煮约10分钟，捞出洗净晾干。
② 猪肚切成片；玉竹泡发切片，白果洗净；葱切段，备用。
③ 倒入适量清水，放入生姜片、葱段，待水沸放入猪肚、玉竹、白果等，大火炖开，转小火煲约2小时，加入盐、鸡精调味即可。

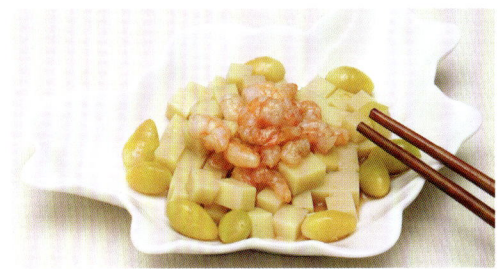

白果豆腐炒虾仁

材料

白果100g，盒装豆腐1/2盒，虾仁300g，干贝若干，香菇3朵，小黄瓜1根，酸笋半支，酒、盐、淀粉、葱段、生姜片各适量。

制作方法

① 虾仁去壳，挑去泥肠，和鲜干贝用生姜片、酒、盐和淀粉拌匀，热水烫至八分熟。
② 其他材料剁成块。
③ 生姜片和葱段爆香，再将剩下的材料放入翻炒，加高汤，煮滚后勾薄芡即可。

| 英文名：Peanut | 别名：落花生、长生果 | 科属：豆科落花生属 |

花生

名副其实的长生果

花生滋养补益，有助于延年益寿，因此民间称之为长生果。花生和黄豆一同被誉为"植物肉""素中之荤"。花生的营养价值很高，可以与鸡蛋、牛奶、肉类等一些动物性食物媲美。花生含油量高达50%，品质优良，气味清香。花生除供食用外，还用于印染、造纸工业。花生也是一味中药，适用于脾胃失调、咳嗽痰喘、乳汁缺少等症。

每100g花生含有

成分	含量
热量	313kcal
蛋白质	12g
脂肪	25.4g
碳水化合物	13g
膳食纤维	7.7g
维生素B_2	0.04mg
维生素C	14mg
维生素E	2.93mg
钾	390mg
钙	8mg
磷	250mg
镁	110mg
烟酸	14.1mg

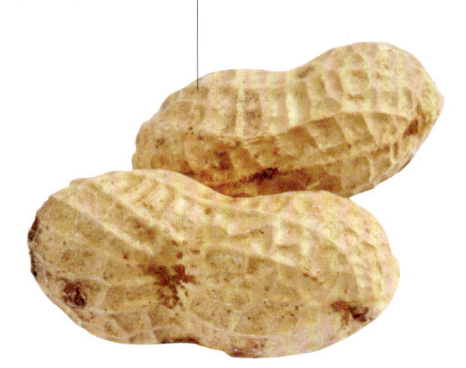

花生中含有人体必需的氨基酸，有促进脑细胞发育、增强记忆力的功效

选购方法

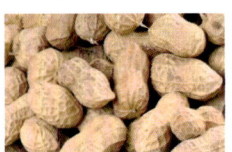

选购花生，应选择外壳为土黄或白色，果仁颜色为白浅红色，大小饱满均匀，无疤痕，且有纯正香味的果实。

保存方法

花生的油性较大，怕潮，易发霉。保存时应晒干，除掉杂质，放在阴凉、干燥、通风的地方。

祛病妙方

● **调节血压**
花生米浸醋中，7日后食用，每天早晚各吃10粒。

● **治肺结核**
花生米生食，每日4~5次，每次10~20粒。如见咯血者，可带红衣食之。

● **治乳汁少**
花生米90g，前猪脚1只，共炖服。

● **治久咳**
花生去嘴尖，小火煎汤服用。

花生剖析

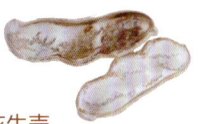
花生壳
花生的果壳，性平，味淡、涩，可入药，有敛肺止咳的功效，用于久咳气喘、咳痰带血。

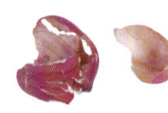
红衣
红衣即花生的内皮，有补血、促进凝血的作用，对于贫血的人和伤口愈合很有好处。

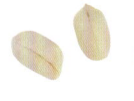
花生仁
去掉外壳和内皮的花生仁呈乳白色或象牙色，具有较高的营养价值。

养生茶饮

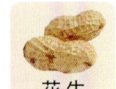 + 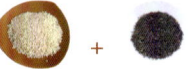 + + 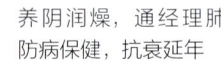 ▶ 养阴润燥，通经理肺，防病保健，抗衰延年
花生　　芝麻　　茉莉花茶　白糖

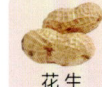 + + 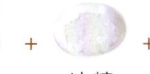 + ▶ 补脾和胃，润肺保肝，活血养神
花生　　红枣　　冰糖　　茶叶

养生功效大搜索

花生富含有助于肝脏运行的蛋氨酸，还含有B族维生素、维生素E，以及能改善湿疹或口角炎的烟酸，是一种健康食品。花生的脂肪中含有丰富的亚油酸，能降低胆固醇，预防高血压和动脉硬化，也可促进血液循环，还能改善手脚冰冷、冻疮等。

花生含有属于B族维生素的可抗脂肪的胆碱，还含有能防止过氧化脂肪增加的皂草苷及可预防老年痴呆症的卵磷脂，因此花生也是一种能强化肝功能、预防记忆力减退的优良食品。

花生含有丰富的维生素E，能使人延缓衰老，并可防止亚油酸发生氧化。

吃花生时请注意

花生不适合油炸和生食，最好煮食，营养素的损失最小，且易于消化。另外，花生红衣有补血、促进凝血的作用，但血液黏稠度高的人不宜食用，会增加患心脑血管疾病的风险。

不宜食花生的六种人：

痛风患者
花生富含脂肪，高脂饮食会减少尿酸排出，加重痛风患者的病情。

胆囊切除术后者
胆汁促进脂肪的消化和吸收。胆囊切除后，胆汁无法储存，花生中脂肪的消化会受到影响。

胃溃疡、慢性胃炎、慢性肠炎患者
此类患者饮食上宜少吃多餐、清淡少油，应禁食花生。

想减肥的人
花生的热量和脂肪含量都很高，想减肥的人应远离花生。

糖尿病患者
糖尿病人需控制每日摄入的总能量，花生的热量较高，不宜多食。

高脂血症患者
花生是高脂肪、高热量的食物，多吃只会加重病情。

美食

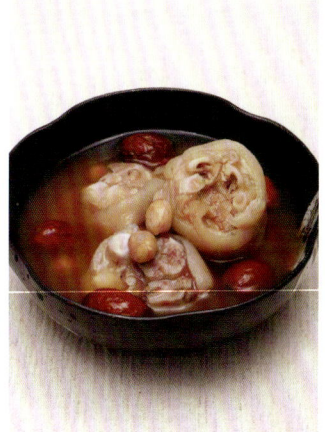

猪脚煮花生

材料
猪脚300g，花生200g，酱油2大匙，盐1小匙，大枣8颗。

制作方法
1. 猪脚洗净，余烫后捞出；花生洗净，余烫去涩后捞出。
2. 花生先入锅，加大枣、酱油、盐，并加水直至没过材料，再用大火煮开，转小火煮30分钟。
3. 加猪脚续煮30分钟即可。

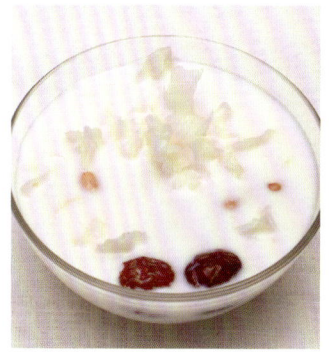

牛奶炖花生

材料
枸杞子20g，银耳10g，大枣2颗，花生100g，牛奶1500ml，冰糖适量。

制作方法
1. 银耳、枸杞子、花生、大枣洗净。
2. 砂锅上火，放入牛奶，加入银耳、枸杞子、大枣、花生和冰糖同煮，花生煮烂时即成。

制品

花生油

花生油是将花生仁经过制浸而成的油。花生油属于不干燥性食用油，色泽淡黄，透明度高，清香可口，是优良的烹调用油。

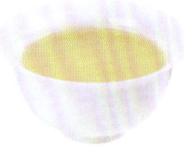

花生酱

花生酱的色泽为黄褐色，质地细腻，味美，具有花生固有的浓郁香气，不发霉，不生虫。

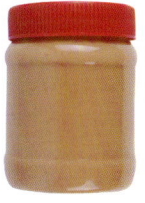

| 英文名： | Pumpkin Seed | 别名：白瓜子、窝瓜子 | 科属：葫芦科南瓜属 |

南瓜子

补脾益气，有驱虫之功效

南瓜子是南瓜的种子，一般在夏秋季节南瓜成熟时采收，自瓤内取子，晒干。南瓜子可生吃或熟食，也可碾粉入药使用。中医认为，南瓜子性平，味甘，有驱虫、消肿的功效，且不伤正气，主要用于治绦虫、蛔虫、产后手足水肿、百日咳、痔疮等。南瓜子治绦虫病时，若与槟榔同用，可增强疗效。南瓜子还可以用来治疗血吸虫病，但须较大剂量服用。

每100g南瓜子含有

热量	592kcal
蛋白质	36g
脂肪	46.1g
碳水化合物	7.9g
膳食纤维	4.1g
维生素E	27.28mg
维生素B_2	0.16mg
钾	672mg
钙	37mg
钠	15.8mg
铁	6.5mg
锌	7.12mg

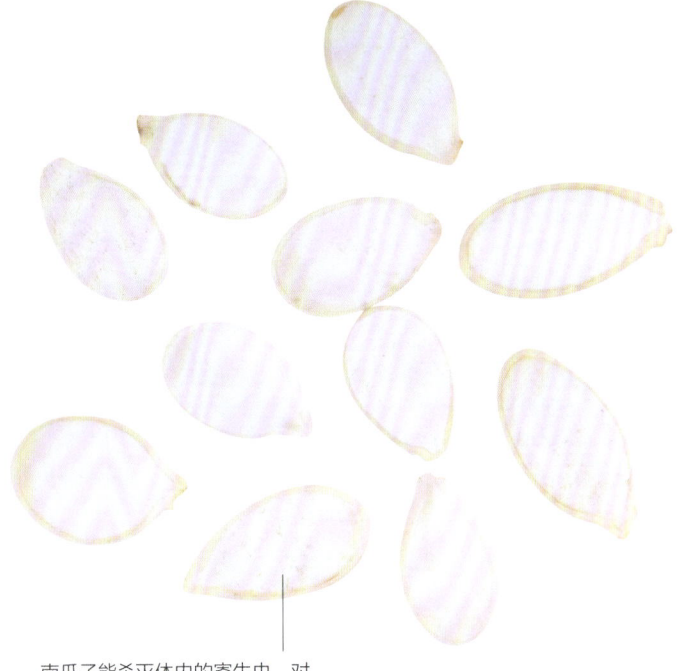

南瓜子能杀灭体内的寄生虫，对血吸虫病也有较好的治疗作用

选购方法

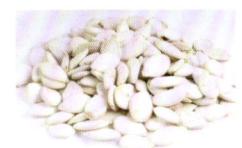

选购南瓜子时，最好购买密封包装的产品。如果买散装的，个大、表面无斑纹、色泽洁白、颗粒均匀、子粒饱满、无霉烂变质、虫蛀的品质较好。

祛病妙方

●驱除绦虫

新鲜南瓜子仁50～100g，碾烂，加水制成乳剂，加冰糖或蜂蜜空腹服用。

●驱除蛔虫

南瓜子仁50～100g，碾碎，加开水、蜜或糖调成糊状，空腹服。

●治血吸虫病

南瓜子炒黄，碾细末。每日服100g，分两次，加白糖及开水冲服。15日为一个疗程。

南瓜子可有效防治前列腺疾病

美国研究人员发现，南瓜子中富含的脂肪酸，可使前列腺保持良好功能，每天吃50g左右的南瓜子，可较有效地防治前列腺疾病。南瓜子中的活性成分还可消除前列腺初期的肿胀症状，同时有预防前列腺癌的作用。

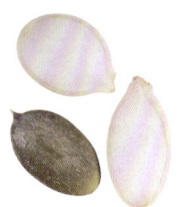

别名：湿瓜子　科属：葫芦科西瓜属　英文名：Watermelon Seed

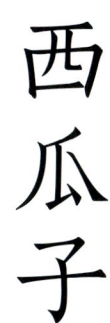

西瓜子

清肺润肠的休闲食品

西瓜子是深受人们欢迎的休闲食品之一，也是日常零食的代表。西瓜子经过加工可制成五香瓜子、奶油瓜子、多味瓜子等，味道十分鲜美，又有利肺、润肠、止血、健胃、降压等功效，深受人们的喜爱。

西瓜子营养丰富，功用广泛，一般人均可食用。但不宜给婴幼儿吃，以免呛入气管发生危险。

每100g西瓜子含有

热量	582kcal
蛋白质	32.7g
脂肪	44.8g
碳水化合物	14.2g
膳食纤维	4.5g
维生素E	1.23mg
烟酸	3.4mg
钾	612mg
钙	28mg
磷	765mg
硒	23.44mg

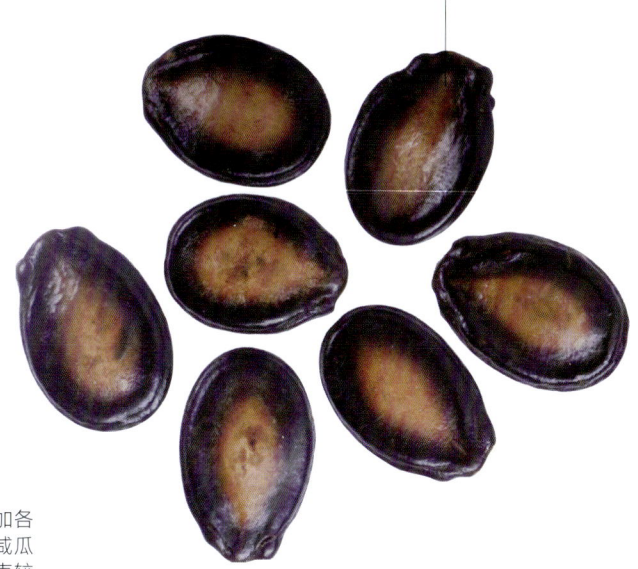

常见的西瓜子通常来自特殊的西瓜品种，比如兰州的打瓜。打瓜也称籽瓜，所产瓜子黑边白心，颗粒饱满，个头较大

＊注意事项

食用西瓜子以原味为佳，添加各种调味料制成的不宜多吃。咸瓜子吃得太多会伤肾。西瓜子壳较硬，嗑得太多对牙齿不利。

养生功效大搜索

西瓜子可清肺化痰，对咳嗽痰多或咯血等病症有辅助治疗作用。

西瓜子富含油脂，有健胃、通便的作用，没有食欲或便秘时不妨吃一点；西瓜子含有不饱和脂肪酸，有降低血压的功效，并有助于预防动脉硬化，适合高血压患者食用；西瓜子还有止血的功效。

选购方法与保存方法

上等的西瓜子要求个大而均匀，仁肉饱满，壳面平整，壳色中心白，边缘黑色明显，富有光泽，咬磕出肉容易。保存时最好放在干燥、阴凉、通风的地方。

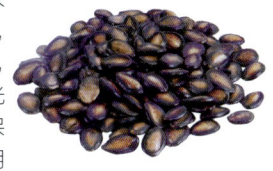

坚果

| 英文名： | Sesame | 别名：胡麻、白麻 | 科属：胡麻科胡麻属 |

芝麻

八谷之中，唯此为良

在我国古代，芝麻被视为延年益寿的食品。古代养生学家陶弘景曾说："八谷之中，唯此为良。"芝麻形扁圆，有白、黄、棕红或黑色，以白色含油量较高，黑色可入药，有补肝益肾、润燥通便之功。芝麻还含有亚麻仁油酸，可祛除附在血管壁上的胆固醇。芝麻花中有蜜腺，与油菜、荞麦并称为我国三大蜜源作物，芝麻蜜品质上乘。

每100g芝麻含有

热量	2340kcal
蛋白质	19.1g
碳水化合物	24g
脂肪	46.1g
不饱和脂肪酸	37.3g
维生素B_1	0.66mg
维生素B_2	0.25mg
维生素E	50.4mg
钾	358mg
磷	516mg
钙	780mg

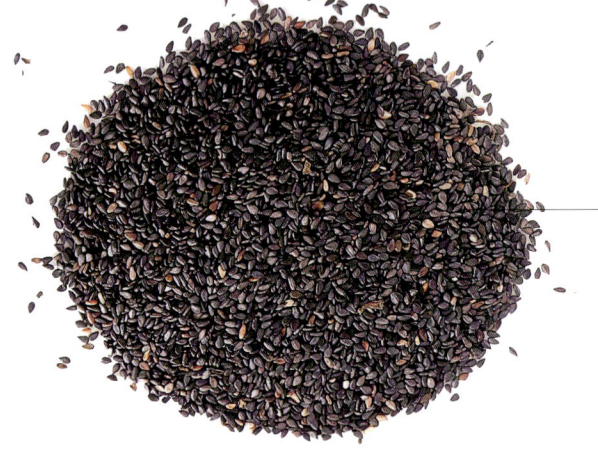

芝麻性平，味甘，入肝、肾、肺、脾经，有补血明目、祛风润肠、生津通乳、益肝养发、强身体、抗衰老的功效

美食

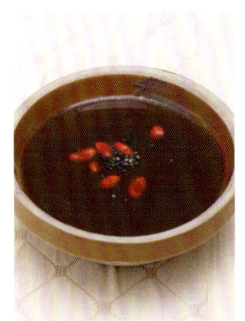

何首乌党参乌发膏

材料

何首乌200g，茯苓100g，党参、枸杞子、菟丝子、牛膝、补骨脂各50g，黑芝麻50g，蜂蜜1000ml。

制作方法

① 除蜂蜜外的其他材料加水适量，浸透后煎煮。
② 20分钟后取煎液，将煎液大火煮开后转为小火熬至黏稠，加蜂蜜至沸，待冷却装瓶备用。

家族成员

芝麻有黑白两种。食用以白芝麻为好，白芝麻含油量高，色泽洁白，籽粒饱满，种皮薄，口感好，后味香醇；补益药用则以黑芝麻为佳，黑芝麻可滋养肝肾、养血、乌发，还有很好的抗氧化作用。

养生茶饮

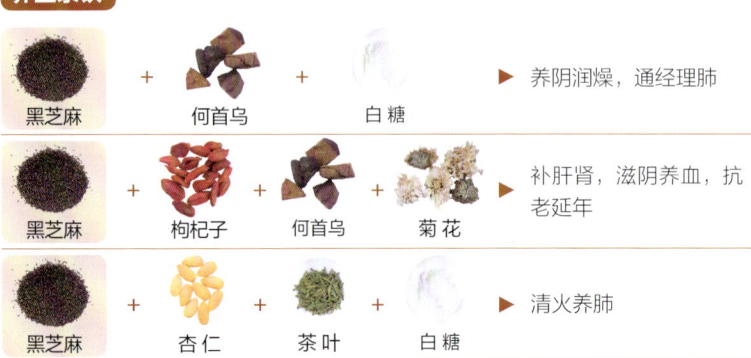

黑芝麻 + 何首乌 + 白糖 ▶ 养阴润燥，通经理肺

黑芝麻 + 枸杞子 + 何首乌 + 菊花 ▶ 补肝肾，滋阴养血，抗老延年

黑芝麻 + 杏仁 + 茶叶 + 白糖 ▶ 清火养肺

养生功效大搜索

芝麻含有大量的脂肪和蛋白质,还有膳食纤维、维生素 B_1、维生素 B_2、烟酸、维生素 E、卵磷脂、钙、铁、镁等营养成分,其中的亚油酸有调节胆固醇的作用。

芝麻还有养血的功效,它含有丰富的维生素 E,能防止过氧化脂质对皮肤的危害,可治疗皮肤干枯、粗糙,令皮肤细腻光滑、红润光泽,并能防治多种皮肤炎症。

芝麻含有防止人体发胖的物质蛋黄素,在节食减肥的同时食用芝麻,粗糙的皮肤可获得改善。

祛病妙方

●治头发枯脱、早年白发
黑芝麻200g,何首乌200g,共碾细末,每日早晚各服15g。

●治干咳少痰
黑芝麻250g,冰糖100g,共捣烂,每次以开水冲服20g,每日早晚各1次。

●治便秘
黑芝麻30g,核桃仁30g,共捣烂,加蜂蜜20g,开水搅匀,1次服下。

●催乳
黑芝麻500g,炒熟,碾成细末,每次取20g,用猪蹄汤冲服,每日早晚各1次。

●治高血压
黑芝麻35g,醋、蜂蜜各35ml,充分搅拌均匀,日服3次。

●治老年咳喘
炒黑芝麻250g,生姜200g,捣汁去渣,再与芝麻同炒,加蜂蜜(蒸熟)、冰糖(捣碎蒸溶)各120g,混合后装瓶,每日早晚各服1汤匙。

美食

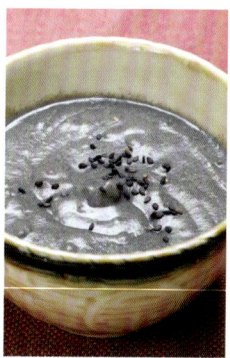

黑芝麻山药糊

材料
山药250g,何首乌250g,黑芝麻250g,白糖适量。

制作方法
1. 黑芝麻、山药、何首乌各自洗净,晒干,炒熟,碾成细粉,分别装瓶备用。
2. 三种粉末一同盛入碗内,加入开水调匀。可根据个人口味,加入白糖,调成黏状或是稍微稀点的糊汁。

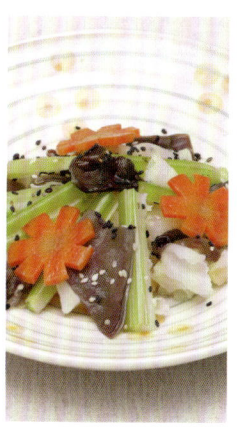

黑白木耳炒芹菜

材料
干黑木耳、干银耳各15g,芹菜茎、胡萝卜、黑芝麻、白芝麻、生姜、白糖、芝麻油、盐各适量。

制作方法
1. 干黑木耳、干银耳以温水泡开洗净;芹菜茎切段;胡萝卜切丝;上述材料皆以开水氽烫,捞起备用。
2. 将黑、白芝麻以芝麻油爆香,拌入所有食材即可起锅,最后加入盐、白糖腌渍30分钟即可。

制品

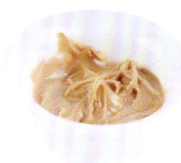

芝麻酱
把芝麻炒熟、磨碎而制成的酱,也叫麻酱。黄褐色,质地细腻,味美,有芝麻固有的浓郁香气。一般用作拌面条、馒头、面包或凉拌菜等的调味品。

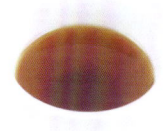

香油
香油以芝麻为原料加工制取而成,具有浓郁的独特香味,是一种良好的调味品。其中,亚油酸的含量高达43.7%,比菜籽油、花生油都高。

坚果

新实用
含章

美食菜谱 / 中医理疗

阅读图文之美 / 优享健康生活